神经外科常见疾病
诊治指南及专家共识

Guidelines and expert consensus of diagnosis and
treatment in common diseases of neurosurgery

(2015最新版)

主　编　张永红

副主编　郑茂华

编　者　李立超　雒以诚　武　志
　　　　谢　民　叶彩霞　田士来

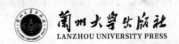

兰州大学出版社
LANZHOU UNIVERSITY PRESS

图书在版编目（ＣＩＰ）数据

神经外科常见疾病诊治指南及专家共识 / 张永红主
编． -- 兰州：兰州大学出版社，2016.3
ISBN 978-7-311-04886-0

Ⅰ．①神… Ⅱ．①张… Ⅲ．①神经外科学－常见病－
诊疗 Ⅳ．①R651

中国版本图书馆CIP数据核字(2016)第047611号

责任编辑 梁建萍
责任编辑 郝可伟
封面设计 郇 海

书 名 神经外科常见疾病诊治指南及专家共识
作 者 张永红 主编
出版发行 兰州大学出版社 〔地址:兰州市天水南路222号 730000〕
电 话 0931-8912613(总编办公室) 0931-8617156(营销中心)
0931-8914298(读者服务部)
网 址 http://www.onbook.com.cn
电子信箱 press@lzu.edu.cn
印 刷 甘肃兴方正彩色数码快印有限公司
开 本 787 mm×1092 mm 1/16
印 张 22
字 数 451千
版 次 2016年3月第1版
印 次 2016年3月第1次印刷
书 号 ISBN 978-7-311-04886-0
定 价 38.00元

（图书若有破损、缺页、掉页可随时与本社联系）

前　言

　　神经外科是外科学的一个分支，是在外科学以手术为主要治疗手段的基础上，应用独特的神经外科学方法，对人体神经系统包括脑、脊髓和周围神经系统的损伤、炎症、肿瘤、畸形和某些遗传代谢障碍或功能紊乱疾病（如癫痫、帕金森病、神经痛等）进行诊断、治疗和预防，是一门高、精、尖学科。随着现代医学科学的发展，新仪器和新技术的应用，神经系统疾病的诊治方法有了更大发展和提高，治疗手段也有了更多选择。常见疾病的诊治工作在各级医院逐渐开展，血管内神经外科、内窥镜神经外科、立体定向神经外科、立体定向放射神经外科等应运而生。近年影像引导手术导航系统和手术机器人的应用，使神经外科手术日益精细和微创。

　　发展往往伴随着争鸣，新理念、新技术从应用到推广需要在实践中检验，传统的治疗方法也在实践中遇到新的挑战，权威的规范和指南可帮助临床医生选择最合理的诊治方案，随着循证医学的确立和发展，医学指南规范逐年增多，对神经外科的发展起着引导和规范作用，我国神经外科方面的指南和共识主要由专家根据各自的经验，通过讨论或会议形成决议，临床实践指南是循证医学表现的最高形式，有利于整体医疗水平的提高，它来源于临床证据又服务于临床，在一定程度上代表这一领域内大多数专家的看法和执行标准；本书汇编了神经外科常见疾病的最新诊治指南和专家共识，包括脑和脊髓损伤、神经外科重症监护、脑血管疾病、中枢神经系统肿瘤、功能神经外科及神经系统感染，介绍了神经外科常见疾病的诊断及治疗方法、处理要点、专家共识、推荐意见，从循证医学的角度阐述了国内外最新观点，对神经外科临床医生具有较高的参考价值。

　　本书的编写目的在于为神经外科医师的临床工作提供参考，加强神经外科系统疾病的规范化诊疗管理，规范诊疗行为，提高诊疗质量，控制诊疗费用。

　　临床工作需要根据患者的具体情况、意愿及现有的医疗资源，采取最合理的诊疗措施。因此，任何临床诊疗指南都不是一成不变的。本书只是帮助我们对神经外科疾病的诊治做出正确决策，而非强制性标准。现代医学的发展日新月异，新理论、新观点、新的诊断技术和新的防治方法会不断出现，本书将根据最新的指南与共识定期进行修改和更新。

　　本书由张永红、郑茂华倡议编写，张永红、郑茂华、李立超、雒以诚、武志、谢民、叶彩霞、田士来查阅文献整理文字，谢民汇编图表部分，张永红、武志完成文字审校！

　　由于本书文字较多，涉及广泛，难免存在错误与不足，望读者提出并予赐教。

编　者

2015年10月

目　录

中国颅脑创伤去骨瓣减压术
专家共识(2015)

中华医学会创伤学分会神经损伤专业组

一、概述

去骨瓣减压术是用于治疗重型颅脑创伤难治性颅高压、脱水利尿等降颅压无效病人所采取的挽救生命的最后手段和有效步骤,但其疗效存在争议[1-4]。特别是2011年4月,新英格兰医学杂志上发表了澳大利亚学者Cooper等发表的《去骨瓣减压术治疗弥漫性外伤性脑损害》,引起了国内外神经外科医师的极大关注和热议。他们的RCT研究发现早期采用双额颞顶去骨瓣减压术治疗,能有效地降低颅内压(ICP)和缩短在重症监护病房(ICU)的治疗时间,但不能改善病人预后[5]。中国神经外科医师是继续坚持还是放弃采用去骨瓣减压技术抢救危重颅脑创伤病人?我们组织中国颅脑创伤临床专家,参考国内外主要文献,结合中国国情伦理和临床经验,制订了《中国颅脑创伤去骨瓣减压术专家共识》,本共识有助于我国神经外科医师正确认识去骨瓣减压术的适应证、禁忌证、手术时机和方法及其相关问题的处理。

二、颅脑创伤病人颅内高压的发生机理

在颅缝闭合后,颅腔体积已相对固定。颅腔内容物包括脑组织(1400 g)、脑脊液(75 ml)和血液(75 ml),正常情况下,此三者的总体积与颅脑总容积保持动态平衡,维持颅内压在正常水平。由于脑组织体积比较恒定,尤其是在急性颅内压增高时不能被压缩,颅内压的调节就在脑血容量与脑脊液量间保持平衡。在正常情况下,为维持脑组织最低代谢所需的脑血流量为32 ml/(100 g · min)[正常值为54~65 ml(100 g · min)],全脑血流量为400 ml/min(正常值为700~1200 ml/min),脑血管内容量应保持在45 ml以上,脑血容量可被压缩的容积约占颅腔容积的3%。脑脊液是颅内三内容物中最易变动的成分,在脑室、脑池和颅内蛛网膜下腔的脑脊液量,约为75 ml,约占颅腔容积的5.5%。当发生颅内高压时,首先通过脑脊液减少分泌、增加吸收和部分被压缩出颅以缓解颅内压升高,继之再压缩脑血容量。因此,可供缓解颅内高压的代偿容积约为颅腔容积的8%。

急性颅脑创伤病人因为颅内出血、广泛脑挫裂伤、蛛网膜下腔出血、脑水肿、脑梗死、弥漫性脑肿胀等病理现象,当其增加的体积超过代偿容积时,即可出现颅内高压

症。如颅内压增高超过了颅内代偿机能限度，颅内压不断持续升高，则可引起脑血流量调节功能发生障碍，脑组织缺血缺氧严重，加重了脑水肿，使脑组织体积增加，颅内压再次上升，可使脑组织移位形成脑疝，终致脑干受压造成呼吸、循环中枢衰竭而死亡。

三、颅脑创伤病人颅内高压的临床分期

颅内压增高的发展过程，根据临床症状和病理生理特点，分为代偿期、早期、高峰期和晚期（衰竭期）四个不同阶段。对于特重型颅脑创伤病人分期并不明确。

（一）代偿期

病变虽已开始形成，但处于初期发展阶段。由于颅腔内有占总容积10%以下的代偿容积，所以只要病变本身和病理变化后所占的体积不超过这一限度，颅内压仍可保持在正常范围内，临床上也不会出现颅内压增高的症状和体征，所以早期诊断较为困难。此期进展的快慢，取决于病变的性质、部位和发展的速度等因素。

（二）早期

病变发展并超过颅腔的代偿容积，但颅内压低于平均体动脉压正常值1/3，小于4.7 kPa（35 mmHg），脑灌注压值为平均体动脉压正常值的2/3，脑血流量也保持在正常脑血流量的2/3左右，约为34～37 ml/（100 g·min），$PaCO_2$值在正常范围内。脑血管自动调节反应和全身血管加压反应均还保持良好。但脑组织已有早期缺血缺氧和脑血流量减少，血管管径也有明显改变，所以逐渐出现颅内压增高症状和体征，如头痛、恶心、呕吐，因导致颅内压增高的动作而加重。在急性颅内压增高时，尚可出现血压升高、脉率变慢、脉压增大、呼吸节律变慢、幅度加深的Cushing反应。

（三）高峰期

病变已发展到严重阶段，颅内压为平均动脉压正常值的1/2，即4.7～6.6 kPa（35～50 mmHg），脑灌注压也相当于平均体动脉压值的一半，脑血流量也为正常值的一半，约为25～27 ml/（100 g·min）。如颅内压接近动脉舒张压水平，$PaCO_2>6.1$ kPa（46 mmHg）而接近6.6 kPa（50 mmHg）时，脑血管自动调节反应和全身血管加压反应可丧失，可出现脑微循环弥散性障碍。此时患者有剧烈头痛、反复呕吐、神志逐步趋向昏迷，并可出现眼球、瞳孔固定散大或强迫头位等脑疝症状。

（四）晚期（衰竭期）

病情已发展到濒危阶段，颅内压增高到相当于平均体动脉压，灌注压<2.6 kPa（20 mmHg），血管管径已接近管腔完全闭塞，脑血流量仅为18～21 ml/（100 g·min），脑代谢耗氧量（$CMRO_2$）<0.7 ml/（100 g·min）［正常值为3.3～3.9 ml/（100 g·min）］，$PaCO_2$接近6.6 kPa（50 mmHg），PaO_2下降到6.6 kPa（50 mmHg），$SaO_2<60\%$。此时患者处于深昏迷状态，各种反射均可消失，出现双瞳孔散大、去脑强直等现象，血压下降，心跳快、弱，呼吸浅快或不规则甚至停止。

四、去骨瓣减压术治疗颅脑创伤脑挫裂伤颅高压病人的主要临床证据

（一）美国神经外科医师协会编写的颅脑创伤外科手术指南[6]

去骨瓣减压术是用于急性颅脑创伤、内科治疗无效、恶性颅高压病人的救命性手术。手术指征：临床意识进行性障碍、CT扫描显示颅内损伤占位效应明显、ICP持续升高>4 kPa（30 mmHg）、经脱水等内科治疗无效，甚至瞳孔散大的急性颅脑创伤病人。

（二）澳大利亚去骨瓣减压术RCT研究（Ⅰ级证据）[5]

澳大利亚Cooper教授等通过8年对15家医院的155例急性颅脑创伤病人进行研究，将伤后内科治疗后1 h期间ICP > 2.67 kPa（20 mmHg）、间断或持续超过20 min的病人随机分为去骨瓣减压组和内科药物治疗组。结果发现去骨瓣减压技术能有效地降低颅内压和缩短在ICU的治疗时间，但不能改善病人预后。

（三）澳大利亚墨尔本皇家儿童医院去骨瓣减压术RCT研究（Ⅰ级证据）[7]

该医院对27例儿童颅脑创伤颅高压病人进行了RCT研究。6个月随访结果显示：去骨瓣减压手术组病人恢复良好率为53.8%、预后不良率为46.1%；非手术组病人恢复良好率仅为14.3%、预后不良率为85.7%。

（四）台湾长庚医院去骨瓣减压术回顾性研究（Ⅱ级证据）[8]

该医院对201例急性颅脑创伤颅高压病人行去骨瓣减压手术，观察30天死亡率和影响因素。结果发现：伤后30天去骨瓣减压手术病人死亡率为26.4%。其中79.2%的病人死于难以控制的脑肿胀和大片脑梗死。病人年龄和GCS评分是影响预后的独立因素。

（五）美国弗吉利亚大学医学院手术与非手术回顾性研究（Ⅱ级证据）[9]

该医院的研究对象：85例急性颅脑创伤、平均GCS 9分病人，55例开颅减压手术，30例非手术。3个月随访结果：手术组和非手术组死亡率分别为33%和30%，恢复良好率都为47%。

（六）日本脑挫裂伤病人手术与非手术对照研究（Ⅱ级证据）[10]

日本对21例脑挫裂伤、ICP>40 mmHg病人进行研究，结果：去骨瓣减压手术病人死亡率为22%，非手术组病人死亡率为88%。他们推荐对于意识减退、ICP进行性增高、CT扫描占位效应明显的脑挫裂伤病人应该积极行外科去骨瓣减压手术。

（七）中国不同去骨瓣减压术对严重脑挫裂伤恶性颅高压病人临床对照研究（Ⅱ级证据）[11]

该研究将486例严重额颞叶挫裂伤合并难治性颅内高压的重型颅脑损伤病人随机分为标准外伤大骨瓣开颅手术组（n=241）与常规颞顶瓣手术组（n=245）。术后6个月的临床随访结果显示：标准外伤大骨瓣开颅手术组病人恢复良好和中残39.8%、重残和植物生存34.0%、死亡26.2%；常规颞顶瓣骨瓣手术组病人恢复良好和中残28.6%、重残和植物生存36.3%、死亡35.1%。

五、去骨瓣减压术专家推荐

（一）强力推荐

1.重型颅脑创伤瞳孔散大的脑疝病人；

2.CT显示脑挫裂伤、出血、脑水肿、脑肿胀和脑梗死等占位效应明显（中线移位、基底池受压）病人；

3.ICP进行性升高、>4 kPa（30 mmHg）持续30 min的重型颅脑创伤病人。

（二）推荐

1.进行性意识障碍的急性颅脑创伤病人；

2.CT显示脑挫裂伤、出血、脑水肿、脑肿胀和脑梗死等占位效应明显（中线移位、基底池受压）、经渗透脱水利尿药物等一线治疗方案颅高压无法控制的病人。

（三）不推荐

双侧瞳孔散大固定、对光反射消失、GCS 3分、呼吸停止和血压不稳定等晚期脑疝濒死的特重型颅脑创伤病人。

（四）手术方法

单侧大脑半球损伤病人采用一侧标准外伤大骨瓣减压术[11、12]，双侧大脑半球损伤病人行双侧标准外伤大骨瓣减压术[13]或冠状前半颅减压术[14]。颞底减压必须充分。对于术中严重脑挫裂伤脑肿胀发生脑膨出的病人，应该尽量清除失活脑组织和必要内减压。根据颅高压程度可切除颞肌增加颅腔代偿容积。提倡颞肌筋膜与硬脑膜减张缝合，也可采用人工硬脑膜行减张缝（粘）合。有条件的单位在去骨瓣减压术后建议行颅内压监测技术，指导术后治疗和预后判断。

六、去骨瓣减压术后常见的并发症和后遗症及其处理

严重颅脑创伤病人去骨瓣减压术后常见并发症和后遗症包括：硬脑膜下积液、脑积水、颅内出血、感染、切口嵌顿、癫痫和颅骨缺损等[15、16]。大多数硬膜下积液可以自行吸收，不需要外科手术干预，有明显占位效应的硬膜下积液需要穿刺引流、腰大池引流或分流等外科治疗。广泛性脑萎缩导致的脑室代偿性扩大不需要外科处理。进展性和梗阻性脑积水等需要行外科分流手术。去骨瓣减压术后病人的颅内压降至正常值、病情允许的条件下，建议尽早行颅骨成形术。不推荐预防性使用抗癫痫药物[17]。

七、说明

1.随着去骨瓣减压术治疗重型颅脑创伤严重颅高压病人的循证医学证据不断增加，《中国颅脑创伤去骨瓣减压术专家共识》将不断修改完善，我们将及时、客观地反映最新和最权威的临床科学结论，造福颅脑创伤病人。

2.《中国颅脑创伤去骨瓣减压术专家共识》属于神经外科专家推荐方案。临床医生应该根据病人的实际病情参照执行。

3.《中国颅脑创伤去骨瓣减压术专家共识》仅适用于成人急性颅脑创伤病人。

4.《中国颅脑创伤去骨瓣减压术专家共识》供我国神经外科医师参考，不具有法律效力。

参考文献

1. 梁玉敏,江基尧. 去骨瓣减压术治疗重型颅脑外伤——放弃还是坚持. 中华神经外科杂志,2012(28):207-210.

2. 梁玉敏,高国一,江基尧. 去骨瓣减压术治疗重型颅脑创伤的临床应用进展. 中华创伤杂志,2010(26):83-86.

3. 江基尧. 积极开展循证医学研究,提高中国颅脑创伤患者的救治水平. 中华创伤杂志,2012(28):197-198.

4. 江基尧,高国一. 中国颅脑创伤十年. 中华神经外科杂志,2013(29):109-111.

5. Cooper D J, Rosenfeld J V, Murray L, et al. Decompressive craniectomy in diffuse traumatic brain injury. N Engl J Med, 2011, 364:1493-1502.

6. Bullock R M, Chesnut R, Ghajar J, et al. Surgical management of traumatic parenchymallesion. Neurosurgery, 2006, 58: S25-S46.

7. Taylor A, Butt W, Rosenfeld J, et al. A randomized trial of very early decompressive craniectomy in children with traumatic brain injury and sustained intracranial hypertension. Childs Nerv Syst, 2001, 17: 154-162.

8. Huang Y H, Lee T C, Lee T H, et al. Thirty-day mortality in traumatically brain injured patients undergoing decompressive craniectomy. J Neurosurgery, 2013, Epub ahead of print.

9. Bullock R, Golek J, Blake G. Traumatic intracerebral hematoma — Which patients should undergo surgical evacuation? CT scan features and ICP monitoring as a basis for decision making. Surg Neurol, 1989, 32: 181-187.

10. Katayama Y, Tsubokawa T, Miyazaki S, et al. Edema fluid formation within contused brain tissue as a cause of medically uncontrollable elevation of intracranial pressure: The role of surgical therapy. Acta Neurochir（Wien）, 1990, 51[Suppl]: 308-310.

11. Jiang J Y, Xu W, Li WP, et al. Efficacy of standard trauma craniectomy for refractory intracranial hypertension with severe traumatic brain injury: A multicenter, prospective, randomized controlled study. J Neurotrauma, 2005, 22: 623-628.

12. 江基尧. 介绍一种美国临床常用的标准外伤大骨瓣开颅术. 中华神经外科杂志,1989,14:381.

13. Bao Y H, Liang Y M, Gao G Y, et al. Bilateral decompressive craniectomy for patients with malignant diffuse brain swelling following severe traumatic brain injury: 37 cases. J Neurotrauma, 2010, 27:341-347.

14. 刘百运,江基尧,张赛. 外伤大骨瓣手术方法介绍. 中华神经外科杂志,2008,24:

153-154

15. Kakar V, Nagaria J, John K P. The current status of decompressive craniectomy. Br J Neurosurg, 2009, 23: 147-157.

16. Stiver S I. Complications of decompressive craniectomy for traumatic brain injury. Neurosurg Focus, 2009, 26: E7-E13.

17. Braintrauma foundation. Antiseizure prophylaxis. J Neurotrauma, 2007, 24: s83-s86.

专家组名单

顾问：周良辅（上海华山医院）

　　　周定标（301医院）

组长：江基尧（执笔）（上海仁济医院）

成员：陈建（南通大学附属医院）

　　　费舟（西安西京医院）

　　　冯华（第三军医大学西南医院）

　　　傅震（江苏省人民医院）

　　　侯立军（上海长征医院）

　　　胡锦（上海华山医院）

　　　黄强（衢州人民医院）

　　　康德智（福建医科大学协和医院）

　　　李维平（深圳市第二人民医院）

　　　梁玉敏（上海仁济医院）

　　　刘百运（北京天坛医院）

　　　刘伟国（浙江大学第二医院）

　　　刘志雄（长沙湘雅医院）

　　　刘家传（合肥105医院）

　　　刘劲芳（长沙湘雅医院）

　　　龙连圣（湖州98医院）

　　　邱炳辉（广州南方医院）

　　　钱锁开（南昌94医院）

　　　田恒力（上海市第六医院）

　　　王国良（广州军区总医院）

　　　王玉海（无锡101医院）

　　　王中（苏州大学第一医院）

　　　王茂德（西安交通大学第一医院）

　　　王鹏程（海南省人民医院）

　　　徐蔚（昆明医科大学第二医院）

杨树源(天津武警总医院)

杨朝华(四川大学华西医院)

杨小锋(浙江大学第一医院)

于如同(徐州医学院附属医院)

张骘(温州医科大学第二医院)

张荣伟(济南军区总医院)

张赛(天津武警总医院)

朱晓江(上海市第一医院)

通讯作者:江基尧　上海交通大学医学院附属仁济医院神经外科

中国颅脑创伤病人颅内压监测
专家共识(2011)

中国医师协会神经外科医师分会　中国神经创伤专家委员会

一、概述

颅内压（Intracranial Pressure, ICP）是指颅腔内容物对颅腔壁所产生的压力。正常成人在身体松弛状态下侧卧时的腰穿或平卧时侧脑室内的压力为6～13.5 mmHg（8.16～18.36 cmH₂O），儿童为3～6.75 mmHg（4.08～9.18 cmH₂O）。平卧时成人颅内压持续超过正常限度15 mmHg（20.4 cm H₂O），即为颅内高压。临床分类：15～20 mmHg（20.4～27.2 cmH₂O）为轻度颅高压，20～40 mmHg（27.2～54.4 cmH₂O）为中度颅高压，>40 mmHg（54.4 cmH₂O）为重度颅高压。如不能及早发现和及时处理颅高压，可导致脑灌注压降低，脑血流量减少，脑缺血缺氧，造成昏迷和脑功能障碍，甚至发生脑疝，危及伤病员生命。急性颅脑创伤病人因颅内出血、脑挫裂伤、脑水肿、脑肿胀等导致颅高压，是导致病人死、残的主要原因。

二、颅脑创伤病人颅内高压的发生机理

在颅缝闭合后，颅腔体积已相对固定。颅腔内容物包括脑组织（1400 g）、脑脊液（75 ml）和血液（75 ml），正常情况下，此三者的总体积与颅脑总容积保持动态平衡，维持颅内压在正常水平。三种颅内容物均不能被压缩。由于脑组织体积比较恒定，尤其是在急性颅内压增高时不能被压缩，颅内压的调节就在脑血容量与脑脊液量间保持平衡。在正常情况下，为维持脑组织最低代谢所需的脑血流量为32 ml/（100 g·min）[正常为54～65 ml/（100 g·min）]，全脑血流量为400 ml/min（正常值为700～1200 ml/min），脑血管内容量应保持在45 ml以上，脑血容量可被压缩的容积约占颅腔容积的3%。脑脊液是颅内三内容物中最易变动的成分，在脑室、脑池和颅内蛛网膜下腔的脑脊液量，约为75 ml，约占颅腔容积的5.5%。当发生颅内高压时，首先通过脑脊液减少分泌、增加吸收和部分被压缩出颅以缓解颅内压升高，继之再压缩脑血容量。因此，可供缓解颅内高压的代偿容积约为颅腔容积的8%。

急性颅脑创伤病人因为大面积颅骨凹陷骨折、颅内出血、广泛脑挫裂伤、蛛网膜下腔出血、脑水肿、脑梗死、脑肿胀、脑积水等病理现象，当其增加的体积超过代偿容积时，即可出现颅内高压症。

三、颅内压监测指征

（一）强力推荐

CT检查发现颅内异常（颅内出血、脑挫裂伤、脑水肿、脑肿胀、脑积水、基底池受压等）的急性重型颅脑创伤患者（GCS 3～8分）。

（二）推荐

CT检查发现颅内异常（颅内出血、脑挫裂伤、脑水肿、脑肿胀、脑积水等）的急性轻中型颅脑创伤病人（GCS 9～15分）；急性轻中型颅脑创伤合并全身多脏器损伤休克的病人。

（三）不推荐

CT检查未发现颅内异常、病情比较稳定的轻中型颅脑创伤病人（GCS 9～15分）不应该行有创颅内压监测。

四、颅内压监测方法和持续时间

19世纪后期创用的腰椎穿刺测量ICP的方法一直沿用至今，已成为传统的检测方法。但是，对于急性颅脑创伤颅内高压患者，腰椎穿刺有导致发生脑疝的危险。所以，不推荐腰椎穿刺作为临床颅内压力监测的方法。目前ICP监测可以分为无创及有创两大类。无创的方法有多种，如采用前囟测压、测眼压、经颅多普勒超声测脑血流、生物电阻抗法、鼓膜移位测试法，等等，但无创颅内压监测尚处于研究阶段和临床试用阶段，其精确度和稳定性仍然无法判断。所以，不推荐临床应用无创颅内压监测。

目前用于临床的ICP监测均属有创范畴。根据压力传感器是否直接置于颅内，ICP监测可以分为下列两类：①植入法，经颅骨钻孔或开颅，将压力传感器直接植入颅内；②导管法，将导管置入脑室、脑池或蛛网膜下隙，传感器在颅外，它与导管中充填的液体或脑脊液（CSF）接触进行测压。不同的压力传感器均将颅内的压力转换为电信号、数字，再经放大，即能显示并记录ICP。各种ICP监护方法按照它们的精确性、稳定性和引流CSF的能力来比较，按性能优劣依次排序如下：

1.脑室内装置：探头顶端放置压力感受器或带有一根外接压力传感器的液体传导导管；

2.脑实质内装置：探头顶端放置压力传感器；

3.硬膜下装置：探头顶端放置压力传感器；

4.硬膜外装置：探头顶端放置压力传感器。

临床首选脑室内置入探头导管方法。此法操作简单，精确度高，可放出脑脊液降低颅压，但对于脑室受压消失的患者无法实施。其次为硬膜外、硬膜下放置ICP探头的方法。有创颅内压探头可放置在颅内多个部位，具有损伤小、性能稳定等特点。

急性颅脑创伤病人根据脑损伤和脑水肿程度、临床病情变化和颅内压力变化决定监测持续时间，通常为7～14天。

五、颅内压监测的并发症

有创ICP监测技术可能发生的并发症包括：感染、出血、阻塞和移位。几十年大量临床应用表明有创ICP监测技术的并发症不常见。颅内植入压力感受器会出现压力漂移，通常在1周连续监测情况下，发生1～3 mmHg（0.13～0.4 kPa）压力漂移。

六、颅内压监测的临床价值

（一）早期发现颅内伤情变化,早期予以处理

在ICP轻度增高及中度增高的早期，生命体征（脉搏、血压及呼吸等）、神志、瞳孔尚无明显变化的时候，颅内压监测已明确显示ICP增高的情况及增高的程度。因此，监测可以在颅内高压出现相关症状和体征之前，早期发现ICP增高，提示及时行CT扫描，能早期发现迟发性血肿及术后复发血肿，早期进行处理。

（二）判断脑灌注压与脑血流量

脑血流量（cerebral blood flow, CBF）大小取决于脑灌注压（cerebral perfusion pressure, CPP），而CPP与平均动脉压（mAP）、平均颅内压（mICP）、脑血管阻力（CVR）等因素密切相关。但当ICP＞40 mmHg（54.4 mmH$_2$O），CPP＜50 mmHg（68 mmH$_2$O）时，脑血管自动调节机制失调，脑血管不能相应扩张，则CBF急剧下降。当ICP上升接近mAP水平时，颅内血流几乎完全停止，患者处于严重脑缺血状态，患者可以在20 s内进入昏迷状态，4～8 min可能发生不可逆脑损害，甚至死亡。因此，在监测ICP的同时监测mAP，获得CPP信息，有可能防治不可逆脑缺血缺氧发生。

（三）指导临床治疗

ICP监测对指导治疗颅内高压有重要意义，医师可根据ICP的客观资料随时调整治疗方案。特别是对于甘露醇使用指征和剂量、亚低温治疗指征和时程以及是否行去骨瓣减压术有十分重要的价值。

（四）有助于提高疗效,降低病死率

由于ICP监测技术能早期发现ICP增高，及时指导临床正确应用降颅内压药物，早期发现和清除迟发性颅内血肿，及时行去骨瓣减压术防治脑疝形成，因此，ICP监测技术有助于提高颅脑创伤病人的治疗效果、降低重型颅脑创伤的病死率。

（五）及早判断病人预后

ICP监测技术能早期预测重型颅脑创伤病人的预后，对于临床医生和病人家属有一定的指导作用。

小结

我国重型颅脑创伤病人颅内压监测尚不普及，与先进国家相比差距较大。CT扫描显示颅内血肿、脑挫裂伤、脑水肿、脑肿胀等异常的重型颅脑创伤病人应该尽量行有创颅内压检测技术，指导临床诊断、治疗和判断预后。

七、说明

由于临床医学不断进步，关于颅脑创伤病人颅内压监测方面的循证医学证据将不断增加，《中国颅脑创伤病人颅内压监测专家共识》将不断修改完善，我们将及时、客观地反映最新和最权威的临床科学结论，造福颅脑损伤病人。

《中国颅脑创伤病人颅内压监测专家共识》属于神经外科专家推荐方案，仅供我国神经外科医师临床参考，不具有法律效果。

参考文献

1. Barlow P, Mendelow A D, Lawrence A E, et al. Clinical evaluation of two methods of subdural pressure monitoring. J Neurosurg, 1985, 63: 578.

2. Becker D P, Miller J D, Ward J D, et al. The outcome from severe head injury with early diagnosis and intensive management. J Neurosurg, 1977, 47: 491.

3. Bullock R M, Chesnut R M, Clifton G L, et al. Guidelines for the management of severe traumatic brain injury. J Neurotrauma, 2007, 24: S1.

4. Brain Trauma Foundation, the American Association of Neurological Surgeons, the Joint Section on Neurotrauma and Critical Care. Indications for intracranial pressure monitoring. J Neurotrauma, 2000, 17: 479.

5. Chesnut R M, Crisp C B, Klauber M R, et al. Early, routine paralysis for intracranial pressure control in severe head injury: is it necessary? Crit Care Med, 1994, 22: 1471.

6. Clark W C, Muhlbauer M S, Lowrey R, et al. Complications of intracranial pressure monitoring in trauma patients. Neurosurgery, 1989, 25: 20.

7. Czech T, Korn A, Reinprecht A, et al. Clinical evaluation of a new epidural pressure monitor. Acta Neurochir (Wien), 1993, 125: 169.

8. Eisenberg H M, Gary H E Jr, Aldrich E F, et al. Initial CT findings in 753 patients with severe head injury. A report from the NIH traumatic coma data bank. J Neurosurg, 1990, 73: 688.

9. Gambardella G, Vella D, Tomasello F. Monitoring of brain tissue pressure with a fiberoptic device. Neurosurgery, 1992, 31: 918.

10. Ghajar J B, Hariri R J, Patterson R H. Improved outcome from traumatic coma using only ventricular CSF drainage for ICP control. Adv Neurosurg, 1993, 21: 173.

11. Jennett B, Teasdale G, Galbraith S, et al. Severe head injury in three countries. J Neurol Neurosurg Psychiatr, 1977, 40: 291.

12. Jiang J Y, Gao G Y, Li W P. Early indicators of prognosis in 846 cases of severe traumatic brain injury. J Neurotrauma, 2002, 19: 869.

13. Kanter R K, Weiner L B, Patti A M, et al. Infectious complications and duration of

intracranial pressure monitoring. Crit Care Med, 1985, 13:837.

14. Kaufmann A M, Cardoso E R. Aggravation of vasogenic cerebral edema by multiple dose mannitol. J Neurosurg, 1992, 77:584.

15. Marmarou A, Anderson R L, Ward J D, et al. Impact of ICP instability and hypotension on outcome in patients with severe head trauma. J Neurosurg, 1991, 75:S59.

16. Marshall L F, Smith R W, Shapiro H M. The outcome with aggressive treatment in severe head injuries. Part Ⅰ: The significance of intracranial pressure monitoring. J Neurosurg, 1979, 50: 20.

17. Mendelow A D, Rowan J O, Murray L, et al. A clinical comparison of subdural screw pressure measurements with ventricular pressure. J Neurosurg, 1983, 58: 45.

18. Mendelow A D, Teasdale G M, Russell T, et al. Effects of mannitol on cerebral blood flow and cerebral perfusion pressure in human head injury. J Neurosurg, 1985, 63: 43.

19. Miller J D. ICP monitoring: current status and future directions. Acta Neurochir，1987，85: 80.

20. Muizelaar J P, Marmarou A, Ward J D, et al. Adverse effects of prolonged hyperventilation in patients with severe head injury: a randomized clinical trial. J Neurosurg, 1991, 75: 731.

21. Narayan R K, Kishore P R, Becker D P, et al. Intracranial pressure: to monitor or not to monitor? A review of our experience with severe head injury. J Neurosurg, 1982, 56: 650.

22. North B, Reilly P. Comparison among three methods of intracranial pressure recording. Neurosurgery, 1986, 18: 730.

23. Paramore C G, Turner D A. Relative risks of ventriculostomy infection and morbidity. Acta Neurochir (Wien), 1994, 127: 79.

24. Saul T G, Ducker T B. Effect of intracranial pressure monitoring and aggressive treatment on mortality in severe head injury. J Neurosurg, 1982，56: 498.

25. Smith H P, Kelly D L Jr, McWhorter J M, et al. Comparison of mannitol regimens in patients with severe head injury undergoing intracranial monitoring. J Neurosurg, 1986，65: 820.

专家组名单

江基尧(执笔) 张赛 冯华 田恒力 鲍南 陈建 陈书达 方陆雄 高亮 郭智霖 胡锦 洪涛 侯立军 江荣才 李维平 梁玉敏 梁恩和 刘志雄 刘劲芳 龙连圣 钱锁开 童武松 王玉海 王中 王宁 王茂德 王鹏程 王国良 徐蔚 许文辉 杨朝华 杨小锋 杨伊林 杨国宽 于如同 张浚 张弩 巍俊吉 何学雄 楼美清 费智敏 李玉明 朱晓江 陈若平 李志强 李立宏 黄齐兵

中国颅脑创伤外科手术指南(2009)

中国医师协会神经外科分会　中国神经创伤专家委员会

一、宗旨

规范我国颅脑创伤病人外科手术指征、手术时机和手术方法，提高我国颅脑创伤病人救治成功率。

二、临床循证医学证据和专家共识

目前国内外有关颅脑创伤病人，特别是急性颅脑创伤病人外科手术治疗的指征、时机和方法存在争议。鉴于外科手术无法进行双盲临床对照研究和伦理学问题，至今尚无有关颅脑创伤病人外科手术疗效的一级循证医学证据。2006年，美国神经外科专家在收集国际医学刊物发表的800多篇（二级或三级证据）有关颅脑创伤外科手术方面论著的基础上，编写了美国《颅脑创伤外科治疗指南》(*Guidelines for the management of traumatic brain injury*)，在《Neurosurgery》杂志上全文刊登。该指南对美国和全世界神经外科医师外科手术治疗颅脑创伤病人发挥了良好的指导作用。北京天坛医院刘百运教授等在参照美国《颅脑创伤外科治疗指南》的基础上，结合中国神经外科医师的经验，2007年编写出版了《急性颅脑创伤外科指南》专著。

鉴于我国神经外科医师在颅脑创伤外科手术治疗方面积累了丰富的临床经验，再结合我国颅脑创伤病人伤情特点和医疗条件，2008年11月中国神经外科医师协会和中国神经损伤专家委员会召集了60多位神经外科专家，认真分析了我国颅脑创伤病人外科手术的成功经验和失败教训，编写出适合中国国情的《中国颅脑创伤外科手术指南》，以指导我国从事颅脑创伤诊治医师的临床医疗实践，提高我国颅脑创伤病人救治水平。

（一）急性硬膜外血肿

1.手术指征

（1）急性硬膜外血肿>30 ml，颞部>20 ml，需立刻开颅手术清除血肿。

（2）急性硬膜外血肿<30 ml，颞部<20 ml，最大厚度<15 mm，中线移位<5 mm，GCS评分>8分，没有脑局灶损害症状和体征的病人可保守治疗，但必须住院严密观察病情变化，行头部CT动态观察血肿变化。一旦出现临床意识改变、颅内高压症状、瞳孔变化或头颅CT示血肿增大，都应该立刻行开颅血肿清除手术。

2.手术方法

按照血肿部位采取相应区域骨瓣开颅，清除血肿和彻底止血，骨窗缘悬吊硬脑膜，骨瓣原位复位固定。但对于巨大硬膜外血肿、中线移位明显、瞳孔散大的病人，可采用去骨瓣减压和硬脑膜减张缝合技术，避免手术后大面积脑梗塞造成的继发性颅内高压和脑疝，再次行去骨瓣减压手术。

(二)急性硬膜下血肿

1.手术指征

(1)急性硬膜下血肿>30 ml、颞部>20 ml、血肿厚度>10 mm或中线移位>5 mm的病人，需立刻采用手术清除血肿。

(2)急性硬膜下血肿<30 ml、颞部<20 ml、血肿最大厚度<10 mm、中线移位<5 mm、GCS评分<9分急性硬膜下血肿病人，可以先行非手术治疗，如果出现伤后进行性意识障碍，GCS评分下降>2分，应该立刻采用外科手术治疗。

(3)对于具有ICP监测技术的医院，GCS评分<8分的重型颅脑创伤合并颅内出血的病人都应行颅内压监测。

2.手术方法

对于临床最常见的额颞顶急性硬膜下血肿，特别是合并脑挫裂伤颅高压的病人，提倡采用标准大骨瓣开颅清除血肿，根据术中颅内压情况决定保留或去骨瓣减压，硬膜原位缝合或减张缝合。双侧额颞顶急性硬膜下血肿应该行双侧标准外伤大骨瓣手术，也可采用前冠状开颅去大骨瓣减压术。

(三)急性脑内血肿和脑挫裂伤

1.手术指征

(1)对于急性脑实质损伤(脑内血肿、脑挫裂伤)的病人，如果出现进行性意识障碍和神经功能损害，药物无法控制高颅压，CT显示明显占位效应，应该立刻行外科手术治疗。

(2)额颞顶叶挫裂伤体积>20 ml，中线移位>5 mm，伴基底池受压，应该立刻行外科手术治疗。

(3)急性脑实质损伤(脑内血肿、脑挫裂伤)病人，通过脱水等药物治疗后ICP≥25 mmHg (3.3 kPa)，CPP≤65 mmHg (8.6 kPa)，应该行外科手术治疗。

(4)急性脑实质损伤(脑内血肿、脑挫裂伤)病人无意识改变和神经损害表现，药物能有效控制高颅压，头颅CT未显示明显占位，可在严密观察意识和瞳孔等病情变化下，继续药物保守治疗。

2.手术方法

(1)对于额颞顶广泛脑挫裂伤合并脑内血肿、头颅CT显示明显占位效应病人，提倡采用标准外伤大骨瓣开颅清除脑内血肿和失活脑挫裂伤组织，彻底止血，常规行去骨瓣减压术，硬膜减张缝合。

(2)对于无脑内血肿、额颞顶广泛脑挫裂伤脑肿胀合并难以控制的高颅压、出现小脑幕切迹疝征象的病人，应常规行标准外伤大骨瓣开颅术，硬膜减张缝合，去骨瓣减压。

（3）对于单纯脑内血肿、无明显脑挫裂伤、CT显示明显占位效应的病人，按照血肿部位，采用相应部位较大骨瓣开颅清除血肿，彻底止血，根据术中颅内压情况决定保留或去骨瓣减压，硬膜原位缝合或减张缝合。

（4）对于后枕部着地减速性损伤、对冲伤导致的双侧大脑半球脑实质损伤（脑内血肿、脑挫裂伤）导致的脑内多发血肿，应该首先对损伤严重侧病灶进行开颅手术，必要时行双侧开颅大骨瓣减压手术。

（四）急性颅后凹血肿

1.手术指征

（1）后颅凹血肿>10 ml、CT显示有占位效应（四脑室的变形、移位或闭塞；基底池受压或消失；梗阻性脑积水），应该立刻进行外科手术治疗。

（2）后颅凹血肿<10 ml、无神经功能异常、CT显示不伴有占位征象或有轻微占位征象的病人，可以进行严密的观察，同时进行不定期的CT复查。

2.手术方法

采用枕下入路开颅，彻底清除血肿，行硬脑膜原位或减张缝合。

（五）慢性硬膜下血肿

1.手术指征

（1）临床出现颅高压症状和体征，伴有或不伴有意识改变和大脑半球受压体征。

（2）CT或MRI显示单侧或双侧硬膜下血肿厚度>10 mm、单侧血肿导致中线移位>10 mm。

（3）无临床症状和体征、CT或MRI显示单侧或双侧硬膜下血肿厚度<10 mm、中线移位<10 mm病人可采取动态临床观察。

2.手术方法

（1）低密度硬膜下血肿通常采用单孔钻孔引流术。

（2）混合密度硬膜下血肿可采用双孔钻孔引流冲洗方法。

（3）对于慢性硬膜下血肿反复发作、包膜厚、血肿机化的病人，则需要开瓣手术剥除血肿膜、清除机化血肿。

（六）凹陷性颅骨骨折

1.手术指征

（1）闭合性凹陷性骨折>1.0 cm。

（2）闭合性凹陷性骨折位于脑功能区、压迫导致神经功能障碍。

（3）开放性凹陷性骨折。

（4）闭合性凹陷性颅骨骨折压迫静脉窦导致血液回流、出现颅高压病人。

（5）凹陷性颅骨骨折位于静脉窦未影响血液回流、无颅高压病人不宜手术。

2.手术方法

（1）无污染的骨折片取出塑形后原位固定。

（2）严重污染骨折片应该取出，待二期修补。

（3）合并颅内出血和脑挫裂伤按相应外科手术规范处理。

（七）颅骨修补术

1.手术指征

（1）颅骨缺损>2 cm。

（2）影响美容。

（3）通常在伤后>3个月进行颅骨修补术，对于较大颅骨缺损导致病人临床症状和体征的病人，临床病情允许条件下，可以适当提前。

（4）由于儿童颅骨发育特点，颅骨修补手术原则>12岁。对于较大颅骨缺损、影响儿童正常生活和学习、头皮发育良好者，可以不受年龄限制。

（5）颅脑创伤后发生颅内外感染的病人，颅骨修补术必须在感染治愈1年以上。

2.手术方法

（1）按照颅骨缺损大小和形态选择相应塑性良好的钛网或其他材料。

（2）在颞肌筋膜下与硬脑膜外仔细分离，尽量不要分破硬脑膜，将修补材料固定在颅骨边缘。

（3）亦可采用自体颅骨保存和修补术。

三、说明

1.颅脑创伤病人的手术指征适用于绝大部分颅脑创伤病人。但是，临床医师还必须结合病人年龄、全身复合伤、生命体征、伤前有无重要脏器疾病、伤后CT扫描时间等综合因素全面分析，才能做出合理判断。

2.《中国颅脑创伤外科手术指南》中标明需要开颅手术的颅内血肿量是指成人，由于儿童和老人颅腔代偿容积与成人存在较大差异，所以，儿童和老人需要手术的颅内血肿量要适当调整。

3.随着临床循证医学证据不断增加和经验积累，《中国颅脑创伤外科手术指南》将不断完善和修订。

4.《中国颅脑创伤外科手术指南》属于从事颅脑创伤救治技术临床医师的专业性指导性文件，不具有任何法律效果。

参考文献

1. 王忠诚.神经外科学.武汉:湖北科学技术出版社,2005.

2. 刘百运,江基尧,张赛.急性颅脑创伤手术指南.北京:北京科学技术出版社,2007.

3. 江基尧.介绍一种国外常用颅脑外伤标准大骨瓣技术.中华神经外科杂志,1998,14:381.

4. 江基尧.广泛性脑挫裂伤合并重症颅内高压患者的手术原则(专家论坛).中国现代神经疾病杂志,2006,6:166.

5. 江基尧.努力提高我国颅脑创伤病人的治疗效果(专家述评).中国微侵袭神经外科杂志,2006,11:385.

6. 江基尧.急性颅脑创伤的手术规范(专家讲座).中华神经外科杂志,2008,24:155.

7. 刘佰运,江基尧,张赛.外伤大骨瓣手术方法介绍.中华神经外科杂志,2008,24:153.

8. 江基尧.我国颅脑创伤救治现状与展望(专家论坛).中华创伤杂志,2008,24:81.

9. Bullock M R, Chesnut R, Ghajar J, et al. Guidelines for the surgical management of traumatic brain injury. Neurosurgery, 2006, 58: S1.

10. Jiang J Y, Xu W, Li W P, et al. Efficacy of standard trauma craniectomy for refractory intracranial hypertension with severe traumatic brain injury: A multicenter, prospective, randomized controlled study. J Neurotrauma, 2005, 22: 623−628.

11. Jiang J Y. Recent advance and current status of management of head trauma in China. Chin J Traumatology, 2008, 11: 222 − 224.

专家组名单

顾问:王忠诚　只达石　凌锋　张玉琪

江基尧(执笔)　刘佰运　费舟　张建宁　张赛　刘伟国　李新钢　蔡学见　黄楹　高亮　洪涛　于明琨　李维平　孙晓川　王宁　徐蔚　杨小锋　李国平　武文元　杭春华　袁绍纪　张国斌　张军　杨辉　冯华　傅震　王中　王贵怀　傅先明　梁玉敏　侯立军　楼美清　李世亭　梁恩和　于如同　孟庆海　孙金龙　杨国宽　石松生　杨朝华　赵刚　黄绳跃　王伟民　王君宇　王茂德　王玉海　龙连圣　钱锁开　张荣伟　江荣才　方陆雄　杨伊林　宋来君　牛洪泉　张子屏　谭源福　王鹏程　张浚　刘建民　许民辉　戴宜武　宋振全

颅脑创伤后脑积水诊治
中国专家共识(2014)

中华医学会神经外科分会神经创伤专业组
中华医学会创伤学分会神经创伤专业组

一、概述

颅脑创伤后脑积水（post-traumatic hydrocephalus，PTH）是颅脑创伤后常见并发症之一，是由于脑脊液分泌增多或（和）吸收障碍或（和）循环障碍，引起脑脊液循环动力学的异常改变，使得脑脊液在脑室内或（和）颅内蛛网膜下腔异常积聚，使其部分或全部异常扩大者。PTH的发生率报道差异很大，随着重型颅脑创伤患者救治成功率的提高，PTH的发生率也明显增高。

二、PTH 的分类

根据发生时间、压力部位、脑室系统有无梗阻和临床状态，PTH有如下的分类：

（一）根据发生时间分类

1.急性

伤后≤3 d内。

2.亚急性

伤后4～13 d。

3.慢性

伤后≥14 d。

（二）根据压力分类

根据测定的压力（腰穿），分为高压性（>正常范围）和正常压力性（正常范围内）。

（三）根据脑脊液积聚部位分类

1.脑室内脑积水

单纯性脑室系统扩大。

2.脑室外脑积水

脑脊液积聚于脑室外的腔隙中，可伴有（或无）脑室扩大。

后者中有积液与脑脊液循环直接沟通和局限性两种类型，也称为硬脑膜下积液。临床通常认为的脑积水，是指脑室内脑积水。

（四）根据脑室系统有无梗阻分类

1.梗阻性

脑室系统（包括室间孔、第三脑室、中脑导水管、第四脑室）任何部位的梗阻，都可能导致梗阻性PTH。

2.交通性

脑室系统并无梗阻，系大脑凸面或（和）颅底蛛网膜粘连，或（和）颅内回流静脉受阻导致脑脊液再吸收障碍而引起。

（五）根据临床状态分类

1.进行性

患者有PTH相关的临床表现，并呈进展性。

2.隐匿性

患者虽然脑室扩大，但并无PTH相关的临床表现。

3.静止性

患者的脑脊液异常积聚停止，脑室系统也不再增大，PTH相关的临床表现也无进展。

三、发生机理和危险因素

（一）发生机理

有关脑积水发生的确切机理尚未阐明。由于创伤性脑损伤（TBI）的多样性和复杂性，PTH的发生机制仍然存在多种理论和假说。

主要包括：

1.脑室系统的机械性梗阻

TBI后脑室内出血可能引起室间孔、第三脑室和第四脑室的梗阻引起急性PTH，而脑室附近的出血，特别是后颅窝出血很容易引起占位效应而导致脑室系统的变形、移位而梗阻。TBI后一侧半球大面积脑梗死和脑水肿，也是造成脑室系统变形、移位导致PTH的机制之一。TBI后脑室系统新生隔膜也是会导致PTH。

2.再吸收障碍

多数学者认为PTH发生的主要原因之一，就是TBI后蛛网膜下腔出血（SAH）造成蛛网膜下腔粘连、蛛网膜颗粒纤维化形成，从而导致脑脊液再吸收的障碍，而TBI患者接受手术治疗中，所产生的组织碎片可加重术后的组织粘连和蛛网膜颗粒的机械性梗阻，再手术患者发生蛛网膜颗粒机械性堵塞的风险更大。颅内感染更是加重组织粘连的常见因素之一。

3.脑组织移位和脑脊液动力学改变

采用去骨瓣减压术治疗重型TBI患者后，PTH的发生和大脑半球间硬脑膜下积液有相关性。去骨瓣减压术后移位脑组织的复位以及颅骨开放后脑脊液动力学受影响，可引起硬脑膜下积液，并在此基础上发展为PTH。

4.蛛网膜撕裂或（和）过度脱水、利尿所引起的体液失衡，是导致硬脑膜下积液形成的常见机制之一。

（二）相关因素

与PTH发生的可能相关因素主要包括：

1.蛛网膜下腔出血和脑室内出血

多数学者认为脑室内出血会影响脑室内的脑脊液循环通路，蛛网膜下腔出血则会导致蛛网膜下腔粘连和蛛网膜颗粒的纤维化，二者是PTH发生的主要危险因素。

2.原发伤情

颅脑创伤患者伤情重、术前昏迷时间长、术前颅内压高者，PTH的发生率高。

3.年龄

PTH可发生于任何年龄的伤者，高龄存活者中PTH的发生率高。

4.颅内感染

颅内感染是加重蛛网膜下腔粘连的主要因素之一，脑室炎更是PTH需要干预的高危险因素。

5.去骨瓣减压术和术后大脑半球间硬脑膜下积液

有研究认为去骨瓣减压术中减压窗上界太靠近中线（＜25 mm）是PTH发生的独立危险因素；而术后大脑半球间硬脑膜下积液者，随后发生脑室内脑积水的风险增加。

（三）其他因素

颅底骨折是PTH发生的危险因素之一，可能与伤后发生颅底蛛网膜粘连有关。

四、诊断和鉴别诊断

（一）诊断标准

根据颅脑创伤病史、典型的临床表现和影像学征象，制订出如下的我国PTH诊断标准：

1.病史

有明确的颅脑创伤病史。

2.临床表现

（1）头痛、呕吐和意识状态障碍，常是急性PTH的主要表现。亚急性和慢性的高压性PTH者，可出现视神经盘水肿或（和）视力减退。

（2）正常压力PTH者，可出现认知功能障碍、步态不稳和尿失禁的典型三联征中的一种或一种以上的表现。

（3）TBI患者伤后或术后早期临床状态改善后，又出现意识障碍加重或神经状态恶化表现，或术后减压窗因PTH逐渐外膨，或患者的神经状态持续处于低评分状态。

3.影像学检查

头颅CT扫描和MRI检查是临床筛查PTH最常用的影像学诊断方法。

诊断PTH的影像学依据为：

（1）必备征象：影像学上脑室系统进展性扩大，是诊断脑积水的必备条件，典型表现为侧脑室额角增大、第三脑室变圆和颞角增大，少数患者可表现为脑室系统的不对称扩大。

（2）辅助征象：部分患者扩大的脑室周围，可有低密度（CT扫描上）或高信号（MRI的T_2加权成像上）的脑脊液渗出表现；而大脑凸面脑沟变窄，也是诊断正常压力性PTH的辅助征象之一。

（3）补充检查：有条件的单位应该采用MRI脑脊液动态学的评估。

4.腰穿检查

该检查虽不能确定PTH是否存在，但有助于完善诊断和辅助手术治疗的决策。腰穿检查应列为PTH诊治中的常规检查项目，其目的是：

（1）测定压力：确认PTH为高压性还是正常压力性。

（2）脑脊液检查：留取一定量的脑脊液标本进行相关检查，评估疗效和确认是否存在手术禁忌证。

（3）脑脊液引流效果测试：有助于PTH和单纯脑室代偿性扩大的鉴别，也有助于正常压力脑积水是否适合于分流手术的筛选；通常采用每次腰穿释放30 ml脑脊液的方法，比较释放前后神经功能状态。

（二）鉴别诊断

脑萎缩是TBI后的常见现象，可有类似于PTH的临床表现和脑室系统代偿性扩大，需要与PTH鉴别。脑萎缩常见于弥漫性轴索损伤和脑缺氧后，影像学上的典型表现为脑室系统扩大的同时，脑沟也增宽，无脑室周围渗出性低密度表现。而单纯硬脑膜下积液者，则需要和低密度的慢性硬脑膜下血肿鉴别，前者在MRI的T_1和T_2加权成像上，分别为低信号和高信号，而后者则均为高信号。

五、预防

基于PTH的发生机理和相关因素的前提，预防措施应该着重在于减少和降低危险因素方面：避免过度脱水和利尿；及时解除脑室系统梗阻的因素（如颅内出血、脑水肿和脑梗死等）；术中尽可能将术野的出血清除和冲洗干净；术后早期引流血性脑脊液，减少出血造成的粘连和堵塞CSF回流通路；术中强调无菌操作和尽可能采用硬脑膜的减张缝合，避免术后切口CSF漏和颅内感染，以减少炎性粘连引起的机械性堵塞而导致PTH。

六、治疗

（一）治疗策略

对于临床表现不明显的PTH患者，应该首选随访观察，因为部分患者的脑积水可表现为静止状态，甚至可以自行逐步缓解。但是，对于临床上有意识障碍加重或神经系统状态一度好转后又恶化、减压窗外膨逐渐加重、影像学上有典型征象并进展性加重的

PTH患者，应该及时给予治疗。

1.临时性治疗方法

（1）药物疗法：使用抑制脑脊液分泌药物和降低颅内压的渗透性脱水剂及利尿剂。

（2）手术治疗：通过间歇性腰椎穿刺、控制性腰池引流术、脑室外引流术和皮下Ommaya囊植入术等方法，释放一定量的脑脊液，以达到暂时缓解颅内高压、引流血性脑脊液和控制颅内感染的目的。

2.永久性治疗方法

（1）脑脊液体腔分流术：目前仍然是PTH治疗的主要方式。其中以侧脑室-腹腔分流术占第一位；侧脑室-心房分流术虽然逐渐减少，但对有腹部手术史或分流后腹腔感染者，仍然是不可缺少的选择。部分交通性PTH患者，可采用腰池-腹腔分流术。

（2）脑脊液颅内转流术：以内镜下第三脑室造瘘术最为常用，其次还有终板造瘘术、中脑导水管成形术、透明隔造瘘术和脑室系统内新生隔膜造瘘术等。

（二）永久性治疗的技术问题

1.脑脊液体腔分流术的禁忌证

无论采用何种分流术，颅内感染未得到有效控制、分流通路上存在感染灶、腹腔内存在感染和颅内出血后脑脊液检查异常者，列为手术禁忌证。

2.脑室穿刺部位和置管长度

行侧脑室-腹腔分流术和侧脑室-心房分流术时，最常用额角和枕角穿刺。额角穿刺点通常在中线旁2.5~3 cm、发迹内或冠状缝前2 cm；枕角穿刺点通常在中线旁3 cm、枕外粗隆上6~7 cm。置管深度以脑室内2 cm为宜。分流管脑室端放置在侧脑室额角时分流管粘连和堵塞的发生率最低。

3.腹部切口和分流管腹腔端的处理

以易于操作、手术创伤小、术者最熟悉的入路和患者的个体状态综合确定为原则。通常采用经腹膜小切口将分流管置入腹腔内的方法，肠蠕动能将分流管腹腔端降入盆腔内。分流管腹腔端的长度，以分流管远端能在盆腔内为宜。

4.分流管的选择

分流管包括定压管和可调压分流管两大类。术前根据腰穿测定的初压，选择定压管的种类和设定可调压管的初压。可调压分流管的优点是术后可根据临床和影像随访的结果，调整分流泵的设定压力，以减少术后过度分流或分流不足。建议选用抗菌分流管和抗虹吸装置。

5.硬脑膜下积液的处理

绝大多数硬脑膜下积液可自行吸收，少数进展性发展并引起占位效应，或转化为慢性硬脑膜下血肿。对有症状和体征的患者，可选择钻孔引流、硬脑膜下腔-腹腔分流或侧脑室-腹腔分流（有脑室扩大者）。少量厚包膜形成者，则需要开颅手术。

6.脑脊液颅内转流术

内镜下第三脑室造瘘术被公认为梗阻性脑积水的首选治疗方法，对分流失效者和脑室内有新生隔膜存在者，内镜下治疗也是有效的选择之一。脑脊液颅内转流术的实施，应遵循相关的规范化原则。

（三）疗效评估

术后的短期疗效评估一般选择在术后1～14天。长期随访通常在术后1个月～1年或更长时间。PTH术后的疗效评估指标主要包括临床表现和影像学两大方面。临床表现的评估，是最重要和可靠的评估指标，主要包括意识状态、神经系统状态、减压窗的张力、认知功能、排尿功能、日常生活能力。影像学评估主要是头颅CT或（和）MRI的随访观察。影像学上术前扩大的脑室是否缩小，并非可靠的评估指标。术前高压性PTH者，术后扩大的脑室可缩小；而正常压力性PTH者，脑室系统可能因为扩展变形时间偏长而缩小不明显或无改变。术前脑室系统周围有渗出者，术后渗出的减少是可靠的评估指标之一。

（四）分流术后的常见并发症及处理

1.出血性并发症

出血性并发症包括各种类型的颅内出血、硬膜下出血等。根据出血部位、出血量和有无相应的临床表现，采取保守治疗或手术治疗。

2.感染性并发症

感染性并发症包括颅内感染、切口感染、腹腔感染和穿刺道感染等。在必要的清创和抗感染治疗的前提下，如不能有效控制感染，则需要尽早去除分流管，待感染得到有效控制后，再行相应处理。

3.分流管相关并发症

分流管相关并发症包括分流管堵塞（以脑室端、分流泵、腹腔端最多见）、断裂、外露（通道表面皮肤溃破）、异位（腹腔端异位进入肠腔、膀胱、阴道、胸腔、心包内、胃内、脱出腹腔至皮下等）。发生此类并发症时，通常需要去除分流管，确定无感染存在后再行相应的处理。

4.分流异常

分流异常包括分流过度和分流不足。前者主要表现为裂隙脑室综合征，部分患者可继发硬脑膜下积液或出血；后者表现为患者临床症状无改善，脑室系统无缩小或脑积水征象加重。采用可调压分流管者，可通过调整设定的压力，来控制脑脊液引流量，缓解分流过度或分流不足。采用定压性分流管者，则需要更换分流泵。分流过度者，如患者条件允许应尽早行颅骨修补术，也可能得到缓解。

5.其他并发症

其他并发症包括癫痫。按照临床癫痫规范化处理。

七、说明

1.《颅脑创伤后脑积水诊治中国专家共识》是我国神经外科行业内指导性文件，不具备法律功效。

2.随着颅脑创伤后脑积水相关研究的不断进步，以及相关循证医学证据的不断增加，《颅脑创伤后脑积水诊治中国专家共识》将随之进行修改和完善。

3.《颅脑创伤后脑积水诊治中国专家共识》适用于成人患者。

来源：《中华神经外科杂志》2014年8月第30卷第8期。

神经外科危重昏迷患者肠内营养
专家共识(2010)

中国神经外科医师协会神经创伤专家委员会
中华医学会创伤学分会神经创伤专业组

　　重型颅脑创伤、脑肿瘤、脑血管病或颅脑手术可能导致患者昏迷。昏迷患者常出现吞咽困难、神经源性胃肠功能障碍、基础代谢紊乱等严重并发症。昏迷患者由于外源性能量（食物）摄入量明显减少，应激反应导致机体能量消耗增加伴分解代谢增加，血糖大量消耗导致肝糖原和肌糖原加速分解，伤后体内的葡萄糖来源主要由体内蛋白质和脂肪分解后的糖异生过程供给。如果不及时补充足够能量，会导致患者严重营养不足、免疫功能降低、伤口愈合不良等，并影响中枢神经系统的修复和功能代偿[1]，可直接导致患者病死率增加。

　　近年来，营养支持尤其是肠内营养支持在神经外科危重昏迷患者中的应用越来越受到重视。肠内营养制剂的种类较多，如何规范使用这些制剂成为亟待解决的临床问题。

一、营养支持途径的选择

（一）背景与证据

长期使用肠外营养（parenteral nutrition，PN）可出现肠源性饥饿综合征，表现为肠蠕动减慢、肠黏膜细胞减少、黏膜萎缩、肠腔内分泌型IgA明显减少，易导致多种并发症，包括水、电解质、酸碱平衡异常，营养素摄入过多或不足，静脉炎等。肠内营养（enteral nutrition，EN）与肠外营养比较，至少有三方面的优点：

（1）肠内营养全面均衡、符合生理，不易引起血糖升高。

（2）肠内营养具有刺激肠道蠕动、刺激胃肠激素分泌、改善肠道血液灌注、保护胃肠黏膜屏障、减少致病菌定植和细菌移位、减少肠源性感染发生等优势。

（3）肠内营养在降低住院费用方面较肠外营养更具优势[2]。

（二）专家推荐

不能经口正常摄食的神经外科危重昏迷患者，一旦胃肠道功能允许，应该优先考虑给予肠内营养治疗。当任何原因导致胃肠道不能使用或应用不足时，可以考虑肠外营养，或联合应用肠内营养。

二、肠内营养开始时机

（一）背景与证据

多个随机对照试验及系统评价证实，伤后24～72 h开始进行早期营养支持有助于改善创伤性脑损伤危重患者的预后[3,4]。由于神经外科危重昏迷患者可能出现胃肠功能障碍，常有呕吐和胃排空延迟等现象，此时完全给予大分子聚合物肠内营养配方可能导致部分患者胃潴留、呕吐、腹胀、腹泻、便秘等并发症的发生率增加。而早期使用预消化肠内营养配方制剂可明显减轻患者的胃肠道负担，且能保证完整而足量的营养支持，还能有效促进胃肠道功能的恢复，减少并发症的发生。患者的胃肠道功能逐渐恢复后，逐步给予包含全面、均衡的各种营养素的整蛋白配方更符合神经外科危重昏迷患者的胃肠道病理生理特点[5,6]。

（二）专家推荐

早期肠内营养有助于改善危重病患者的临床预后。在生命体征稳定的情况下，神经外科昏迷患者尽可能在伤后1周内获得充足的热量，其肠内营养支持可在术后24～72 h开始。可先予以预消化的短肽配方，待患者病情好转且胃肠道功能恢复后，逐渐过渡到含多种膳食纤维的整蛋白配方。

三、肠内营养输注管道选择

（一）背景与证据

最常用的管饲途径是鼻饲管，管端可置于胃、十二指肠或空肠等处。主要用于短期患者（<4周）。优点是并发症少，价格低廉，操作方便。经鼻胃管（nasogastric tube，NGT）管饲简便易行，符合生理状态，不需常规X射线片确认，其缺点是有反流和误吸的危险。鼻十二指肠管或鼻空肠管主要用于胃或十二指肠连续性不完整或胃肠动力障碍的患者。此法可避免营养液的反流或误吸。采用螺旋形鼻肠管将有助于管道通过幽门，放置到小肠中。经皮胃镜下胃造口术（percutaneous endoscopic gastrostomy，PEG）无须全身麻醉，创伤小，术后可立即灌食，避免了鼻腔刺激，可置管数月至数年，满足长期喂养的需求。

（二）专家推荐

短期（<4周）肠内营养患者首选鼻胃管喂养，不耐受经鼻胃管喂养或有反流和误吸高风险患者选择经鼻肠管喂养。长期肠内营养患者在有条件的情况下，选择经皮胃镜下胃造口术喂养。

四、能量需要量评估

（一）背景与证据

急性重症脑损伤患者急性应激期代谢变化剧烈，能量供给或基本底物比例不适当可能加重代谢紊乱和脏器功能障碍，并导致预后不良。临床采用间接热卡仪来测定患者的静息代谢消耗（resting metabolic expenditure，RME），其原理是通过测量患者静息状态下消耗的氧气量，根据已知的每升氧耗对应的热卡消耗量推算出患者静息状态下的能量消耗总量。但由于该方法操作繁杂，很少在临床上作为常规应用。目前临床可以根据Harris-Benedict公式算出RME，再乘以其百分率（非瘫痪患者为140%；瘫痪患者为100%）、简便地算出其能量需要量（所提供的能量配方中至少有15%以蛋白质的形式补充）。神经外科危重昏迷患者初期营养支持的能量供应以25～30 kcal·kg^{-1}·d^{-1}（1 kcal=4.186 kJ）为宜。对于病程较长、合并感染和创伤的危重病患者，在应激与代谢状态稳定后能量补充需要适当地增加，目标喂养可达30～35 kcal·kg^{-1}·d^{-1}。

（二）专家推荐

神经外科危重昏迷患者非瘫痪者必须接受大约为30 kcal·kg^{-1}·d^{-1}（大约为测量的RME的140%）的总能量，瘫痪者必须接受大约为25 kcal·kg·d^{-1}（大约RME的100%）的总能量。所提供的能量配方中至少有15%以蛋白质的形式补充。

五、肠内营养配方选择

（一）背景与证据

肠内营养配方选择取决于对营养配方成分的了解，以及对营养支持目标的确认[9]。整蛋白标准型配方适合健康人群营养素需求，疾病适用型配方适合特殊病人营养需求。神经外科昏迷合并糖尿病患者或并发应激性血糖增高时适用糖尿病适用型配方，其具有低糖比例、高脂肪比例、高单不饱和脂肪酸含量、加入膳食纤维等特点[10]。高蛋白营养配方能够改善氮平衡，减轻低蛋白血症程度。在营养配方中加入可溶性膳食纤维能增加短链脂肪酸产生，刺激益生菌生长，有助于维持结肠黏膜结构和功能完整，并减少腹泻；加入不可溶性膳食纤维能增加粪便体积和水分，促进肠道运动。

（二）专家推荐

胃肠道功能正常患者首选整蛋白标准配方，有条件时选用含有膳食纤维的整蛋白标准配方。消化或吸收功能障碍患者选用短肽型配方。便秘患者选用含不溶性膳食纤维配方。限制液体入量患者选用高能量配方。糖尿病或血糖增高患者选用糖尿病适用型配方。低蛋白血症患者选用高蛋白配方。

六、肠内营养操作注意事项

（一）背景与证据

危重症患者管饲喂养的前瞻性研究表明，床头抬高>30°患者误吸率（24.3%）低于床头抬高<30°患者（34.7%）。所以，肠内营养患者床头抬高至少30°，最好达到45°。长期卧床并进行管饲喂养患者的前瞻性交叉研究表明，泵注组比重力滴注组安全性高，腹泻、呕吐、反流和吸入性肺炎的发生率低。每4 h用30 ml温水冲洗管道，每次中断喂养前后用30 ml温水冲洗管道，以避免管道堵塞。

（二）专家推荐

床头持续抬高>30°。容量应该从少到多，速度应该从慢到快。在条件允许的情况下，可用营养输注泵控制输注速度。每4 h用30 ml温水冲洗管道1次，每次中断输注或给药前后用30 ml温水冲洗管道。

七、肠内营养常见并发症防治

（一）背景与证据

肠内营养过程中的胃肠道并发症可能由疾病本身引起，也可能因营养支持不耐受、感染及药物等原因造成。常规处理包括减慢输注速度、减少输注总量、更换营养配方、积极寻找原因以及对症处理。腹泻是肠内营养支持过程中最常见的并发症。神经外科昏迷伴有胃肠动力不全患者肠内营养时误吸和吸入性肺炎的风险很高，须根据专科情况确定处理方法。

（二）专家推荐

呕吐和腹胀应该减慢输注速度和（或）减少输注总量，同时寻找原因和对症处理，仍不缓解时改为肠外营养。腹泻（稀便>3次/d或稀便量>200 g/d）应该减慢输注速度和（或）减少输注总量，予以等渗营养配方。便秘（0次/3 d）应该加强补充水分，选用含有不可溶性膳食纤维营养配方，必要时予以通便药物、低压灌肠或其他排便措施。上消化道出血应该临时加用质子泵抑制剂。当血性胃内容物<100 ml时，继续全量全速或全量减速（20～50 ml/h）喂养，每天检测胃液隐血试验1次，直至2次正常；血性胃内容物>100 ml时，暂停喂养，必要时改为肠外营养。胃肠动力不全患者胃潴留>200 ml时应用胃动力药物，考虑暂停肠内营养，并对患者胃肠耐受性进行再评价。超过24 h仍不能改善时，改为鼻肠管或肠外营养。

《神经外科危重昏迷患者肠内营养专家共识》的制订，将促进我国神经外科医师正确选择危重昏迷患者的营养支持，提高神经外科危重昏迷患者的治疗效果。

参考文献

1. Oertel M F, Hauenschild A, Gmenschlaeger J, et al. Parenteral and enteral nutrition in the management of neurosurgical patients in the intensive care unit. J Clin Neurosei, 2009, 16（9）：1161-1167.

2. Gramlich L, Kichian K, Pinilla J, et al. Does enteral nutrition compared to parenteral nutrition result in better outcomes in critically ill adult patients? A systematic review of the literature. Nutrition, 2004, 20（10）：843-848.

3. Perel P, Yanagawa T, Bunn F, et al. Nutrition for head injured patients. Cechram Database Sya Rev, 2006, 18（4）：1525-1530.

4. Cook A M, Peppard A, Magnuson B. Nutrition considerations in traumatic brain injury. Nutr Clin Praet, 2008, 23（6）：608-620.

5. Tiengou L E, Gloro R, Pouzoulet J, et al. Semi-elemental formula or polymeric formula: is there a better choice for enteral nutrition in acute pancreatitis? Randomized comparative study. JPEN J Parenter Enteral Nutr, 2006, 30（1）: 1-5.

6. 林志俊, 周东, 陈建良, 等. 颅脑创伤患者的营养支持//江基尧, 朱诚, 罗其中. 颅脑创伤临床救治指南. 3版. 上海: 第二军医大学出版社, 2007: 175-188.

7. Dennis M S, Lewis S C, Warlow C, et al. Effect of timing and method of enteral tube feeding for dysphagic stroke patients（FOOD）: a multicentre randomized controlled trial. Lancet, 2005, 365(9461): 764-772.

8. Jacobs D G, Jacobs D O, Kudsk F, et al. Practice management guidelines for nutritional support of the trauma patient. J Trauma, 2004, 57(3): 660-678.

9. 宿英英, 黄旭升, 彭斌, 等. 神经系统疾病肠内营养支持操作规范共识. 中华神经科杂志, 2009, 42(11): 788-791.

10. Elia M, Ceriello A, Laube H, et al. Enteral nutrition support and use of diabetes — specific formulas for patients with diabetes: a systematic review and meta-analysis. Diabetes Care, 2005, 28(9): 2267-2279.

11. Bankhead R, Boullata J, Branfley S, et al. Enteral nutrition practice recommendations. JPEN J Parenter Enteral Nutr, 2009, 33(2): 122-167.

12. MartincIale R G, McClave S A, Vanek V W, et al. Guidelines for the provision and assessment of nutrition support therapy in the adult critically ill patient: Society of Critical Care Medicine and American Society for Parenteral and Enteml Nutrition: Executive Summary. Crit Care Med, 2009, 37(5): 1757-1761.

专家名单

（组长: 江基尧） 陈谦学 陈伟贤 崔绍杰 窦长武 费智敏 冯华 傅震 关茂武 洪涛 胡颖红 江晓春 李维平 李枚 梁恩和 刘百运 刘志雄 刘藏 刘胜 楼关清 栾立明 潘天鸿 钱锁开 邱炳辉 任建安 石斌 王宁 王笑威 王玉海 王存祖 谢桦 徐蔚 徐福林 薛烨 杨小峰 杨渡 于如同 张弩 张昊 赵广宇 赵建龙 赵兴利 詹升全 钟春龙 朱晓江

脑震荡临床诊疗指南(2015)

目前，无论是临床还是基础研究领域，尚无针对脑震荡的严格的统一定义。为此，俄勒冈大学的 Nancy Carney 博士和纽约脑外伤基金会的 Jamshid Ghajar 博士领导的研究小组，召集相关领域的专家，明确并施行研究策略，以期制定全新的脑震荡临床诊疗指南，这一指南将基于循证医学，用于解释脑震荡的确切定义、提出相应的诊断标准以及预后指标。

该研究项目的第一部分，是通过检索数据库、筛选符合要求的文献、分析整合数据，确定脑震荡最常见的症状、体征及神经功能损伤情况（signs, symptoms and neurological deficits, SSDs），以及它们之间的相互关系，进而为最终得出脑震荡的确切定义提供证据。这第一部分的研究结果，即脑震荡相关临床特征，发表在2015年9月份的《Neurosurgery》杂志上。

一、本研究的主要结论

首先，最重要的一项结论，也是本项研究的主要目的，即脑震荡相关临床特征，包括：

（1）伤后即刻出现的定向障碍或者意识障碍；

（2）伤后 1 天之内出现的平衡功能缺失；

（3）伤后 2 天内出现反应迟钝；

（4）伤后 2 天内出现学习能力和记忆力的减退。

另外，还包括一些其他发现：例如，对于大多数伤后患者，认知能力的缺失都将在 1 周内得到恢复；伤后 1 周内，患者的反应时间、记忆力、注意力、执行能力、工作效率等都将出现不同程度的受损；从受伤即刻到伤后 5 天，有前期外伤病史的患者，其认知功能的缺失较首次受伤患者严重；另外，伤后 7 天之内伤情严重程度与认知功能、伤后 48 小时之内患者主观症状与神经/认知功能、格拉斯哥评分（13～14）与血浆中的泛素 C 端水解酶和胶质纤维酸性蛋白含量，存在明显的相关性。

二、本研究分析整理信息需求的过程

在进行数据库检索前，研究团队先将初始的问题（目的）转变、拆分成可以回答的临床问题，即：

1. 在潜在脑震荡事件可能发生（potential concussive events, PCEs）后 3 个月内，最

常见的症状、体征及神经功能损伤（SSDs）分别是什么？

2.对于每一个PCE来讲，3个月内的SSDs是否会随着人口统计学特征、患者受伤前一般状况、受伤机制、病例诊断标准抑或其他不依赖于PCEs的影响因素，发生不同的变化？

3.不同的SSDs之间是否存在某些联系？或者，同一个病人的同样的SSDs在不同的时间点之间亦是否存在某些联系？

4.PCEs之后出现的影像学表现或者生物标志物，与SSDs之间是否存在某些联系？

据此，研究人员共检索到5437篇相关文献摘要，其中1362篇可以下载到全文，并最终有26篇符合入组标准。在这26篇文献中，共有8篇文献（包含11个独立样本）提供了某些时间点上可用于回答上述问题的相关数据，并得出各自相应的结论。

(一)针对问题1的分析结果

1.体征

在这一部分，共有14篇文献符合入组要求。其中，有13篇文献的研究对象是运动员；5组样本取自成年人，5组样本来自青少年，另外3组则包含了成年人和青少年，还有1组样本还涵盖了成人和儿童。因此，总计有1007个研究对象参与入组。结果：意识丧失发生率为1%～14.3%；伤后遗忘发生率为2%～29.7%；逆行性遗忘发生率为7.4%～53.3%；定向障碍发生率为18%～44.7%；

2.症状

包括7类症状：头痛、头晕、视物模糊、恶心、复视、噪音过敏感、光过敏感；测定时间：伤后2小时；28名成人运动员患者，以及28名对照。结果：见表1。

表1　PCEs病例与对照组个体各类症状发生率比较

	PCEs病例组 (n=28)%	对照组 (n=28)%	绝对患病率 %
头痛	93	18	75
头晕	64	4	60
视物模糊	75	0	75
恶心	61	7	54
复视	11	0	11
噪音过敏感	4	0	4
光过敏感	4	0	4

3.神经功能缺失

入组文献共计4篇；唯一可通过测量而量化的指标是平衡能力；入组病患共计266名，全为成年运动员。测量时间：伤后即刻至伤后第七天不等；测量项目共计11项，包含了20个功能测试项目，涵盖了复合感觉功能、本体感觉功能、视觉、前庭功能以及平衡功能等。结果：在用于测量平衡感觉的20项试验中，伤后1周内，有12项试验结果在PCEs组和对照组间存在明显统计学差异；PCEs组中，伤后24小时内平衡功能下降比率为23.8%～36.5%；至伤后第二天，该比率为19.2%～24%。

4.认知功能

共计 9 篇文献入组，PCEs 组 604 名及对照组 720 名。测量时间：伤后即刻至伤后第七天不等。在共计 27 类认知试验中，共有 100 项功能测试项目。结果：反应时间，伤后 24 小时反应减退发生率为 41.7%～71.4%；注意力/工作效率，该功能的下降发生率在伤后即刻至伤后 24 小时内为 0%～30.4% 至 50%～52.2% 不等，且无证据显示该功能的下降会持续 24 小时以上；记忆力，该功能的下降发生率在伤后即刻至伤后 24 小时内为 0%～20.8% 至 39.1%～41.7% 不等；执行能力，该功能的下降发生率在伤后即刻至伤后 24 小时内为 0%～34.8% 至 52.2% 不等，且无证据显示该功能的下降会持续 24 小时以上；另外，运动/感觉功能以及整体认知功能下降情况均无法获得。

此外，研究团队还对不同时间点的认知功能测试结果做了分析：表 2 显示的是每一个时间点上进行相关试验的总数，以及在 PCEs 组和对照组间存在差异的试验所占比例汇总；图 1 则清楚地显示，认知功能的衰减率从伤后第一天的 58% 下降到伤后第七天的 8%。最后，对各个测试项目的伤后即刻至伤后第七天的分析数据做了汇总分析，其中，反应时间在两组间存在差异的比例占到 83%（见表 3 和图 2）。

表 2　不同时间点认知试验汇总

	认知试验数量,n	PCEs组与对照组间存在差异的试验阳性率,%	文献数,n
伤后即刻	5	100	1
第一天	26	58	3
36小时	1	100	1
第二天	15	40	3
第三天	13	31	2
第四天	1	100	1
第五天	13	8	2
第七天	25	8	5

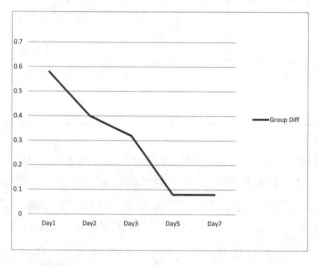

图 1　不同时间点 PCEs 组与对照组间存在差异的试验阳性率

表3　不同认知领域试验汇总

	认知试验数量,n	PCEs组与对照组间存在差异的试验阳性率,%	文献数,n
反应时间	6	83	3
注意力/工作效率	15	29	4
记忆力	53	43	8
执行能力	16	6	3
运动/感觉	8	12.5	5

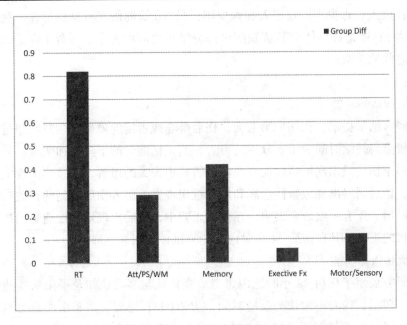

图2　认知领域 PCEs 组与对照组间存在差异的试验阳性率

RT:反应时间；Att/PS/WM:注意力 / 工作效率 / 记忆力；Exetive Fx:执行能力；Motor/Sensory:运动/感觉。

(二)针对问题2的分析结果

一共有 4 篇文献符合该部分的入组标准，且均与运动员相关；其中 2 项研究的对象是成人，另外 2 项研究则包含了成人和青少年；有 2 项研究还包括前期有脑震荡病史的运动员，有 1 项研究还评估了性别差异，另一项则评估了白种人和黑种人之间的差异。

结果：

1.脑外伤病史

在总共 9 项神经精神测试中，有 2 项测试结果显示：前期有脑外伤病史的运动员的基准分值低于无脑外伤病史的运动员；就 ImPACT Memory 指数在受伤后 5 天内下降 14 分的风险而言，前期有脑外伤病史的运动员是无脑外伤病史运动员的 7～8 倍。

2.智力障碍

一项研究提示，在男性运动员中智力障碍对受伤前神经精神测试结果毫无影响。

3.性别

一项研究结果提示，在受伤后 1～3 天内，对于 ImPACT 测试中的一项，即视觉记忆，女性群体的分值明显低于男性群体。

4.种族

一项研究结果提示，在受伤后第七天，对于 4 项 ImPACT 测试中的一项分值明显下降的风险，黑人运动员是白人的 2～4 倍。

（三）针对问题 3 的分析结果

一共有 4 篇文献符合该部分的入组标准，其中 3 篇和运动员相关，且相应的研究对象分别是：成人、青少年以及成人和青少年；另外 1 篇的研究对象则是在医院中的成人和儿童病人；3 篇是评估体征和认知测试评分结果之间的关系，另外 1 篇是分析症状和认知功能之间的关系。

结果：

1.体征和认知功能

一项研究结果提示，在伤后第七天，伤后健忘或者定向障碍持续时间超过 5 分钟的运动员，较障碍持续时间少于 5 分钟的患者，其记忆能力的下降更加明显；另一项研究发现，相对于伤后只出现短暂性遗忘或者短暂意识丧失的患者，以及不出现上述两类症状的患者，伤后同时出现短暂性遗忘和短暂意识丧失的患者伤后即刻的相关功能下降更加明显；最后，还有一项研究表明，在住院患者中，伤后出现短暂性遗忘的患者，较未出现该症状的患者，其在伤后 24 小时内功能测试评分明显下降。

2.症状和认知功能

一项研究展示了伤后 48 小时之内患者主观症状与客观认知及平衡功能测试指标之间的关系，包括：内心不愉快与反应时间 （$P=0.03$）；感觉无法集中注意力与言语记忆 （$P=0.01$）；回忆困难与言语记忆 （$P<0.001$）及与反应时间 （$P=0.03$）；平衡障碍与复合感觉 （$P<0.001$）、与本体感觉 （$P=0.03$）、与视觉 （$P=0.04$）以及与前庭功能 （$P<0.001$）；头晕与复合感觉 （$P<0.001$）、与前庭功能 （$P=0.01$）。

（四）针对问题 4 的分析结果

这部分中，共有 7 篇文献符合入组要求。其中，研究 CT 和 SSDs 相互关系的共有 4 项研究；另外 3 项则是报道了生物标志物与 SSDs 之间的关系。此外，所有的研究对象均为住院病人：包括成年病人 4 项，成年和儿童病人 2 项，仅包含儿童病人 1 项。

结果：

1.CT

入组的所有研究中，CT 检查均是在伤后 24 小时之内完成的。在总计的 4803 名患者中，360 名患者的 CT 检查存在阳性发现 （7.5%）。

2.生物标志物

研究发现，在伤后 4 小时内，格拉斯哥评分（13～14 和 15） 分别与血浆中的泛素 C 端水解酶 （ubiquitin C-terminal hydrolase） 和胶质纤维酸性蛋白 （glial fibrillary acidic protein）的含量相关。

最后，研究人员提出了接下来的研究计划：部分研究之所以未被纳入此项系统分析中，是因为其显示的结果未提供直接可用于制定定义或者临床诊断标准的证据，因此，该研究团队将对此类研究数据做进一步的深入分析和挖掘，并纳入后期的系统回顾分析中；同时，他们也将在后期纳入一些目前尚在进行的大型研究的分析数据（如由美军司令部资助的 RaDaR 项目），结合回顾性研究及前瞻性研究，对本研究得出的脑震荡相关临床特征进行进一步的分析验证，最终制定出全新的、标准的、统一的《脑震荡临床诊治指南》。

颅脑创伤长期昏迷诊治
中国专家共识(2015)

中华医学会神经外科学分会颅脑创伤专业组
中华医学会创伤学分会神经损伤专业组

近日，中华医学会神经外科学分会颅脑创伤专业组联合中华医学会创伤学分会神经损伤专业组组织我国神经外科相关专家撰写了《颅脑创伤长期昏迷诊治中国专家共识》，于近日发布在《中华神经外科杂志》上。

颅脑创伤昏迷主要源于致伤因素对脑干网状结构及其投射纤维的损伤或对皮质的弥散性损害。患者出现认知、觉醒及知觉丧失被称为昏迷，持续1个月以上的患者称为长期昏迷。重型颅脑创伤导致长期昏迷的发生率为0.52%～7.33%，平均为2.90%。

一、分类及定义

根据临床神经系统状况评估，颅脑创伤后长期昏迷可分为植物状态和微意识状态两种类型。

植物状态患者的临床特征为：

（1）自我意识和环境意识消失；

（2）对视觉、听觉、触觉或伤害性刺激没有持续的、可重现的、目的性的或自主的行为反应；

（3）对语言的理解力或表达力消失；

（4）存在睡眠–觉醒周期；

（5）下丘脑和脑干自主神经功能存在；

（6）大小便失禁；

（7）保留有不同程度的脑神经反射和脊髓反射。

其主要临床特征是自我表达和沟通交流的功能丧失。

微意识状态患者的临床特征为：

（1）有简单的指令性动作；

（2）可用手势或语言回答是或否；

（3）可以发出言语能够被人理解；

（4）在相关环境刺激下，临时出现运动或情感行为且与反射性活动无关，如对情绪性的但非中立性的话题或刺激以语言或视觉的形式进行表达后，患者出现哭、微笑或大笑反应，或对评论或问题的语言内容产生直接反应，表现为发音或手势，或伸手取物，且物体的位置与取物的方向之间有明确的关系，或触摸、握住物体，且接触方式符合该物体的大小和形状，或对移动、突显的刺激产生直接反应，表现为眼球跟踪运动或持续凝视。

其主要临床特征是出现间断可以重复的简单认知功能。

二、颅脑创伤长期昏迷的相关因素

格拉斯哥昏迷评分（Glasgow coma scale，GCS）所测得的外伤严重程度对长期昏迷有预测作用，如复苏后 GCS 评分、运动 GCS 评分、入院 6 h 或 24 h GCS 评分均与长期昏迷有相关性。

三、长期昏迷患者的辅助检查

（一）脑电图、诱发电位

长期昏迷患者脑电图类型包括 θ 波（4～7.5 Hz）和（或）δ 波（1～3.5 Hz）频率范围中局灶性或弥漫性的连续慢波、间歇性 δ 节律以及脑电图信号减弱，严重者呈等电位线。

（二）影像学检查

常规头颅 CT 及 MRI 检查不能提示长期昏迷的特征性表现。功能磁共振成像（fMRI）可直接反映脑神经的兴奋情况，对活动的大脑皮质区域进行准确、可靠的定位，静息态和任务态 fMRI 的应用可以判定大脑默认网络的连接数量以及初级听觉中枢、次级听觉中枢的活动性，并可进一步判断这些反应与意识之间的关联性。

四、长期昏迷患者的催醒和相关治疗

关于严重颅脑创伤后长期昏迷的催醒治疗至今尚缺乏 I 级证据。

（一）高压氧治疗

高压氧治疗是颅脑创伤长期昏迷患者治疗的可选手段。高压氧治疗昏迷的主要机制在于改善脑细胞的供氧，使部分功能可逆的细胞恢复功能，促进轴索再生，建立新的轴索联系，激活网状上行激活系统，同时可以通过降低血管通透性控制脑水肿。高压氧治疗期间应结合其他治疗方式以提高治疗效果。

（二）药物治疗

长期昏迷患者在临床上可以选用的药物种类较多，但尚无较强的循证医学证据推荐有显著效果的药物。临床可以选用多巴胺能制剂，包括左旋多巴、金刚烷胺、溴隐亭，左旋多巴治疗存在药物依赖、失代偿和戒断症状。

（三）电刺激治疗

右正中神经电刺激，通过右腕部正中神经走行区域皮肤电极施加电刺激，兴奋性信号通过脊髓、脑干网状结构、丘脑至皮质，对生命体征影响很小，颅内压通常维持稳定，没有明显的并发症出现。

（四）中医中药治疗

通过辨证施治，施以醒脑开窍的单药或组方，并配合穴位针灸、经络推拿等手段，辅以综合性感觉刺激干预，对患者苏醒有帮助作用。

五、长期昏迷患者的临床管理

严重颅脑创伤患者的康复治疗是一个复杂的多学科协作过程，除了需要严格按照昏迷患者护理常规加强护理以及尽早引入家庭亲情关怀之外，整个过程需要综合的临床管理。

（一）营养管理

合理充分的肠内营养可以降低感染机会，减少外伤后并发症的发生。对于无法吞咽的患者可通过鼻胃管或鼻肠管为患者提供营养，内镜下经皮胃造瘘术管饲也是一种安全、有效的提供营养的方法。

（二）括约肌控制

使用导尿管或使用外接的套袋或吸收护垫，以避免长期留置导尿管的并发症。可以使用润滑剂辅助排便，来解决便秘和肛门失禁的问题，通过营养学配方给予患者富含膳食纤维的平衡性饮食，会对排便产生更好的作用。

（三）预防感染

胃造瘘术管饲患者的肺部感染机会比鼻胃管饲低。保持良好的口腔卫生可以预防通过吸入细菌而引起肺部感染。减少使用导尿管可以预防尿路感染，以及由此导致的肾脏或血液的感染。

（四）药物治疗监测

颅脑创伤长期昏迷患者所使用的很多药物都是用来控制颅脑创伤后的临床症状，如癫痫、肌肉痉挛、肌张力增高和膀胱功能异常等。这些药物的不良反应通常会影响脑的功能，要尽量控制并减少药物的不良反应。

（五）并发症的处理

有效稳定或控制糖尿病、心脏或肺部疾患等颅脑创伤之前就已有的病症，防止其成为患者恢复的主要障碍。

（六）颅脑创伤并发症的预防与处理

及时发现并处理脑积水，注意预防褥疮和肢体废用导致的骨质疏松，积极防治下肢深静脉血栓和肺栓塞。

（七）维持坐姿

坐姿对于昏迷患者的心理反应很重要。坐或站立时会对脑干的上行网状结构产生唤醒作用，保持最佳体位可以帮助减轻肌肉痉挛，使患者有更好的表达知觉的机会。

（八）肌张力的控制与畸形的预防

绝大多数颅脑创伤昏迷患者的肌张力会出现非常明显的增高，导致肢体畸形或挛缩。可通过以下几种方法降低肌张力：

（1）防止有害性刺激；

（2）保持有良好支撑的体位；

（3）口服解痉药物（例如巴氯芬）；

（4）肌肉注射肉毒杆菌毒素；

（5）鞘内输注巴氯芬；

（6）行脊髓运动神经根横断。

同时，还需要考虑是否存在间脑发作并进行相应治疗。

六、说明

1.《颅脑创伤长期昏迷诊治中国专家共识》是我国神经外科行业内指导性文件，不具备法律功效。

2.随着颅脑创伤长期昏迷相关研究的不断进步，以及相关循证医学证据的不断增加，《颅脑创伤长期昏迷诊治中国专家共识》将随之进行修改和完善。

3.《颅脑创伤长期昏迷诊治中国专家共识》主要适用于成人患者。

4.本共识仅供神经外科及相关专业医生参考。

神经重症低温治疗中国专家共识(2015)

中华医学会神经病学分会神经重症协作组

临床研究已经证实心肺复苏后昏迷患者低温治疗安全有效，其脑保护和改善神经功能作用与动物实验研究结果一致。然而，还有更多的脑损伤后昏迷患者或脊髓损伤患者需要开展低温治疗临床研究，并加强低温治疗规范。为此，中华医学会神经病学分会神经重症协作组对成人低温治疗的相关文献（2000—2013年Medline数据库）进行了检索与复习，采用2011版牛津循证医学中心（Oxford Center for Evidence Based Medicine，CEBM）证据分级标准进行证据级别确认和推荐意见确认[1]，对证据暂不充分，但专家讨论达到高度共识的意见提高推荐级别（A级推荐）。

一、低温治疗的适应证

低温治疗具有降低颅内压（intracranial pressure）和神经保护作用，并经多个临床试验证实。

一项心肺复苏（包含心室颤动、室性心动过速、心搏骤停）后昏迷患者的系统综述和荟萃分析（481例）5项随机对照试验（randomized controlled trial，RCT）显示：与对照组相比，低温治疗组出院时生存率更高（$RR = 1.35$，95%CI为$1.10\sim1.65$），神经功能预后更好（$RR = 1.55$，95%CI为$1.22\sim1.96$；1级证据）[2]。

另一项心肺复苏（不可电击复律心律）后昏迷患者的系统综述和荟萃分析（1382例）显示：低温治疗有降低病后6个月病死率（2项RCT，$RR = 0.85$，95% CI为$0.65\sim1.11$）、院内病死率（10项队列研究，$RR = 0.84$，95%CI为$0.78\sim0.92$）和出院时神经功能不良预后（脑功能分级3~5分，$RR = 0.95$，95%CI为$0.90\sim1.01$）的趋势（1级证据）[3]。目前，心肺复苏后昏迷患者低温治疗已成为美国心脏病协会心肺复苏指南推荐的治疗手段[4]。

一项大脑半球大面积（≥大脑中动脉供血区的2/3）脑梗死（massive cerebral hemispheric infarction，MCHI）患者的RCT研究显示：部分颅骨切除减压术联合低温治疗6个月后神经功能预后（美国国立卫生院卒中量表评分）好于单纯手术组，其并未增加治疗风险，且出现了改善生存患者神经功能预后的趋势（$P<0.08$；2级证据）[5]。

另一项脑梗死患者的RCT研究显示：溶栓联合低温治疗组3个月后病死率和神经功能预后[改良Rankin量表（mRS）评分]并不比常温组更好（$P = 0.744$、0.747；2级证据）[6]。一项系统综述（7项平行对照研究，288例）显示：由于研究的异质性较大，病例数较少，故低温不能改变脑梗死患者病死率（*RR* = 1.60，95% CI 为 0.93～2.78，*P* = 0.11）和疾病严重程度（Cohen's d = ﹣0.17，95% CI 为﹣0.42～0.08，*P* = 0.32）的结论须慎重（2级证据）[7]。

一项幕上大容积（>25 ml）脑出血（supratentorial spontaneous intracerebral hemorrhage, sICH）患者的历史对照研究显示：低温组与对照组 90 d 存活率分别为 100% 和 72%；低温组 14 d 内脑水肿体积保持不变[1 d：（53±43）ml；14 d：（57±45）ml]，而对照组显著增加[1 d：（40±28）ml；14 d：（88±47）ml]，提示低温治疗可避免脑血肿周边水肿加重，从而改善预后（4级证据）[8]。

队列研究显示：发病 48 h 内低温治疗患者 mRS 评分优于常温组（6个月：低温组 3.00分，常温组 3.87分；12个月：低温组 2.25分，常温组 3.40分；*P*<0.05），提示早期低温治疗患者可能获益（3级证据）[9]。

一项重症颅脑外伤（traumatic brain injury，TBI；格拉斯哥昏迷评分 3～8 分）患者的系统分析（13项 RCT，5项观察性研究，1773例）显示：低温治疗后颅内压明显低于低温前，低温组颅内压明显低于常温组（1级证据）[10]。

一项颅脑外伤患者的荟萃分析（18项 RCT，1851例）和证据级别评定（Grade 系统）结果显示：与对照组相比，低温组病死率更低（*RR* = 0.84，95% CI 为 0.72～0.98），神经功能预后更好（*RR* = 0.81，95% CI 为 0.73～0.89），但3项高证据级别的 RCT 研究（714例）显示，低温组病死率（*RR* = 1.28，95% CI 为 0.89～1.83）和神经功能预后（*RR* = 1.07，95% CI 为 0.92～1.24）优势消失，并与复温阶段脑血管功能紊乱和肺炎相关（1级证据）[11]。

一项重症颈髓损伤[cervical spinal cord injury，cSCI；脊髓损伤水平评分（American Spinal Injury Association Impairment Scale，ASIA）A级]患者的回顾性队列研究（28例）显示：低温治疗后，其 ASIA 评分 3 例恢复到 B 级、2 例恢复到 C 级、1 例恢复到 D 级，优于对照组（ASIA 评分恢复到 B、C、D 级各 1 例；4级证据）[12]。

一项重症急性颈髓损伤（脊髓损伤神经学分类国际标准评分 A 级）患者的病例对照研究（35例）显示：35.5%的患者经低温治疗预后改善，脊髓损伤神经学分类国际标准评分至少提高一级（4级证据）[13]。

难治性癫痫持续状态（RSE）患者低温治疗的病例报告或病例系列报告（5例）显示：麻醉药物联合低温治疗后，癫痫发作或脑电图痫性活动明显减少或终止（5级证据）[14,15]。

推荐意见：

（1）因心室颤动、室性心动过速、心搏骤停而心肺复苏后的昏迷患者推荐低温治疗（A级推荐）。因不可电击复律心律而心肺复苏后的昏迷患者可予以低温治疗（B级推荐）。

（2）大脑半球大面积脑梗死（≥大脑中动脉供血区的 2/3）患者、幕上大容积脑出血（>25 ml）患者、重症颅脑外伤（格拉斯哥昏迷评分3～8分，颅内压>20 mmHg；1 mmHg = 0.133 kPa）患者、重症脊髓外伤（ASIA评分A级）患者、难治性癫痫持续状态患者因病情严重可以考虑低温治疗（C级推荐），而低温治疗的确切效果还需多个优质临床研究证实。

二、低温治疗操作规范

（一）低温技术选择

1.全身体表低温技术

全身体表低温为无创性低温技术，包括传统体表低温技术和新型体表低温技术。传统体表低温技术有水循环降温毯、空气循环降温毯、水垫、冰袋、冰水或酒精擦浴等。临床试验证实：传统体表低温技术简便易行，目标温度可维持在32～33 ℃[16,17]，但对皮肤温度感受器刺激较大，容易导致严重寒战，故需大剂量抗寒战药物对抗[18]。

此外，传统体表低温技术对温度调控的精准度有限，存在过度降温或低温不达标等问题[19]。新型体表降温技术具有温度反馈调控系统，2004年和2011年2项体表控温研究显示：与降温毯相比，新型体表降温装置（Arctic Sun Temperature Management System）对温度控制效果更好[20]，平均降温速度为1.1 ℃/h，维持低温目标时间可达96.7%，设备相关轻度皮肤损伤为6%[21]。

2.血管内低温技术

血管内低温技术为有创低温技术（invasive techniques of cooling）。2001—2006年4项临床研究（>100例）表明：血管内低温技术安全可行、耐受性好、控温精准[22-25]，且允许体表加温，从而使寒战程度减轻，抗寒战药物剂量减少，但存在有创操作风险，如出血、感染、深静脉血栓形成等。

与传统体表低温技术相比，血管内低温技术达标时间明显缩短（分别为190 min和370 min，$P = 0.023$）[26]，很少不达标或过度降温，维持温度波动更小、复温控制更好[27,28]；与新型体表降温技术（Arctic Sun Temperature Management System）比较，达标（34 ℃）时间差异无统计学意义（分别为270 min和273 min）[29]。

3.生理盐水静脉输注低温技术

已有6项临床研究（>300例）显示：缺氧性脑病、脑梗死和颅脑外伤患者在诱导低温时，用4 ℃生理盐水（约2 L，15～30 ml/kg）经外周静脉快速（30～60 min）输注，可在60 min内将核心体温降至目标温度（33～34 ℃），且耐受性良好，不增加并发症[30-35]。

2014年，一项心肺复苏后昏迷患者（1359例）RCT研究显示：尽管院前输注4 ℃生理盐水（2 L）可降低到达急诊室时患者的核心体温，并缩短低温（34 ℃）达标时间，但并不提高生存率和改善神经功能预后，且转运途中再次心搏骤停和24 h肺水肿的风险增高[36]。

4.头/颈表面低温技术

2009年一项严重颅脑外伤患者（25例）头表面低温的RCT研究显示：与对照组比较，颅骨完整的头表面低温并不能降低脑实质温度，也不能提高生存率和神经功能预后[37]。2009年一项颅内压增高常规治疗失败后接受部分颅骨切除减压术患者（23例）的观察性研究显示：手术侧头表面低温（放置冰袋）可显著降低脑实质温度（从37.1 ℃降至35.2 ℃），并降低颅内压（从28 mmHg降至13 mmHg）[38]。

2006年一项严重颅脑外伤患者（90例）头部联合颈部表面低温与常温治疗的研究显示：低温组患者24 h、48 h和72 h的颅内压显著低于常温组（分别为19.14 mmHg、19.72 mmHg、17.29 mmHg和23.41 mmHg、20.97 mmHg、20.13 mmHg，$P<0.01$），6个月良好预后率（格拉斯哥预后评分4～5分）优于对照组（分别为68.9%和46.7%，$P<0.05$）[39]。2013年一项脑卒中患者（11例，51例次）头部联合颈部表面低温的观察性研究显示：头部联合颈部表面低温虽然可降低脑实质温度，但也可导致短暂的血压和颅内压增高[40]。

推荐意见：

（1）优先选择具有温度反馈调控装置的新型全身体表低温技术或血管内低温技术开展低温治疗。如不具备条件，也可选择传统全身体表降温（包括冰毯、冰帽、冰袋）完成低温治疗。

（2）可选择4 ℃生理盐水静脉输注的低温技术辅助诱导低温，但存在心功能不全和肺水肿风险的患者慎用。

（3）可选择头表面低温技术对部分颅骨切除术后患者进行手术侧低温治疗。选择头部联合颈部低温技术降低脑实质温度，但须对血压和颅内压进行监测。

（二）低温目标选择

多数低温研究的目标温度设定在32～35 ℃。2012年一项心肺复苏后昏迷患者（36例）的RCT研究显示：更低的目标温度（32 ℃）使可电击复律心肺复苏后昏迷患者获得更好的预后（6个月生存率：32 ℃组为61.5%，34 ℃组为15.4%，$P = 0.029$）[41]。

2013年一项心肺复苏后昏迷患者（950例）的多中心RCT研究显示：极早期（平均1 min开始初级生命支持，平均10 min开始高级生命支持，平均25 min恢复自主循环）心肺复苏后低温治疗（<4 h）患者，33 ℃与36 ℃比较，6个月死亡或不良预后率近似（$RR = 1.02$，95% CI为0.88～1.16）[42]。

推荐意见：可选择低温目标温度32～35 ℃。极早期心肺复苏后低温治疗可选择目标温度36 ℃。

（三）低温时间窗选择

多数研究低温时间窗选择在发病早期，心肺复苏后昏迷患者6 h内[2]，脑梗死或脑出血患者6～48 h[6,7,8,9,43]，颅脑外伤患者6～72 h或者根据颅内压（>20 mmHg）决定[10,11,44]。

推荐意见：心肺复苏后昏迷患者应在6 h内开始低温治疗，其他患者也应尽早（6～72 h）开始低温治疗，或根据颅内压（>20 mmHg）确定低温治疗开始时间。

（四）低温时长选择

多数研究强调诱导低温时长越短越好，通常2～4 h；目标低温维持时长至少24 h，如心肺复苏后昏迷患者24 h[2,3]，脑梗死患者24～72 h[7,45]，脑出血患者8～10 d [8,9,43]，颅脑外伤患者24～72 h[10,11,44]，脊髓损伤患者36～48 h[12,46]，难治性癫痫持续状态患者3～5 d[14,15]。

复温速度采取主动控制，心肺复苏后昏迷患者0.25～0.50 ℃/h[2,3]，脑卒中（脑梗死、脑出血）患者0.5 ℃/12～24 h或0.05～0.10 ℃/h[7,8,9,43,47,48,49]，颅脑外伤患者0.25 ℃/h[10,11,44]，脊髓损伤患者0.1 ℃/h[12]，难治性癫痫持续状态患者<0.5 ℃/4 h[14]，或根据颅内压调整复温速度。

推荐意见： 诱导低温时长尽可能缩短，最好2～4 h达到目标温度。目标低温维持时长至少24 h，或根据颅内压（<20 mmHg）确定。复温速度采取主动控制，并根据疾病种类在6～72 h内缓慢达到常温。

（五）体温监测技术选择

核心体温监测的"金标准"是肺动脉导管温度，其与脑部温度最接近（相关系数0.949～0.999）[50]。核心体温监测部位也可选择直肠、膀胱、鼓膜、食道、阴道等。这些部位的温度与脑或肺动脉的温度差异较小，膀胱的温度和直肠的温度略低于脑温（平均0.3～0.8 ℃和0.32～1.08 ℃），当脑温>38 ℃或<36 ℃时差异增大[51]。

2013年一项心肺复苏后昏迷患者（21例）低温治疗研究显示：诱导低温阶段，最接近肺动脉温度的依次是膀胱温度、直肠温度和鼓膜温度［分别差异（-0.24±1.30）℃、（-0.52±1.40）℃和（1.11±1.53）℃］；维持低温阶段，最接近肺动脉温度的顺序仍然是膀胱温度、直肠温度和鼓膜温度［分别差异（0.06±0.79）℃、（-0.30±1.16）℃和（1.12±1.29）℃］；复温阶段，最接近肺动脉温度的是直肠温度、膀胱温度和鼓膜温度［分别差异（-0.03±1.71）℃、（0.08±0.86）℃和（0.89±1.62）℃］[52]。

推荐意见： 首选膀胱或直肠温度监测技术，以发挥其无创、易操作和最接近脑温的优势。

（六）低温寒战控制选择

1.寒战程度评估

寒战评估量表（bedside shivering assessment scale, BSAS）分为4级：0级，无寒战；1级，轻度寒战，仅局限于颈部和（或）胸部抖动；2级，中度寒战，上肢、颈部和胸部明显抖动；3级，重度寒战，躯干和四肢明显抖动[53]。经临床研究（22例患者和5名研究者，100次评估）证实：BSAS简单、可靠、可重复性强[54]。

2.抗寒战药物应用

常用的抗寒战药物包括：

（1）镇痛剂：盐酸哌替啶可使寒战阈值下降1.3～6.1 ℃，当与丁螺环酮或右美托咪定联合应用时抗寒战作用增强[55,56]。

（2）镇静催眠剂：咪达唑仑或丙泊酚可使寒战阈值下降0.7 ℃[57]，右美托咪定可使寒战阈值下降 2.0 ℃[58]。

（3）神经肌肉阻滞剂：如维库溴铵。

目前，最常用的抗寒战方案是盐酸哌替啶联合丁螺环酮和（或）镇静催眠剂，当寒战控制仍不理想时，加用神经肌肉阻滞剂[59]。

3.体表保温措施（surface counter warming）

寒战阈值与皮肤温度呈负相关关系，提高皮肤温度可降低寒战阈值，减轻或去除寒战。提高皮肤温度包括体表被动保温（戴手套和袜套、加盖棉被等）和主动保温（提高室温、加盖升温毯、辐射热等）两种方式。

血管内低温治疗时，体表保温可发挥最大作用；而体表低温治疗时，这一方法受限。有研究显示：体表保温联合抗寒战药物（盐酸哌替啶）可使寒战阈值明显下降（从35.5 ℃下降至 33.8 ℃），同时因药物减量而使镇静深度变浅和呼吸抑制减轻[60]。体表主动保温可更好地提高体表温度，降低寒战阈值，减少皮肤冷刺激[61]。

推荐意见：

（1）应常规评估寒战程度，评估量表可选择BSAS，以指导抗寒战策略实施。

（2）可选择丁螺环酮（负荷量 30 mg，维持量 15 mg，1 次/8 h）、盐酸哌替啶（负荷量 1 mg/kg，维持量 25～45 mg/h）、咪达唑仑（负荷量 0.1 mg/kg，维持量 2～6 mg/h）等联合抗寒战方案。当寒战控制不理想或需要快速降温时，加用维库溴铵（负荷量 0.03～0.05 mg/kg，维持量 0.02～0.03 mg · kg^{-1} · h^{-1}）或罗库溴铵（负荷量 0.6 mg/kg，维持量 0.3～0.6 mg · kg^{-1} · h^{-1}）等。药物剂量调整须考虑个体差异。

（3）选择体表主动保温方式，并与抗寒战药物联合。

三、低温并发症监测与处理

（一）低温并发症监测

低温治疗期间常见的并发症包括：心律失常（窦性心动过缓、室性心动过速、心房纤颤、心室颤动）、低血压、肺炎、胰腺炎、胃肠动力不足、血小板减少、凝血时间延长、应激性高血糖、低蛋白血症、电解质异常（低钾血症、低钠血症、低镁血症、低磷血症）、下肢深静脉血栓等[17,62,63,64]。

因此，需加强监测，如实时监测生理学指标（心率、心律、血压、脉搏、血氧饱和度、核心体温、寒战、颅内压等），间断监测实验室指标（血常规、血气分析、肝肾功能、电解质、心肌酶、脂肪酶、淀粉酶、凝血功能等）、辅助检查指标（心电图、胸片、下肢深静脉超声等）和低温操作技术相关事件（操作意外、仪器设备运转意外等）[65]。

推荐意见：根据低温治疗期间常见并发症制定监测方案，根据所选择的低温技术制定操作和意外事件监测方案。

（二）低温并发症处理

2013 年中国一项大面积脑梗死患者血管内低温治疗的前瞻性研究显示：部分并发

症虽然发生率较高，但并不严重，也无须特殊处理，如心率和血小板轻度下降、活化部分凝血活酶时间轻度延长、胰淀粉酶和脂肪酶轻度增高等，这些指标随着复温可自行恢复；部分低温并发症则须积极处理，如低血钾、肺炎、胃肠动力障碍、应激性高血糖、低蛋白血症和下肢深静脉血栓等，这些并发症经恰当处理均可明显好转，并不影响低温治疗继续进行。

对于极少数可能危害患者生命安全的并发症，如严重的心律失常、低血压和低钾血症等，经积极处理仍无法纠正的则须提前复温[63]。复温期间，颅内压反跳可导致脑疝，甚至死亡[17]。因此，必须加强颅内压监测与处理。

推荐意见：根据监测结果判断并发症及其严重程度，对低血钾症、肺炎、胃肠动力障碍、应激性高血糖、低蛋白血症和下肢深静脉血栓等常见并发症必须积极预防和处理，对严重的、难以控制的并发症须提前复温。复温过程中须加强颅内压监测，并据此调整复温速度或采取外科手术措施，避免脑疝发生。

四、低温治疗预后评估

常用的主要预后评估指标包括近期（出院时或1个月）死亡率、远期（3～12个月）死亡率、生存曲线、格拉斯哥预后评分、Barthel指数、mRS和脑功能分级等。常用的次要预后评估指标包括ICU停留时间、住院时间、机械通气时间和并发症发生率等。

推荐意见：低温治疗后需进行短期（≤1个月）和长期（≥3个月）预后评估，评估指标包括主要评估指标（病死率、神经功能残疾、生活质量）和次要评估指标（并发症、住院时间、住院费用等）。

五、展望

低温是重症脑损伤患者的重要治疗手段，具有一定的降低颅内压作用和神经保护作用，并影响患者的生存率和生存质量，临床研究和临床应用前景广阔。对低温过程中尚未很好解决的问题，还须不断地改进与完善。

参考文献

1. Centre for Evidence - Based Medicine. Oxford Centre for Evidence - Based Medicine 2011 Levels of Evidence [EB/OL] . [2011-09.20]. [2014-01-27]. http//www. cebm.net/ocebm-levels-of-evidence/.

2. Arrich J, Holzer M, Havel C, et al. Hypothermia for neumpmtection in adults after cardiopulmonary resuscitation[J]. Cochmne Database Syst Rev, 2012, 9: CD004128.

3. Kim Y M, Yim H W, Jeong S H, et al. Does therapeutic hypothermia benefit adult cardiac arrest patients presenting with non - shockable initial rhythms? A systematic review and meta analysis of randomized and non - randomized studies[J]. Resuscitation, 2012, 83(2): 188-196.

4. Peberdy M A, Callaway C W, Neumar R W, et al. Parts 9: post cardiac arrest care: 2010 American Heart Association Guidelines for Cardiopulmonary Resuscitation and Emergency Cardiovascular Care[J]. Circulation, 2010, 122(18 suppl 3): S768-S786.

5. Els T, Oehm E, Voigt S, et al. Safety and therapeutical benefit of hemicraniectomy combined with mild hypothermia in comparison with hemicraniectomy alone in patients with malignant ischemic stroke[J]. Cerebmvasc Dis, 2006, 21(1-2): 79-85.

6. Hemmen T M, Raman R, Guluma K Z, et al. Intervenous thrombolysis plus hypothermia for acute treatment of ischemic stroke (ICTus-L): final results [J]. Stroke, 2010, 41(10): 2265-2270.

7. Lakhan S E, Pamplona F. Application of mild therapeutic hypothermia on stroke: a systematic review and meta-analysis[J]. Stroke Res Treat, 2012, 2012:295906.

8. Kollmar R, Staykov D, Domer A, et al. Hypothermia reduces perihemorrhagic edema after intracerebral hemorrhage[J]. Stroke, 2010, 41(8): 1684-1689.

9. Abdullah J M, Husin A. Intravascular hypothermia for acute hemorrhage stroke: a pilot study[J]. Acta Neurochir, 2011, 111: 421-424.

10. Sadaka F, Veremakis C. Therapeutic hypothermia for the management of intracranial hypertension in severe traumatic brain injury: a systematic review[J]. Brain Inj, 2012, 26(7-8): 899-908.

11. Georgiou A P, Manara A R. Role of therapeutic hypothermia in improving outcome after traumatic brain injury: a systematic review[J]. Br J Anaesth, 2013, 110(3): 357-367.

12. Levi A D, Casella G, Green B A, et al. Clinical outcomes using modest intravascular hypothermia after acute cervical spinal cord injury[J]. Neurosurgery, 2010, 66(4): 670-677.

13. Dididze M, Green B A, Dietrich W D, et al. Systemic hypothermia in acute cervical spinal cord injury: a case-controlled study[J]. Spinal Cord, 2013, 51(5): 395-400.

14. Corry J J, Dhar R, Murphy T, et al. Hypothermia for refractory status epilepticus[J]. Neurocrit Care, 2008, 9(2): 189-197.

15. de Pont A, de Jager C P, van den Bergh W M, et al. Recovery from near drowning and post anoxic status epilepticus with controlled hypothermia[J]. Neth J Med, 2011, 69(4): 196-197.

16. Felberg R A, Krieger D W, Chuang R, et al. Hypothermia after cardiac arrest: feasibility and safety of an external cooling protocol[J]. Circulation, 2001, 104(15): 1799-1804.

17. Schwab S, Georgiadis D, Berrouschot J, et al. Feasibility and safety of moderate hypothermia after massive hemispheric infarction[J]. Stroke, 2001, 32(9): 2033-2035.

18. Lazzaro M A, Prabhakaran S. Induced hypothermia in acute ischemic stroke[J]. Expert Opin Investing Drugs, 2008, 17 (8): 1161-1174.

19. Kreger D W, De Georgia M A, Abou-cbebl A, et al. Cooling for acute ischemic brain

damage (cool aid): an open pilot study of induced hypothermia in acute ischemic stroke[J]. Stroke, 2001, 32(8): 1847-1854.

20. Mayer S A, Kowalski R G, Presciutti M, et al. Clinical trial of a novel surface cooling system for fever control in neurocritical care patients[J]. Crit Care Med, 2004, 32(12): 2508-2515.

21. Jarrah S, Dziodzio J, Lord C, et al. Surface cooling after cardiac arrest: effectiveness, skin safety, and adverse events in routine clinical practice[J]. Neurocrit Care, 2011, 14(3): 382-388.

22. Geogiadis D, Schwarz S, Kollmar R, et al. Endovascular cooling for moderate hypothermia in patients with acute stroke: first results of a novel approach[J]. Stroke, 2001, 32(11): 2550-2553.

23. De Georgia M A, Krieger D, Abou-Chebl A, et al. Cooling for Acute Ischemic Brain Damagre (COOL AID): a feasibility trial of endovascular cooling[J]. Neumlogy, 2004, 63(2): 312-317.

24. Al-Senani F M, Graffagnino C, Grotta J C, et al. A prospective, multicenter pilot study to evaluate the feasibility and safety of using the Cool Gard System and Icy catheter following cardiac arrest[J]. Resuscitation, 2004, 62(2): 143-150.

25. Holzer M, Mullner M, Sterz F, et al. Efficacy and safety of endovascular cooling after cardiac arrest: cohort study and Bayesian approach[J]. Stroke, 2006, 37(7): 1792-1797.

26. Keller E, Imhof H G, Gasser S, et al. Endovascular cooling with heat exchange catheters: a new method to induce and maintain hypothermia[J]. Intensive Care Med, 2003, 29(6): 939-943.

27. Hinz J, Rosmus M, Popov A, et al. Effectiveness of an intravascular cooling method compared with a conventional cooling technique in neurologic patients[J]. J Neumsurg Anesthesiol, 2007, 19(2): 130-135.

28. Gillies M A, Pratt R, Whiteley W, et al. Therapeutic hypothermia after cardiac arrest: a retrospective comparison of surface and endovascular cooling techniques[J]. Resuscitation, 2010, 81(9): 1117-1122.

29. Tomte O, Draegni T, Mangschau A, et al. A comparison of intravascular and surface cooling techniques in comatose cardiac arrest survivors[J]. Crit Care Med, 2011, 39(3): 443-449.

30. Polderman K H, Rijnburger E R, Peerdeman S M, et al. Induction of hypothermia in patients with various types of neurologic injury with use of large volumes of ice-cold intravenous fluid[J]. Crit Care Med, 2005, 33(12): 2744-2751.

31. Kim F, Olsufka M, Carlbom D, et al. Pilot study of rapid infusion of 2 L of 4 degrees C normal saline for induction of mild hypothermia in hospitalized, comatose survivors of out-of-

hospital cardiac arrest[J]. Circulation, 2005, 112(5): 715-719.

32. Kim F, Olsufka M, Longstreth W T Jr, et al. Pilot randomized clinical trial of prehospital induction of mild hypothermia in out-of-hospital cardiac arrest patients with a rapid infusion of 4 degrees C normal saline[J]. Circulation, 2007, 115(24): 3064-3070.

33. Larsson I M, Wallin E, Rubertsson S. Cold saline infusion and ice packs alone are effective in inducing and maintaining therapeutic hypothermia after cardiac arrest [J]. Resuscitation, 2010, 81(1):15-19.

34. Kollmar R, Schellinger P D, Steigleder T, et al. Ice-cold saline for the induction of mild hypothermia in patients with acute ischemic stroke: a pilot study[J]. Stroke, 2009, 40(5): 1907-1909.

35. Skulec R, Tmhlar A, Seblova J, et al. Prehospital cooling of patients following cardiac arrest is effective using even low volumes of cold saline[J]. Crit Care, 2010, 14(6): R231.

36. Kim F, Nichol G, Maynard C, et al. Effect of prehospital induction of mild hypothermia on survival and neurological status among adults with cardiac arrest: a randomized clinical trial [J]. JAMA, 2014, 311(1): 45-52.

37. Harris O A, Muh C R, Surles M C, et al. Discrete cerebral hypothermia in the management of traumatic brain injury: a randomized controlled trial[J]. J Neurosurg, 2009, 110 (6): 1256-1264.

38. Forte L V, Peluso C M, Prandini M N, et al. Regional cooling for reducing brain temperature and intracranial pressure[J]. Arq Neuropsiquiatr, 2009, 67(2B): 480-487.

39. Liu W G, Qiu W S, Zhang Y, et al. Effects of selective brain cooling in patients with severe traumatic brain injury: a preliminary study[J]. J Int Med Res, 2006, 34(1): 58-64.

40. Poli S, Purrucker J, Priglinger M, et al. Induction of cooling with a passive head and neck cooling device: effects on brain temperature after stroke[J]. Stroke, 2013, 44(3): 708-713.

41. Lopez-De-Sa E, Rey J R, Armada E, et al. Hypothermia in comatose survivors from out-of-hospital cardiac arrest: pilot trial comparing 2 levels of target temperature[J]. Circulation, 2012, 126(24): 2826-2833.

42. Nielsen N, Wetterslev J, Cronberg T, et al. Targeted temperature management at 33 ℃ versus 36 ℃ after cardiac arrest[J]. N Engl J Med, 2013, 369(23): 2197-2206.

43. Kollmar R, Juettler E, Huttner H B, et al. Cooling in intracerebral hemorrhage (CINCH) trial: protocol of a randomized German-Austrian clinical trial[J]. Int J Stroke, 2012, 7 (2): 168-172.

44. Andrews P J, Sinclair H L, Battison C G, et al. European society of intensive care medicine study of therapeutic hypothermia (32-35 ℃) for intracranial pressure reduction after traumatic brain injury (the Eurotherm 3235 Trial)[J]. Trials, 2011, 12: 8.

45. Mourand I, Escuret E, Heroum C, et al. Feasibility of hypothermia beyond 3 weeks in

severe ischemic stroke: an open pilot study using γ-hydroxybutyrate[J]. J Neurol Sci, 2012, 316 (1-2): 104-107.

46. Cappuccino A, Bisson L J, Carpenter B, et al. The use of systemic hypothermia for the treatment of an acute cervical spinal cord injury in a professional football player[J]. Spine (Phila Pa 1976), 2010, 35(2): E57-E62.

47. Gasser S, Khan N, Yonekawa Y, et al. Long-term hypothermia in patients with severe brain edema after poor-grade subarachnoid hemorrhage: feasibility and intensive care complications[J]. J Neurosurg Anesthesiol, 2003, 15(3): 240-248.

48. Anei R, Sakai H, Iihara K, et al. Effectiveness of brain hypothermia treatment in patients with severe subarachnoid hemorrhage: comparisons at a single facility[J]. Neurol Med Chir (Tokyo), 2010, 50(10): 879-883.

49. Nagao S, Irie K, Kawai N, et al. The use of mild hypothermia for patients with severe vasospasm: a preliminary report[J]. J Clin Neurosci, 2003, 10(2): 208-212.

50. Akata T, Setoguchi H, Shirozu K, et al. Reliability of temperatures measured at standard monitoring sites as an index of brain temperature during deep hypothermic cardiopulmonary bypass conducted for thoracic aortic reconstruction[J]. J Thorac Cardiovasc Surg, 2007, 133(6): 1559-1565.

51. Henker R A, Brown S D, Marion D W. Comparison of brain temperature with bladder and rectal temperatures in adults with severe head injury[J]. Neurosurgery, 1998, 42(5): 1071-1075.

52. Shin J, Kim J, Song K, et al. Core temperature measurement in therapeutic hypothermia according to different phases: comparison of bladder, rectal, and tympanic versus pulmonary artery methods[J]. Resuscitation, 2013, 84(6): 810-817.

53. Badjatia N, Strongilis E, Gordon E, et al. Metabolic impact of shivering during therapeutic temperature modulation: the Bedside Shivering Assessment Scale[J]. Stroke, 2008, 39(12): 3242-3247.

54. Olson D M, GrissomJ L, Williamson R A, et al. Interrater reliability of the bedside shivering assessment scale[J]. Am J Crit Care, 2013, 22(1): 70-74.

55. Doufas A G, Lin C M, Suleman M I, et al. Dexmedetomidine and meperidine additively reduce the shivering threshold in humans[J]. Stroke, 2003, 34(5): 1218-1223.

56. Mokhtarani M, Mahgoub A N, Morioka N, et al. Buspirone and meperidine synergistically reduce the shivering threshold[J]. Anesth Analg, 2001, 93(5): 1233-1239.

57. Matsukawa T, Kurz A, Sessler D I, et al. Propofol linearly reduces the vasoconstriction and shivering thresholds[J]. Anesthesiology, 1995, 82(5): 1169-1180.

58. Lenhardt R, Orhan-Sungur M, Komatsu R, et al. Suppression of shivering during hypothermia using a novel drug combination in healthy volunteers[J]. Anesthesiology, 2009, 111

(1):110-115.

59. 宿英英,范琳琳,叶红,等. 大面积脑梗死患者血管内低温治疗的寒战与抗寒战分析[J]. 中国脑血管病杂志,2013,10(6):285-290.

60. Kimberger O, Ali S Z, Markstaller M, et al. Meperidine and skin surface warming additively reduce the shivering threshold: a volunteer study[J]. Crit Care, 2007, 11(1): R29.

61. Alfonsi P, Nourredine K E, Adam F, et al. Effect of postoperative skin-surface warming on oxygen consumption and the shivering threshold[J]. Anaesthesia, 2003, 58(12): 1228-1234.

62. Nielsen N, Sunde K, Hovdenes J, et al. Adverse events and their relation to mortality in out-of-hospital cardiac arrest patients treated with therapeutic hypothermia[J]. Crit Care Med, 2011, 39(1): 57-64.

63. 宿英英,范琳琳,张运周,等. 大面积脑梗死患者血管内低温治疗的安全性分析[J]. 中国脑血管病杂志,2013,10(6):291-297.

64. Georgiadis D, Sehwarz S, Aschoff A, et al. Hemicraniectomy and moderate hypothermia in patients with severe ischemic stroke[J]. Stroke, 2002, 33(6): 1584-1588.

65. 宿英英,范琳琳,叶红,等. 大面积脑梗死患者血管内低温技术的可操作性分析[J]. 中国脑血管病杂志,2013,10(11):577-583.

专家组名单

执笔:宿英英　黄旭升　潘速跃　彭斌　江文

中华医学会神经病学分会神经重症协作组专家和相关领域专家(按姓氏拼音顺序排列):

曹秉振　崔丽英　丁里　范琳琳　韩杰　胡颖红　黄卫　黄旭升　贾建平　江文　李力　李连弟　刘丽萍　倪俊　牛小媛　潘速跃　彭斌　蒲传强　石向群　宿英英　谭红　田飞　田林郁　王芙蓉　王学峰　吴永明　杨渝　袁军　张乐　张猛　张旭　张艳　周东　朱沂

脊髓损伤若干临床问题的专家意见(2007)

  长期以来，脊髓损伤的诊治与康复一直是脊柱外科、神经外科及相关研究领域学者的关注热点。对于脊髓损伤早期治疗和手术时机的选择、脊髓损伤评价方法、脊髓损伤并发症的预防和处理、脊髓损伤后的康复治疗等问题，既有共识，也有争议。为了进一步规范脊髓损伤的临床诊治行为，进一步推进脊髓损伤临床研究的深入开展，《中华外科杂志》编辑部邀请在脊髓损伤研究领域有较深学术造诣和丰富临床经验的脊柱外科、神经外科部分知名专家，于2007年4月21—22日在北京举办了"脊髓损伤临床热点问题专家论坛"，围绕上述议题进行了专题讨论。现将会议形成的专家意见总结如下：

一、脊髓损伤后的治疗策略

（一）早期药物治疗及相关问题

  甲泼尼龙（methylprednisolone，MP）是目前唯一被美国食品药品管理局（FDA）批准的治疗脊髓损伤药物。在脊髓损伤早期给予大剂量MP可明显改善脊髓损伤患者的感觉功能已成共识，但对于MP是否可以改善患者的运动功能还有争议。大剂量应用MP治疗急性脊髓损伤存在糖皮质激素相关的副作用，主要包括感染、消化道出血、深静脉血栓以及静脉快速滴注MP引起的心律失常，甚至可能引起心脏停搏。但是NASCIS II 及NASCISB I 的研究表明，治疗组和安慰剂组在感染及消化道出血的发生率上没有明显的差异；日本学者重复了NASCIS的临床试验，发现MP治疗组与对照组在并发症发生率上没有统计学上的差异，MP的副作用与其发挥的治疗效果相比显得并不重要。专家们普遍认为，虽然对MP的临床应用还存在许多争议，但其毕竟经过了 I 类研究方案的证实，其临床有效性是毋庸置疑的。在临床应用中，不应过分强调MP的并发症。事实上，有些并发症并不能完全归结为MP的作用，比如严重创伤也可以引起消化道出血。但临床上早期使用MP仍受到一些因素的限制。北京中日友好医院骨科张光铂教授指出，在国内大城市，只有3%～8%的脊髓损伤患者能够在伤后8 h内接受治疗，早期用药不仅受到药物本身并发症的限制，最重要的是受国内医疗体制、急救体系以及外科医生药物治疗意识等方面的限制。

  专家们一致指出，临床上应严格掌握MP的应用适应证。Fehlings等提出的应用大剂量MP的指征可供参考：（1）急性非穿透性脊髓损伤3 h内应根据NASCIS II 的方案给药，伤后3～8 h则采用NASCISB I 方案给药。（2）穿透性脊髓损伤并不推荐使用大剂量

MP治疗应用；伤后>8 h则禁止使用。（3）重视MP的并发症，联合用药，规避风险。具体来讲，对于合并四肢开放伤及存在感染的患者，在应用大剂量MP的同时可静脉滴注抗生素预防及治疗感染；患者有消化道疾病、溃疡、出血史时，联合使用奥美拉唑或H受体拮抗剂预防消化道出血；注意MP应用与低钠综合征的关系，减少严重并发症的发生；对于年龄偏大、有血管疾病史或体内处于高凝状态的患者，在使用MP治疗方案的同时应按照《预防骨科大手术深静脉血栓形成的专家建议（修订版）》处理方法进行预防。对于糖尿病患者，使用MP时应更加慎重，合理的方法是在降糖治疗的同时使用MP，而对于存在糖尿病严重并发症的患者，应权衡利弊后，酌情使用MP。需要强调的是，MP是治疗急性脊髓损伤的首选药物，并非是必须使用的药物。做到以下几点，对于更好地发挥MP的效果、减少并发症非常重要：（1）严格按照体重计算MP用量，剂量过大过小都达不到有效的保护目的；（2）严格掌握时间窗，确定损伤的时间，避免于损伤8 h后使用MP。专家们一致认为，国内应建立一个有关的网络机构，对应用MP的患者的有关数据、资料进行多中心的回顾分析，从而确切了解国内患者使用MP的治疗效果及并发症的发生情况，这对于规范使用药物，进一步提高治疗效果非常重要。关于临床上是否可选择另外一种药物来替代MP，仍需进一步的研究。

（二）手术时机问题

临床试验结果已表明，早期减压能够促进神经功能的恢复。但是，早期手术又可引起呼吸功能、血流动力学、神经功能的恶化。急性创伤患者多有合并伤，脊柱骨折手术复位及融合的难度较大，需要特殊器械和医生的丰富经验。临床上，脊髓损伤后24 h内进行神经学体检较困难，不能以其精确地推断预后及量化神经功能的丧失。由于镇静药及麻醉药的使用，患者难以配合，往往高估患者的神经损伤，也就高估了后续神经恢复。伤后首次体检时间的不同增加了比较不同研究结果的困难。由于上述原因，脊髓损伤后手术时机问题仍存在很大的争议。多数专家认为，在条件允许的情况下，手术治疗宜早不宜迟，尽早解除脊髓的压迫有助于挽救脊髓的功能。但对于手术时机的选择，还应根据损伤程度、损伤节段、合并伤严重程度等因素综合考虑。首先要明确脊髓损伤的程度。对于完全脊髓损伤的患者，由于手术减压后恢复率低，一般不强求立即手术，可待患者全身情况稳定后，再根据具体情况施行减压手术，手术目的是使患者达到有意义的功能恢复，至少可以恢复残存的脊髓功能，稳定脊柱，防止二次损伤，恢复节段性神经根的功能；对于不完全性损伤，脊髓功能恢复的可能性较大，应争取条件早期手术治疗，越早越好。另一方面，应根据脊髓损伤节段的不同选择不同的手术时机。对于颈脊髓损伤应尽早手术，延期手术常可导致脊髓损伤平面上升及神经损害加重，从而导致呼吸肌麻痹，危及患者生命；而对于胸腰段脊髓损伤，手术时机可稍缓，应优先处理危及生命的重要脏器复合损伤，待全身情况平稳后再考虑脊髓损伤的手术治疗。何谓"早期手术"？国外的研究资料显示，与保守治疗和延期（脊髓损伤24 h后）手术减压相比，24 h内减压可获得更好的结果，因此对于脊髓损伤患者应争取在24 h内行手术减压治疗，尤其是不完全性脊髓损伤。也有学者指出，只有不完全性脊髓损伤加重及双侧关节突关节交锁脱位合并不完全性脊髓损伤才是24 h内手术的适应证。在我国，由于急救体制的限制，患者入住各脊髓损伤专科中心的时间往往超过24 h，这就意味着很多情况下无法做到在脊髓损伤后24 h内手术，因此将伤后24 h作为手术时间窗显然不合适，还只能根据患者入住的时间和脊髓损伤的情况，争取尽早手术。中国康复研究中心北京博爱医院脊柱外科关骅教授指出，可进行MRI动态观察脊髓水肿坏死情况的研究来正确判断手术时机。目前，亟须前瞻性、多中心、大宗病例的临床研究，结合我国国情，提出手术治疗时机的选择依据，界定手术减压的时间窗，并形成脊髓损伤临床诊治的标准流程。北京协和医院神经外科苏长保教授针对脊髓损伤如何做到彻底减压的问题指出，在手术减压中，对于脊髓水肿严重、术前MRI显示蛛网膜下腔消失的患者，尤其是24 h内手术者，椎板切除减压后见硬膜张力仍较高时，可行硬膜切开减压手术。

二、脊髓损伤评价方法及康复治疗

(一)对脊髓损伤恢复的合理评价

针对目前临床上对Frankel分级方法的认识和应用方面存在的问题，北京军区总医院骨科孙天胜教授、中国康复研究中心北京博爱医院脊柱外科洪毅教授进行了深入分析和阐述。需要说明的是，临床上经常使用的Frankel分级是ASIA标准的重要组成部分，已于2000年经ASIA神经学标准委员会修订后更名为ASIA残损分级（修改自Frankel分级）。ASIA残损分级反映脊髓损伤的程度，而不是脊髓损伤的节段水平。同样是ASIA残损D级，患者功能情况可能差别很大；在不完全性脊髓损伤中，根据脊髓损伤的病理改变，脊髓中的灰质与白质不可能完全恢复。临床上，不完全性脊髓损伤病例难以完全恢复正常者，肌力也较难恢复到5级，有些患者往往还残留病理反射。因此，ASIA残损E级患者中感觉和肌力可能完全正常，但部分患者仍可能伴随有残留的病理反射。再者，四肢瘫与截瘫同用ASIA残损分级，难以评估。ASIA评分是旨在便于临床医生在掌握脊髓损伤状况的基础上记忆和使用的一种评价方法，强调的是损伤平面的概念。ASIA评分同时受到脊髓损伤节段和ASIA残损分级的影响。例如，同样是第10胸椎（T10）平面的脊髓损伤，ASIA评分C级和D级的评分并不相同；同样是ASIA残损A级、第6、7颈椎（C_6、C_7）平面的脊髓损伤的ASIA评分也存在差异。但ASIA评分也存在一定的不足。再如，C平面完全性脊髓损伤的患者可以有屈腕肌的恢复，但10组关键肌中并没有该肌，因此无法认定为神经功能恢复，只有在伸肘肌恢复后才可认定，这样就忽略了屈腕肌恢复的临床意义。同样，在C平面脊髓损伤中，常可见作为屈指功能重建的重要肌肉的旋前圆肌的恢复，但10组关键肌中没有该肌，亦无法认定为神经功能恢复。C平面脊髓损伤评分屈肘5级、伸腕5级、伸肘3级，以下皆为全瘫，计算为26分，若治疗后恢复了8分，其意义是什么？是屈指肌的恢复还是伸肘肌肌力的增强？似乎并不清楚。孙天胜教授指出，对于患者有意义的运动恢复，并未记录在10组关键肌中，ASIA评分也就无法反映出来；而ASIA评分有恢复，但对患者的功能可能是没有意义的，因此单纯使用ASIA评分缺乏全面性。他建议，在尊重ASIA评分基础上，应记录运动功能评定的结果，详细地记录每块肌肉的力量变化，这样才能全面地反映患者神经体征的变化。当然，这会使临床工作量大大增加。总体来讲，脊髓损伤评价方法分三个层次：（1）神经功能障碍评价，如 ASIA 评分；（2）功能障碍评价，如 FIM 及 SCIM 评分（FIM 即功能独立性评定量表，由经过专门培训的人员进行评定，不建议脊柱外科医生使用），即使脊髓神经功能障碍评分不恢复，但功能障碍评分可有一定恢复；（3）社会参与状态评价，如 WISCI。ASIA 评分是一种半定量半客观的指标。有研究报道，A 级转变为不完全性损伤的比例达到 10%。目前的研究正在寻找一些客观的指标，比如使用 MRI 检查观察脊髓损伤后远端终板及脑功能的改变，为反映脊髓损伤后病理改变寻找客观指标。ASIA 运动功能评定只分为 A、B、C、D、E 是不够的，仍需要进一步的研究。目前 ASIA 评分应用不广泛，操作水平不规范，缺少 ASIA 评分应用培训，尤其是在基层医院，掌握及应用有一定困难。为了消除主观偏差，应由非治疗人员单独评定；只有规范了 ASIA 评分系统的使用方法，才能进一步评判 ASIA 评分系统的优缺点。总之，即便 ASIA 评分系统有一些不足之处，但作为一种国际评分标准，在还没有一个更好的评分系统之前，仍应继续广泛应用。

（二）重视脊髓损伤后的康复治疗

研究表明，脊髓损伤后越早进行康复训练，功能恢复越好，患者住院时间越短，治疗费用越少，运动功能恢复相对较快，并发症也相应减少，因此，脊髓损伤患者应尽早开始康复训练。关于脊髓损伤早期康复治疗的模式，关键在于康复治疗在患者伤后入院的第一时间即介入。

早期康复评定主要包括以下几个方面：

（1）脊柱脊髓功能评价：脊柱骨折类型与脊柱稳定性评定；根据 ASIA 标准对脊髓损伤的水平和程度进行评分。

（2）躯体功能评定：包括关节功能评定、肌肉功能评定、上肢功能评定、下肢功能评定、心肺功能评定、泌尿系统功能评定。

（3）心理功能评定：包括心理状态评定和疼痛评定。

应根据患者的临床资料和康复评定的结果，确定患者的阶段性康复目标和康复计划。早期康复指导包括对患者及家属或护工的指导，对责任护士的专业指导，加强分管医师对早期康复治疗重要性的认识和主动性。早期康复治疗在床旁进行。

康复训练的内容包括：

（1）关节活动度训练：在患者生命体征稳定之后就应指导患者立即开始全身各关节的被动运动，每天 1～2 次，以避免关节挛缩。进行被动运动时要注意动作轻柔，缓慢，有节奏，活动范围应达到最大生理范围，但要避免拉伤肌肉或韧带。

（2）肌力训练：所有能主动运动的肌肉都应当运动。

（3）膀胱和直肠训练：急救阶段使用留置导尿管，停止静脉补液之后，开始间歇性清洁导尿。

（4）体位变换训练：应定时、定向进行。超短波、短波、直流电、神经肌肉电刺激等物理治疗方式，对于减轻炎性反应、促进创面愈合和神经功能恢复有一定帮助。

（5）心理治疗：几乎所有的脊髓损伤患者在伤后均有严重的心理障碍，包括极度压抑、烦躁，甚至诱发精神分裂症，应对患者的问题给予鼓励性的回答，帮助患者建立信心，使其积极参加康复训练。

另外，应根据不同脊髓损伤平面，制定患者的康复训练方法。

专家们指出，让一位手术医生同时兼顾手术治疗和康复治疗实际上是很困难的，因此建立一种手术医生与康复医生之间的合理的合作模式十分重要。洪毅教授建议，可建立脊髓损伤单元，在单元内由手术医生和康复医生共同参与，形成手术治疗与康复治疗相结合的模式，开展早期康复治疗，这有利于患者尽早地进行功能恢复。单元内的康复医生角色也可由有手术经验的临床医生担当，并定期轮换，使单元内的医生既有手术治疗的经验，也增加了脊髓损伤康复方面的知识。第二军医大学上海长征医院骨科侯春林教授建议，应详细制定康复指南，在患者入院时就发给患者，教给患者自己如何进行基础的康复训练，告知其康复注意事项、康复方法等；另外，下颈椎脊髓损伤康复训练，应加入手功能的重建，并关注脊髓损伤后功能重建的问题。

三、脊髓损伤后并发症的预防及处理

（一）全身并发症的预防和处理

脊髓损伤患者由于肢体瘫痪和感觉丧失，易导致各类并发症的发生，而且并发症可发生在脊髓损伤后的任何阶段。复杂的并发症可使患者康复的周期延长，甚至可危及患者的生命。因此，积极预防和正确处理脊髓损伤患者的并发症，是保证患者顺利康复和提高生存质量的前提。脊髓损伤的全身并发症很多，但临床上有一些并发症虽然常见但易被忽视，比如：

1.营养不良

由于脊髓损伤后消化吸收功能下降、体温异常、创伤应激反应等情况使得脊髓损伤患者处于负氮平衡状态，机体抵抗力下降。这对于患者全身情况的恢复，对手术的承受能力均有一定的影响。营养支持能改善脊髓损伤患者的营养状况，增强抵抗力。可采用肠内营养支持的方案。

2.体温异常

体温恒定依靠产热和散热这两个过程的平衡。颈椎骨折造成颈脊髓损伤后，皮肤血管扩张，损伤平面以下汗腺分泌停止，因此虽无感染病灶和体征，但常常有体温升高的表现。对于此类患者，可采用物理降温方法，如合并感染应同时采用抗感染和补液处置。

3.肺功能下降

第4颈椎（C_4）以上颈髓损伤患者会有呼吸功能障碍，严重者可造成死亡。由于损伤平面以下运动功能丧失，导致肋间肌的收缩失去正常功能，肺的有效通气量又受到影响，肺扩张不全，肺栓塞乃至肺炎时有发生。当急性损伤患者有气短、胸闷、多痰、呼

吸频率快而浅、两肺布满痰鸣音或湿啰音时，应保持其呼吸道通畅，对于第5颈椎（C₅）以上脊髓损伤积极行气管切开术，对于第5颈椎（C₅）以下脊髓损伤要视具体情况对待。中国康复研究中心北京博爱医院脊柱外科关骅教授认为，此时应遵循气管切开的指征，若出现 Rate 32次，SPO₂ 60%，呼吸道梗阻，应即时行气管切开。此外，还应指导患者做深呼吸练习或以腹式呼吸为主，注意预防肺感染和上呼吸道感染，在呼吸肌麻痹或肺活量严重减少时，应适时采用吸入疗法，使用吸痰器和间歇性正压呼吸机。

还有一些并发症如低钠综合征、深静脉血栓形成、自主神经反射亢进等，发生率并不高，但一旦发生，后果严重。应高度重视，积极预防，早期发现，及时治疗。

低钠血症是脊柱脊髓损伤患者尤其是高位颈脊髓损伤患者早期常见的并发症。其临床表现主要有以下三种情况：

（1）患者低钠血症持续时间较短，一般不超过2周，补钠疗效较好，经积极补充盐分和（或）适当限水，患者的血钠水平多在2周内恢复并稳定在正常水平。

（2）患者低钠血症持续时间较长，一般在4周左右，补钠治疗效果较差，尿钠增高。

（3）补钠后血钠水平会进一步降低，此类患者在静脉大量滴注高渗盐水后血钠水平有所上升，但仅能维持数小时，随后急剧下降，最低可至100 mmol/L；尿钠显著增高，最高可达730 mmol/L，严格限水后，病情逐渐好转。

对于低钠综合征的治疗应遵循以下原则：颈脊髓损伤患者应定期做血生化检查，严密观察精神状态、神经系统体征及24 h出入量，适度限水，进高钠膳食，一旦发现低钠血症，应积极补充钠盐并将每日入量控制在2500 ml以下，同时每日检查血钠及尿钠值。如发现血钠急剧下降，尿钠超出80 mmol/L，应除外抗利尿激素不适当分泌综合征的可能。对于临床表现高度类似抗利尿激素不适当分泌综合征的低钠血症患者，治疗应以限水为主，如患者出现急性低钠血症，即24～48 h内血钠急降10 mmol/L以上，多数患者难以适应，会出现脑水肿症状，如嗜睡、神志淡漠、谵妄、幻听、定向力减退等表现，应立即静脉滴注高渗盐水，使用甘露醇脱水并严格限水治疗。

对于深静脉血栓形成，重在早期发现、早期治疗。预防和处理原则及具体方法，可遵循《预防骨科大手术深静脉血栓形成的专家建议（修订版）》。

自主神经反射亢进的主要临床表现是阵发性高血压、出汗、竖毛反射、头痛、鼻塞、缓脉等，常见于第5胸椎以上脊髓损伤的患者，严重者可导致患者猝死。

膀胱扩张和导尿刺激是高位截瘫患者自主神经反射亢进的最常见原因，因此做好排尿护理是预防的关键。

头痛、出汗、恶心等症状是自主神经反射亢进的信号，应加以重视和警惕。

（二）手术相关并发症

脊髓损伤的手术治疗主要包括减压、固定、融合三部分。减压的并发症主要包括减压不彻底、神经损伤加重；固定的并发症主要包括固定位置不佳、术后早期感染、内固定失败、迟发性感染等；融合的并发症主要包括植骨不融合、假关节形成、矫形丢失等。对脊髓做彻底减压有助于患者脊髓功能的恢复，但减压手术存在的最常见问题是减压不彻底。为了保证减压彻底，应做好术前计划，包括了解局部解剖结构、确立减压的解剖标志、确定正确的减压范围，术中观察减压后硬膜囊的膨出情况，应根据术中情况判断减压是否充足。一旦出现减压不彻底的情况，是否需要再次手术应根据具体情况而定。对于不完全脊髓损伤患者，应及时施行再次手术减压；对于完全性脊髓损伤患者，可以先行观察，是否再次手术应根据患者具体情况而定。另外，选择合理的手术方式对于避免减压不彻底十分重要。应尽量避免医源性的脊髓损伤：

（1）应注意防止因采用不正确的搬运方式给患者造成二次损伤；

（2）术前及术中避免过度牵引，术中给予持续的SEP监测，及时发现并处理损伤；

（3）医生应具有扎实的基本功，熟练掌握手术技巧，止血应使用双极电凝，严格止血，保证术野清楚，注意保护神经结构。

一旦术中发生脊髓损伤，应按照急性脊髓损伤进行处理，给予MP等药物治疗。

出席本次论坛的专家（按姓氏笔画排序）：

孙天胜（北京军区总医院骨科）

关骅（中国康复研究中心北京博爱医院脊柱外科）

刘树清（北京军区总医院骨科）

刘忠军（北京大学第三医院骨科）

刘智（北京军区总医院骨科）

朱庆三（吉林大学中日联谊医院骨科）

李明（第二军医大学上海长海医院骨科）

沈慧勇（中山大学附属第二医院骨科）

苏长保（北京协和医院神经外科）

张光铂（北京中日友好医院骨科）

张建宁（天津医科大学总医院神经外科）

金大地（南方医科大学南方医院骨科）

洪毅（中国康复研究中心北京博爱医院脊柱外科）

侯春林（第二军医大学上海长征医院骨科）

姜建元（上海复旦大学附属华山医院骨科）

戴力扬（上海交通大学附属新华医院骨科）

（孙天胜、戴力扬、洪毅、杨子明整理）

本文载于：《中华外科杂志》2007年11月第45卷第22期。

单唾液酸四己糖神经节苷脂钠盐注射液治疗脑、脊髓损伤患者的专家共识(2010)

中华医学会创伤学分会神经损伤专业组

一、脑、脊髓损伤的发生率和危害

神经系统损伤包括中枢神经系统（脑、脊髓）损伤和外周神经损伤。颅脑损伤是导致人类死亡的常见疾病。脊髓损伤（肢体瘫痪）是导致人类残疾的主要原因。中国每年新增几十万例需要治疗的严重脑、脊髓损伤患者。由于交通事故、工矿事故和其他突发事故的增加，脑、脊髓损伤发生率有增无减，成为导致人类死残的最重要疾病。由于严重脑、脊髓损伤患者死、残率高，造成国家、家庭和患者巨大的心理和经济负担。

二、神经保护药物治疗脑、脊髓损伤患者的现状

全世界神经科学家和临床神经内外科医师通过数十年的努力，实验研究发现大量药物能够促进脑损伤神经功能恢复，并逐步过渡到临床应用研究。到目前为止，已经完成的200多项药物治疗颅脑创伤的临床多中心随机双盲研究（Ⅰ级证据）的结果表明，还没有一种药物具有十分肯定的疗效。但是，从伦理学角度、患者需求和临床医疗实践出发，对存在神经功能障碍的脑、脊髓损伤患者应该给予神经保护药物治疗。所以，临床医师如何选用神经保护药物治疗脑、脊髓损伤患者成为难题。导致药物治疗脑、脊髓损伤患者无效的原因很多，其中血脑屏障（Blood-Brain Barrier，BBB）阻碍大分子药物进入中枢神经系统是最重要的原因之一。由于人类中枢神经系统存在完整的血脑屏障系统，许多大分子药物无法或难以进入中枢神经系统。尽管受损的脑、脊髓局部血脑屏障被破坏，大分子药物能够进入损伤部位，但是否达到有效治疗浓度以及维持进入脑组织有效药物浓度的时程仍无答案。

三、单唾液酸四己糖神经节苷脂的生化特征

中枢神经系统的神经元首先在内质网合成神经节苷脂的亲脂部分，然后在内质网和高尔基体连接葡萄糖形成神经节苷脂的中性糖类主链。尔后又在糖基和唾液酸基转换酶作用下再加入中性糖和唾液酸，合成了基本唾液酸四己糖乳类神经节苷脂和唾液酸四己糖神经节系列神经节苷脂，其中包括单唾液酸四己糖神经节苷脂（monosialotetrahexo sylganlioside，GM1）。

神经节苷脂是神经细胞膜的重要组成部分。酰基鞘氨醇蛋白位于细胞膜双脂层内，而碳水化合物极性朝向细胞外，这种物理上的不对称性及其化学结构的差异，使得神经节苷脂类物质与细胞外多种信息相互作用。细胞膜神经节苷脂类物质浓度不是静止不变的，而是依据神经节苷脂极性基团的动态作用、Ca^{2+}浓度以及细胞表面糖蛋白的含量等变化，这些细胞膜神经节苷脂类物质能导致局部细胞膜结构发生改变。另外，细胞膜神经节苷脂还能影响细胞膜表面的糖蛋白和细胞嵌入蛋白。所以，神经细胞膜神经节苷脂类物质变化对调节神经元对细胞内外信息传递具有重要意义。

四、GM1钠盐注射液的药理学特点

由于GM1是人体神经细胞膜的天然组成成分，外源性GM1能透过血脑屏障以稳定的方式与神经细胞膜结合。药代动力学显示，GM1钠盐注射液（Monosialotetrahexo sylganglioside sodium）在2 h内脑和脊髓药物浓度达到峰值，半衰期为4～8 h。LD_{50}是872 mg/kg（静脉）至大于8 g/kg（皮下）。少数患者会出现皮疹样反应。

GM1钠盐注射液的主要药理作用：

1.保护细胞膜Na^+–K^+–ATP酶和Ca^{2+}–Mg^{2+}–ATP酶活性，纠正细胞内外离子失衡；

2.减少Ca^{2+}内流，防止细胞内钙超载；

3.抗自由基作用，抑制脂质过氧化反应；

4.阻断或减轻兴奋性氨基酸毒性作用；

5.具有神经元的保护作用和修复再生作用的双重作用。

五、GM1治疗脑、脊髓损伤临床疗效的国际循证医学证据

（一）GM1治疗颅脑损伤患者的疗效

德国Horman对60例急性闭合性颅脑损伤患者进行了随机双盲对照前瞻性临床研究。药物使用方法：静脉滴注GM1 100 mg/d，连续8周。长期随访结果发现GM1治疗的急性颅脑创伤患者的情绪和智力均优于对照组（$P<0.05$），证明GM1能提高急性重型颅脑创伤患者的疗效和生存质量。但是，该组循证医学研究的病例数有限，仍有必要进行大样本GM1治疗急性颅脑损伤患者前瞻性临床循证医学研究，以得出更确切的结论。

（二）GM1治疗脊髓损伤患者的疗效

美国Geisler等对34例急性脊髓损伤患者进行了随机双盲前瞻性对照研究。药物使用方法：16例GM1治疗组患者每天给予静脉滴注GM1 100 mg，疗程为18～32 d。对照组在相同时间用安慰剂治疗。采用Frankel分级判断损伤平面以下的运动感觉功能、采用美国脊髓损伤学会（ASIA）评分判断受累肌肉功能情况。临床随访1年结果表明，GM1能明显改善Frankel分级和ASIA评分（治疗组36.9分，安慰剂组21.6分，$P=0.047$）。临床研究证明，GM1具有促进脊髓伤后患者神经功能恢复和提高生活质量。但

是，该组循证医学研究的病例数有限，仍有必要进行大样本GM1治疗急性脊髓损伤患者前瞻性临床循证医学研究，以得出更确切的结论。

（三）GM1治疗缺血性脑卒中患者的疗效

意大利Lenzi等牵头的16个医学中心开展了GM1治疗805例急性缺血性脑卒中患者的随机双盲对照前瞻性临床循证医学研究，有效792例。GM1治疗组病人在发病后5 h内给予静脉滴注GM1 200 mg、12 h后给予静脉滴注GM1 100 mg、第2—21天每天给予静脉滴注GM1 100 mg。对照组在相同时间用安慰剂治疗。采用加拿大神经功能评分（Canadian Neurological Scale）法判断神经功能。4个月随访结果表明两组患者生存率无差异，但脑卒中发作4 h内使用GM1治疗的患者神经功能和生活质量明显优于对照组（$P = 0.016$）。循证医学研究证明脑缺血发作早期使用GM1能显著改善缺血性脑卒中患者的预后。

（四）GM1治疗自发性蛛网膜下腔出血患者的疗效

意大利Papo等牵头的5个神经外科中心对119例自发性蛛网膜下腔出血患者进行了随机双盲对照前瞻性临床研究。60例为GM1治疗组，59例为安慰剂。GM1治疗组患者在发病后24 h内静脉滴注GM1 500 mg、第2天静脉滴注GM1 300 mg、第3天静脉滴注GM1 200 mg、第4—7天静脉滴注GM1 200 mg。对照组在相同时间用安慰剂治疗。采用GCS判断患者意识状态，采用GOS评分法判断患者的预后。结果表明GM1治疗组患者GCS评分明显高于对照组（14 d随访，$P = 0.04$；21 d随访，$P=0.02$），死亡率两组差异无统计学意义（GM1组18.3%，对照组23.7%）。早期使用GM1能显著改善自发性蛛网膜下腔出血患者的意识状态。

六、GM1治疗脑、脊髓损伤病人的专家共识

（一）适应证

GM1主要用于治疗急性脑、脊髓损伤，也用于其他原因导致的中枢神经系统损伤，包括：脑卒中、缺氧缺血性脑病、脑脊髓手术和脑脊髓放疗等导致的脑、脊髓神经损伤。

（二）用法用量

急性期为GM1 100 mg/d，静脉滴注（GM1 100 mg等渗盐水250 ml），2～3周后改为维持量20～40 mg/d，维持6～10周。可以根据《药典》及药物说明书调整药物剂量及疗程。对于10周后脑、脊髓神经功能仍处于恢复过程的患者，可以适当延长使用时间。

七、说明

第一，《单唾液酸四己糖神经节苷脂钠盐注射液治疗脑、脊髓损伤患者的专家共识》方案属于神经外科专家推荐意见，供中国神经外科医生参考使用，不属于法律文件。

第二，《单唾液酸四己糖神经节苷脂钠盐注射液治疗脑、脊髓损伤患者的专家共

识》系经过2次（2009年6月上海，2009年9月重庆）专家会议讨论修订。专家会议鼓励就GM1临床应用开展前瞻性临床循证医学研究，并根据将来新的临床循证医学证据和临床长期疗效随访，对本专家共识加以修改完善。

本文发表于《中华创伤杂志》，2010年第26卷第1期第6—8页。

神经外科重症管理专家共识(2013版)

中华医学会神经外科学分会

一、概述

进入21世纪以来，现代神经外科在理念和设备方面已经发生了革命性的变化。尽管如此，在神经外科各个领域，尤其在神经外科重症医学（Neurosurgical Critical Care）方面，仍然存在很大差别，诊疗规范各地仍存在差异。近30年来，重症医学得到了长足发展，积累了丰富的经验。借鉴重症医学发展的经验和理念做好神经外科重症方面的工作是未来发展的目标。为普及相关知识和理念，规范医疗行为，提高神经外科重症治疗水平，中华医学会神经外科学分会汇集学科内多名专家进行研讨，同时邀请重症医学、神经内科、急诊医学等专业的国内专家作为顾问，共同制定了《神经外科重症管理专家共识（2013版）》（简称《共识》）。神经外科重症医学涉及神经外科、重症医学、神经内科、急诊医学、重症护理等多个专业，是神经外科和重症医学的重要亚专业方向。专科化、精确化、目标化、多学科协作的治疗单元是神经外科重症医学未来的发展方向。本《共识》适用于成人神经外科重症患者。在北京大学循证医学中心的合作及指导下，本《共识》采用牛津循证医学中心的证据标准和推荐标准进行分级（表1）。

表1 《神经外科重症管理专家共识》循证医学标准

建议分级	证据分级	治疗/预防,病因/危害	预后	诊断
A	1	随机对照试验的系统综述，或单个随机对照试验，或"全或无"证据	起始队列研究系统综述或单个起始队列研究，或"全或无"病例系列	一级诊断研究的系统综述，或单个的一级诊断研究
B	2	队列研究或病例对照研究的系统综述，或单个队列研究或病例对照研究	回顾性队列研究的系统综述，或单个回顾性队列研究	二级诊断研究的系统综述，或单个的二级诊断研究
C	3	病例系列，或专家意见	病例系列	存在严重偏倚的诊断研究

注：关于本《共识》的证据分级与建议分级标准：(1)主要依据牛津循证医学中心(Oxford Centre for Evidence-based Medicine,OCEBM)2011年提出的证据与建议分级系统,在其基础上略有修改。(2)不仅对治疗/预防进行了分级,还包括了病因/危害、预后、诊断等方面。(3)建议分级与证据分级相对应,A、B、C分别表示推荐、一般推荐和弱推荐。

二、神经外科重症单元的定义、收治对象

（一）神经外科重症单元的定义

神经外科重症单元是指掌握了神经外科基本理论、基础知识和操作技术同时又掌握了重症医学监测技术和重症医学理念的专科化多学科协作医疗团队，利用现代重症医学的理念和监测技术，依托先进的设备、仪器对神经外科重症患者实施有效的集中治疗和护理的单元。

（二）神经外科重症单元的收治对象

格拉斯哥昏迷评分（GCS）12分以下的急性脑血管病患者、颅脑损伤患者及脊髓损伤患者、围手术期神经外科重症患者、重症神经系统感染患者癫痫持续状态等神经系统急重症患者。

三、神经外科重症单元的配置条件

参考《中国重症加强治疗病房（ICU）建设与管理指南》（2006）的规范标准[1]，神经外科重症医学单元作为一个功能单位，应该具备符合条件的医护人员、独立的场所以及必要的设施和设备，医护人员应该接受过神经科学和重症医学的相关训练，有副高级以上医师全面负责医疗工作。建议有条件的医疗单位，医师人数与床位之比为1∶1以上，护士人数与床位数之比为3∶1以上。还可以根据各医疗单位具体情况配备呼吸治疗师、电生理技师、康复理疗师以及其他配套设备的技师。

建议单元规模以10～20张/100张床位为宜，每病床使用面积不少于9.5 m²，建议15～18 m²，床间距应在1 m以上［单人房间每床使用面积建议为18～25 m²］。床体需满足体位变化要求，为重症病房专用床。室内温度应维持在24 ℃。相对湿度60%左右，可根据情况增加单间病房的比例以及设立单独的正、负压病房，必要时配置空气净化设备。

单元配置根据各级医院的具体条件及必要性，建议参考如下设备配置方案：

（1）一般配置：多功能监护仪、呼吸机、输液泵、除颤仪、心电图机、排痰仪、胃肠营养泵、间歇充气加压泵、低温治疗设备、血气分析仪、多功能气垫床（医院相关科室能够提供床旁X射线拍片、床旁B超以及相应的微生物学实验室检查）。

（2）神经专科配置：颅内压监护仪、经颅多普勒、脑电监测仪。

（3）可选配置：纤维支气管镜、移动超声机、移动CT机、脑组织氧含量监测仪、脑组织微透析仪，气道湿化设备。

四、神经外科急诊或重症患者处理流程

现代重型颅脑损伤、脑血管病以及合并多器官功能障碍的神经急重症逐渐增多，此类患者病情复杂甚至危及生命，需要做出迅速处理和治疗。因此，建立急诊通道[2]，同时密切监测围手术期患者并按规范的救治流程抢救神经外科重症患者意义非常重大。神

经外科急诊及重症患者流程见图1。

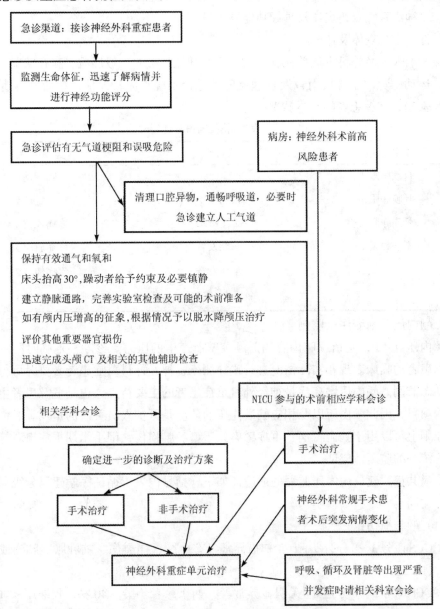

图1　神经外科急诊及重症患者抢救流程图

五、神经外科重症患者的全身及专科功能评估及监测

（一）全身查体及基本生命体征的维护

要对收入神经外科重症单元的患者进行系统全身查体，对患者的循环系统、呼吸系统、血液系统、骨骼系统、内分泌等进行初步评估，掌握患者的整体状况。同时利用针对心电图、无创血压、有创连续动脉压、中心静脉压（CVP）、肝肾功能、血尿渗透压、凝血功能、体温以及外周氧饱和度等的监测结果，及时调整系统性治疗目标及方

案，使实施的治疗措施能够有效维持重症患者的基本生命体征。

（二）神经系统专科查体及神经功能监测[3-5]

1. 神经系统查体及评分

患者纳入神经外科重症单元管理后，要对神经系统的一般反应、瞳孔状况、颅神经反应、运动感觉、生理反射以及病理反射等进行系统查体，评估格拉斯哥昏迷（GCS）评分（表2），掌握患者的基本状况。

表2 格拉斯哥昏迷评分

睁眼反应	语言反应	运动反应
自动睁眼 4	正确回答 5	遵嘱活动 6
呼唤睁眼 3	语无伦次 4	疼痛定位 5
刺痛睁眼 2	回答错误 3	疼痛躲避 4
不能睁眼 1	只能发音 2	疼痛屈曲 3
	不能发音 1	疼痛伸直 2
		不能运动 1

2. 颅内压及脑灌注压监测

颅内压（ICP）是指颅腔内容物对颅腔壁所产生的压力。诊断性地临时测定颅内压可根据患者的临床表现和实际情况进行腰穿测压，神经外科重症患者必要时可行有创颅内压动态监测。颅内压增高症是神经外科重症患者的主要特点，也是危及患者生命的重点监测项目，因此颅内压以及相应脑灌注压的监测是医护人员关注的重点。有创颅内压监测原则上可以用于脑血管病、重症感染、重型颅脑损伤、围手术期重症患者等，但是尚缺乏统一的监测适应证。

本《共识》建议颅内压监测的适应证如下（括号内表示循证医学建议分级和证据分级，下文同）：

（1）颅脑损伤：

①GCS评分3～8分且头颅CT扫描异常（有血肿、挫裂伤、脑肿胀、脑疝或基底池受压）（B-2）。

②GCS评分3～8分但CT无明显异常者，如果患者年龄＞40岁，收缩压＜90 mmHg（1 mmHg=0.133 kPa）且高度怀疑有颅内病情进展性变化时，根据具体情况也可以考虑进行颅内压监测（C-3）[2]。

③GCS评分9～12分，应根据临床表现、影像学资料、是否需要镇静以及合并伤情况综合评估，如患者有颅内压增高之可能，必要时也行颅内压监测（C-3）[6, 7]。

（2）有明显意识障碍的蛛网膜下腔出血、自发性脑出血以及出血破入脑室系统需要脑室外引流者，根据患者具体情况决定实施颅内压监测（C-3）[8, 9]。

（3）脑肿瘤患者的围手术期可根据术前、术中及术后的病情需要及监测需要进行颅内压监测（C-3）。

（4）隐球菌脑膜炎、结核性脑膜炎、病毒性脑炎如合并顽固高颅压者，可以进行颅内压监测并脑室外引流辅助控制颅内压（C-3）。

目前颅内压增高的治疗阈值建议为 > 20 mmHg 的情况下（C-3）[2-10]。有创颅内压监测的方法有脑室内、脑实质内、蛛网膜下腔、硬膜下和硬膜外。脑室内置管是目前的金标准，尤其在监测颅内压的同时可通过释放脑脊液来降低颅内压，该方法相对准确、漂移少。微小探头监测应该置入皮层下或者骨板下至少 50 px。颅内压探头的置入手术要严格遵守无菌操作规程（B-2）[11]，监测的时程一般不超过 14 d。进行颅内压监测的同时应该关注脑灌注压（CPP），为避免灌注压过高造成急性呼吸窘迫综合征（ARDS），《重型颅脑外伤治疗指南》建议脑灌注压不宜超过 70 mmHg（B-2）[2]，并避免低于 50 mmHg（B-3）[2, 10]，对脑血流、脑氧及脑代谢的辅助监测也有利于脑灌注压的管理。其他神经疾病重症患者的适宜脑灌注压，以及与年龄相关的脑灌注压参考值尚缺乏关键性的证据资料。颅内压监测可指导临床治疗，有研究显示：动态进行颅内压监测的患者，其在治疗期间高渗液体和过度换气的使用强度明显降低（$P < 0.01$）（B-1）[12]。颅内压可随体位改变、咳嗽、躁动或压迫颈静脉、扣背、吸痰、鼻饲等护理操作而暂时性上下波动，其中以压迫骨窗对颅内压的影响最明显。因此，护理过程中将患者床头抬高 30°，各项治疗、护理操作应动作轻柔、集中进行，有效减少各项护理操作对颅内压的影响。避免外部因素影响下读取记录颅内压数值。

3. 脑血流（CBF）监测

正常情况下脑血流为 $45 \sim 65 \ ml \cdot 100 \ g^{-1} \cdot min^{-1}$，脑血流下降会导致蛋白合成障碍以及无氧酵解的增加。脑血流与脑灌注压呈正比关系，与脑血管阻力呈反比关系。低血压或者脑血管阻力增加直接导致脑血流下降后的脑缺血或者脑梗死，脑血流的监测手段主要有经颅多普勒技术、近红外波谱分析技术以及激光多普勒技术。目前经颅多普勒（TCD）是临床广泛使用的方法之一，建议对神经外科重症患者进行相关的脑血流监测（A-2）[13]，其在预防迟发脑缺血方面有明确的价值（A-1）[13]。

4. 神经电生理监测

使用神经电生理技术指导临床神经外科重症患者的治疗已经成为现实。定量脑电图监测技术是评估重症患者意识水平的良好手段（B-2）[14]。推荐有条件的医院开展此项工作。除癫痫患者外，持续脑电监测、诱发电位技术等在急性脑血管病、颅脑损伤、脑肿瘤及中枢神经系统感染等患者中均有重要的监测价值和意义（A-3）[13]。对于意识模糊、迟钝甚至昏迷的患者使用脑电生理监测可帮助我们判断非惊厥性的癫痫活动（A-3）[15]。监测过程中可对患者预后进行诊断性评估[16]。

5. 神经影像学监测

近年来不断发展的移动CT、术中磁共振技术为神经外科的围手术监测提供了良好的支持。结合PET等其他代谢影像学监测技术可以很好地指导临床治疗。

6. 其他脑监测技术

脑的生理、病理和代谢机制极为复杂，尤其在病理情况下，除了以上宏观的监测技术外，尚有局部脑组织脑氧监测、颈静脉氧饱和度监测以及微透析技术等的应用，这些监测手段获取的资料可以帮助我们了解脑内局部或整体的病理生理变化，但是单个监测技术或者多参数监测的意义和价值尚需基础研究及临床研究提供更多循证医学依据（C-3）[10]，目前不做积极推荐。

六、神经外科重症患者颅内压增高的控制策略

正常颅内压为5～15 mmHg，病理情况下目前认为5～20 mmHg是颅内压的合理范围，个体颅内压的最佳水平因人而异。合理控制颅内压对减少高颅压和低颅压导致的继发性脑损害十分关键。

神经外科重症患者颅内压增高的控制策略如下：

1. 体位：头位抬高30°，保持颈部和躯干轴线，通过增加静脉回流来降低颅内压（A-1）[2]。

2. 避免低血压和低有效血容量：通过CVP或Picco监测仪等监测血流动力学，避免脑低灌注引起的脑缺血以及后续颅内压增高（C-3）[17]。

3. 控制高血压：对于原发高血压的患者，在保证脑灌注压的情况下，合理地控制血压，避免过度脑血流灌注增加颅内压，增加再出血和血肿扩大的风险（C-3）[17]。

4. 管理好重症患者的气道，严密监测血气分析，避免低氧血症，维持PCO_2在30～35 mmHg为佳，避免过度通气后的脑血管痉挛和二氧化碳蓄积后的脑血管过度扩展及脑血流过度灌注而增加颅内压；保障$PO_2 > 80$ mmHg，$SPO_2 > 95\%$。

5. 控制体温于正常水平或轻度低体温以降低脑代谢率，必要时进行亚低温治疗。

6. 必要的镇静措施：保持患者处于Ramsay镇静评分处于3～4分或Riker躁动镇静评分3～4分为佳（C-3）。

7. 行脑室型ICP探头监测者，可以根据颅内压水平适当通过脑室外引流来辅助控制颅内压，需注意脑脊液引流量和速度的合理控制（C-3）。

8. 渗透性治疗：对于肾功能好、高颅压不易控制而脑水肿明显者，建议渗透性治疗的目标值为300～320 mOsm/L；对于老年患者及肾功能容易受伤害的患者，治疗目标可为290～300 mOsm/L。渗透性治疗可选用甘露醇、甘油果糖、白蛋白、人工胶体、高渗盐水，甚至辅助以利尿剂，渗透性治疗需综合颅内压水平、脑水肿严重程度、心功能贮备、肾功能、液体管理要求以及颅内压程度等来具体选择最佳方案。监测血浆渗透压可使其更合理。

9. 采取上述措施后，如颅内压持续增高应及时复查头颅CT以排除颅内血肿或脑挫裂伤，必要时手术干预。

七、神经外科重症患者的镇痛镇静

（一）目的与意义

神经外科重症及术后患者疼痛、躁动和兴奋可引起血压增高、心率增快和焦虑，这

些都会增加再出血、颅内压增高、导管脱落和误伤等风险，因此必须进行处理。神经外科重症患者镇痛镇静的目的在于：

1.消除或减轻患者的疼痛及躯体不适感，减少不良刺激及交感神经系统的过度兴奋。

2.帮助和改善患者睡眠，减少或消除患者疾病治疗期间对病痛的记忆。

3.减轻或消除患者焦虑、躁动甚至谵妄，防止患者的无意识行为干扰治疗，保护患者的生命安全。

4.诱导并较长时间维持一种低代谢的"休眠"状态，减少各种应激和炎性损伤，减轻器官损害，降低代谢，减少氧耗氧需。

5.短效镇静有助于患者配合治疗和护理（B-3）[18, 19]。

（二）疼痛与镇静程度评估

1.疼痛强度评估

患者的主诉是评价疼痛程度和镇痛效果最可靠的标准。评估疼痛强度最常用的是数字评分法（NRS），即"十分法"疼痛量表（C-2）[20]，将疼痛分为0～10分，0为完全没有疼痛，10分为患者和医师能够想象的极端疼痛。对于有人工气道等不能交流的患者，观察与疼痛相关的行为（运动、面部表情和姿势）和生理指标（心率、血压和呼吸频率），并且监测镇痛治疗后这些参数的变化也是评估疼痛的重要方法。面部表情评分法（FPS）：其由6种面部表情及0～10分构成，程度从不痛到疼痛难忍。由患者选择图像或数字来反映最接近其疼痛的程度。FPS与NRS有很好的相关性和重复性。

2.镇静和躁动程度的评估

目前临床常用的镇静评分系统有Ramsay评分、Riker镇静躁动评分（SAS）等主观性镇静评分以及脑电双频指数（BIS）等客观性镇静评估方法[18]。

（1）镇静和躁动的主观评估

Ramsay评分是临床上使用最为广泛的镇静评分标准，分6级：

1级：患者焦虑、躁动不安；

2级：患者配合，有定向力、安静；

3级：患者对指令有反应；

4级：嗜睡，对轻叩眉间或大声听觉刺激反应敏捷；

5级：嗜睡，对轻叩眉间或大声听觉刺激反应迟钝；

6级：嗜睡，无任何反应。

SAS评分根据患者七项不同的行为对其意识和躁动程度进行评分，见表3。但对有神经损害的患者，仅有主观评分是不够的。

（2）镇静的客观评估

目前报道的方法有BIS、心率变异系数及食管下段收缩性等。在有条件的情况下可采用客观的评估方法（C-3）[18]。BIS为一种简单的量化指标，以脑电为基础判断镇静水平和监测麻醉深度。100：清醒状态；0：完全无脑电活动状态（大脑皮层抑制）。一般认为BIS值85～100为正常状态，65～85为镇静状态，40～65为麻醉状态，低于40可能呈现爆发抑制。

表3　Riker镇静和躁动评分(SAS)

分值	描述	定义
7	危险躁动	拉拽气管内插管,试图拔除各种导管,翻越床栏,攻击医护人员,在床上辗转挣扎
6	非常躁动	需要保护性束缚并反复语言提示劝阻,咬气管插管
5	躁动	焦虑或身体躁动,经语言提示劝阻可安静
4	安静合作	安静,容易唤醒,服从指令
3	镇静	嗜睡,语言刺激或轻轻摇动可唤醒并能服从简单指令,但又迅即入睡
2	非常镇静	对躯体刺激有反应,不能交流及服从指令,有自主运动
1	不能唤醒	对恶性刺激无或仅有轻微反应,不能交流及服从指令

注:恶性刺激指吸痰或用力按压眼眶、胸骨或甲床5 s。

（三）镇痛与镇静实施

1.镇痛治疗

疼痛评分≥4分的患者可选用非甾体类抗炎药物（对药物过敏、急性出血事件或者合并消化道溃疡时禁用）、非阿片类止痛药物、阿片类止痛药物[21]。

2.镇静治疗

神经外科重症患者涉及判断和观察意识问题,镇静治疗要慎重,镇静治疗前要综合评估患者镇静的必要性和可行性。镇静治疗期间Ramsay评分或SAS评分可达3～4分,BIS达65～85。应及时、系统地进行评估和记录镇静效果,并随时调整镇静药物及其剂量以达到并维持预期镇静水平（C-3）[18]。一般建议应用短效且不良反应可控的镇静药物,如丙泊酚、咪达唑仑和右美托咪定。短期（≤3 d）镇静,丙泊酚与咪达唑仑产生的临床镇静效果相似。丙泊酚起效快（30～60 s）,作用时间短（半衰期2.5 min）,镇静深度容易控制,利于进行神经系统评估。其具有减少脑血流、降低颅内压、降低脑氧代谢率及抗惊厥作用。咪达唑仑起效迅速,具有降低颅内压和脑代谢的作用,且能提高癫痫抽搐阈值,持续静脉注射对循环的影响轻微,但长期应用有蓄积的可能,且易感患者可致成瘾。右美托咪定属高选择中枢α-2受体激动剂,同时具有镇痛和镇静作用,可减少阿片类药物的用量。其在镇静的同时维持患者意识清醒,可以保证随时进行神经系统检查,观察病情变化。其对呼吸抑制轻,有利于神经重症患者的机械通气撤离,在神经重症领域具有一定的应用前景[21]。静脉镇痛镇静药应逐渐增加剂量至镇痛镇静所需的终点。特别应该强调的是,上述镇静药物使用时均存在不同程度的呼吸抑制以及导致患者血压下降,脑的低灌注是神经重症患者的禁忌,尤其是镇痛和镇静剂联合使用的情况下风险增加。所以,要适当控制药物剂量,实时监测患者的呼吸、血压状况（C-2）[21],充分准备并及时纠正可能发生的呼吸及循环变化。

3.特殊情况的镇痛镇静治疗

对于重型颅脑外伤患者,使用镇静药可防止颅内压的升高（B-2）[22];应用深度镇静可以降低顽固性颅内高压（C-3）[22]。对于插管、颅内压监测和中心导管监测的患者，尤其需要维持镇静；必要时应持续镇痛治疗（B-3）[19]。急性蛛网膜下腔出血后头痛可引起血压增高、心率增快、烦躁和焦虑，增加动脉瘤再出血的风险，因此需要镇痛镇静处理，推荐使用短效可逆的药物（B-3）[19]。谵妄状态必须及时治疗。一般少用镇静药物，以免加重意识障碍。但对于躁动或有其他精神症状的患者则必须给药予以控制，防止意外发生。镇静镇痛药使用不当可能会加重谵妄症状。氟哌啶醇是治疗谵妄首选的药物（B-2）[19]，由于可引起剂量相关的QT间期延长，增加室性心律失常的危险，应用过程中须监测心电图。劳拉西泮或咪达唑仑可用于紧张不安的谵妄患者。对某些氟哌啶醇禁忌或无法耐受的患者，建议准备抗精神病药物，如氯氮平或奥氮平等（C-2）[19]。

（四）镇静镇痛的护理要点

应查找造成患者疼痛或各种不适的原因，尽可能消除这些因素或采取物理治疗及心理护理的方法减轻患者的不适。应对患者进行镇痛镇静效果的主、客观评价并记录。做好患者的口腔护理、皮肤护理等基础护理，帮助患者建立起正常的睡眠周期，并降低声、光对患者的刺激。

八、神经外科重症患者的营养治疗

（一）营养治疗

神经外科重症患者的营养状况与临床预后密切相关，营养不足可使并发症增加、呼吸机撤机困难、病情恶化、ICU住院时间延长及死亡率增加等。神经外科大部分重症患者胃肠功能良好，营养治疗应遵循以下原则[23-26]。

1. 营养评估

使用传统的评估指标（如体重、白蛋白、前白蛋白等）不能有效、全面地评估神经外科重症患者的营养状况，应结合临床进行全面评估，包括体重减轻、疾病严重程度、既往营养摄入、并发疾病、胃肠功能等。临床进行营养风险筛查与评估可选择营养风险筛查2001（NRS2001）等工具，根据营养风险程度决定营养支持策略（B-2）[27-29]。

2. 营养途径

肠内营养与肠外营养是可选择的营养治疗途径。经胃肠道的营养补充符合生理需求，是优选的途径（B-2）[10]。应尽早对患者进行吞咽功能检查，洼田饮水试验简单易行。对需要长时间（＞4周）肠内营养的患者，条件具备可以使用经皮内镜下胃造瘘。长时间经胃管肠内营养的患者需要定时更换胃管（B-2）[30]。如果肠内营养不能达到能量需求目标，可肠内营养与肠外营养联合提供。神经外科重症患者合并严重胃肠应激性溃疡、出血及不耐受肠内营养者选择肠外营养。脑卒中、动脉瘤患者清醒后的24 h内，在没有对其吞咽功能进行评估的情况下，不能让患者进食，包括口服药物。在患者病情有任何变化的时候，需要重新进行吞咽功能评估。对于伴有吞咽功能受损的患者，推荐接受吞咽困难康复训练等相关治疗（A-2）[31]。

3. 开始营养治疗的时间

建议早期开始营养治疗。应在发病后24～48 h内开始肠内营养，争取在48～72 h达到能量需求目标。重型脑外伤患者72 h内给予足够的营养支持可以改善预后（B-2）[32]。对那些不能靠饮食满足营养需求的脑卒中患者，需要考虑在入院后7 d内进行肠内营养支持（B-2）[27]。开始肠外营养支持时要考虑患者既往营养状况及胃肠功能。如果入院时存在营养不良，患者不能进行肠内营养，应及早开始肠外营养。此外，如果在5～7 d肠内营养支持还不能达标，应联合肠外营养支持。

4. 能量供给目标

神经外科重症患者应激期可采用80～100 kJ·kg^{-1}·d^{-1}作为能量供应目标，肠内营养蛋白质提供能量的比例为16%，脂肪提供20%～35%，其余是碳水化合物，热氮比在130∶1左右。肠外营养糖脂比为5∶5，热氮比为100∶1；肠外营养时碳水化合物最低需求为2 g·kg^{-1}·d^{-1}以维持血糖在合适的水平，静脉脂肪混乳剂最低需求为1.5 g·kg^{-1}·d^{-1}，混合氨基酸最低需求为1.3～1.5 g·kg^{-1}·d^{-1}（A-2）[25]。

5. 营养配方选择

肠内营养支持时应根据患者胃肠功能（胃肠功能正常、消化吸收障碍及胃肠动力紊乱等）、并发疾病（如糖尿病、高脂血症、低蛋白血症等）与营养师协商选择营养配方。可选用整蛋白均衡配方、短肽型或氨基酸型配方、糖尿病适用型配方以及高蛋白配方等。但是，目前证据不支持免疫调节营养配方可以改善外伤性脑损伤的预后（B-2）[10]。配方应兼顾必需、均衡及个体化的原则，制剂成分通常包括大分子营养素（碳水化合物、脂质及氨基酸）、电解质、小分子营养素（微量元素、维生素）及其他添加成分（如谷氨酰胺、胰岛素等）。文献报道，长期管饲或肠外营养，患者牛磺酸、肉碱水平下降，促动力药对改善喂养耐受性无明确作用（B-3）[32]，必要时选择含中链甘油三酯的耐受改善型营养制剂。

6. 营养支持速度

胃肠营养时首日输注速度为20～50 ml/h，次日后可调至80～100 ml/h，有条件时可用输液泵控制速度，根据具体情况进行调整。

7. 营养支持的监测及调整

为达到营养支持的目的，提高营养支持效率，避免并发症及不良反应，在营养支持治疗的同时应加强监测，如营养供给速度、营养支持是否满足患者需求、患者是否出现不良反应（如呕吐、腹泻、感染）等，决定是否需要调整营养支持方案。

（二）营养治疗的护理要点

1. 体位及管道的留置

为了减少吸入性肺炎的发生，床头抬高至少30°，注意采取措施减少躯体下滑带来的剪切力影响，避免压疮的发生。留置胃管时应在测量的基础上多插入7～250 px。

2. 保证营养液的温度

建议采取加温措施或者使用具有加温装置的营养泵。

3. 管道的维护

在留置管道时和每次喂养前都应该检查管道位置,并定时检查是否移位,以消除营养液误入肺内的风险。为防止管道堵塞,建议每4 h用30 ml温水冲洗管道1次,每次中断输注或给药前后用30 ml温水冲洗管道。护理操作中应注意无菌原则,防止护理操作中的污染,喂养器具应24 h更换1次。

九、神经外科重症患者的并发症处理

(一)中枢神经系统感染

鉴于神经外科手术特殊性以及神经外科重症感染的难治性,患者一旦发生感染将严重影响预后,甚至危及生命,同时为防止抗菌药物滥用引起的细菌耐药性过快增长,应遵循一定的预防及诊疗原则。

1. 严格实施预防感染的基本原则和策略。神经外科围手术期应强化预防重于治疗的观念。特别强调相关的术前准备细节、手术无菌条件、手术无菌操作和术后的规范换药操作,而非依赖抗菌药物达到预防感染之目的,静脉给予预防用抗菌药物应在皮肤切开前30 min给予(B-2)[33]。重症单元内要严格遵守洗手制度,贯彻执行卫生部关于院内感染控制标准及有关规定,建立完善的病房感染控制制度以及院内感染病例的发现、登记、报告、分析、反馈系统。严格抗菌药物使用的适应证(B-2)[34],切实减少乃至消除泛耐药细菌在患者之间的传播(A-2)[34]。

2. 患者出现感染征象时应积极留取脑脊液、痰液、尿液、伤口分泌物、深静脉导管血、血液等标本进行病原学检验和药物敏感试验。对于患者突然出现的意识变化或者神经体征的变化,同时伴有高热,应该进行腰椎穿刺(除非有腰穿禁忌证)(C-3)[35]。高度怀疑颅内感染时应在腰穿前首先进行影像学检查(B-3)[35],发热患者如果颅内有人工植入物,应获取脑脊液进行分析(C-3)[35]。明确感染诊断后,进行必要的病灶控制至关重要,如引流、清创等(A-2)[36],因脑脊液引流及分流导致感染的患者,强烈建议撤除引流及分流装置,再次分流须等待脑脊液细胞数正常且反复培养阴性后实施(A-2)[35-36]。同时积极寻找并清除其他可能感染的病灶。

3. 诊断方法和诊断标准

(1)体温:超过38 ℃或低于36 ℃。

(2)临床症状:有明确的脑膜刺激征、相关的颅内压增高症状或临床影像学证据。进行影像学诊断时推荐进行MRI平扫和增强检查(A-1)[16]。如果MRI不可行,建议进行颅脑CT的平扫和增强检查(B-3)[16]。

(3)血液:白细胞 $> 10×10^9/L$ 或中性粒细胞比例 $> 80\%$。

(4)脑脊液分析:对怀疑中枢神经系统感染的患者,必须进行脑脊液的常规、生化分析(除非有禁忌证)(A-3)[16]及病原学检查。化脓性感染脑脊液典型性改变:白细胞总数 $> 500×10^6/L$ 甚至 $1000×10^6/L$,多核 $> 80\%$,糖 < 4.5 mmol/L(或者 $< 2/3$ 血糖水平),蛋白 > 0.45 g/L,细菌涂片阳性发现,脑脊液细菌学培养阳性。同时酌情增加真菌、肿瘤、结核及病毒检查（B-3）[35]以利于鉴别诊断。

（5）必要时对其他体液标本（如血液、痰液、大便、鼻咽分泌物）做病原学涂片及培养，或对活检组织进行培养、抗原鉴定及 PCR 分析，以便建立中枢感染病因学诊断（A-3）[16]。将流行病学治疗、临床表现以及其他结果进行综合分析，以鉴别是否为同源病原微生物导致的中枢感染（B-3）[16]。特殊情况下请感染科、微生物室会诊。

4.抗菌药物的选择及使用原则

（1）临床诊断为感染时，应根据流行病学特点以及当地抗菌药物的敏感情况，尽可能在留取检验及培养标本后，开始经验性抗菌药物治疗（A-3）[16, 35, 36]。经验治疗直接针对高度怀疑的病原菌（A-3）[16]。后期应追踪病原学结果及药敏结果，及时调整治疗方案。

（2）抗菌药物的选择为易透过血脑屏障的产品，如果发生 MRSA 流行性的中枢神经系统感染，建议静脉使用万古霉素治疗（B-2）[36]，替代方案可为利奈唑胺（B-2）[36]或者磺胺甲基异恶唑（C-3）[36]。治疗尽可能采用静脉途径（因患者多有颅内压增高，一般不推荐腰穿鞘内注射的给药模式，必需时可增加脑室内注射途径）（C-3）[37]。合并多重细菌感染或者合并多系统感染时可联合用药。

（3）根据药物血脑屏障通透性以及患者的个体情况，中枢神经系统的感染一般建议使用患者能够耐受的药物说明中最大药物剂量以及长程治疗（2～8周或更长）。

（二）围手术期癫痫

相对于综合 ICU 和其他专科 ICU，神经外科重症单元中癫痫发作更为常见。受过专科训练的监测人员以及持续的脑电专科监测提高了癫痫患者的检出率。诱发癫痫的高危因素包括：癫痫史、术前有癫痫史的患者、颅脑外伤、脑肿瘤、脑血管病（包括自发性蛛网膜下腔出血、脑内血肿、脑动脉畸形）、颅内感染（如脑脓肿、寄生虫）等；手术持续时间＞4 h者更易诱发癫痫；脑水肿或颅内压增高；术后出血或感染[38]。

1.癫痫的治疗

抗癫痫药物（AED）治疗应针对患者癫痫发作的类型或患者可能存在的癫痫发作风险进行恰当的选择，包括传统的和新型的抗癫痫药及不同的剂型，如缓释剂。部分性发作（包括继发性全身性发作）首选卡马西平和苯妥英钠，次选丙戊酸钠和新型抗癫痫药奥卡西平、左乙拉西坦、托吡酯、拉莫三嗪等。失神发作首选乙琥胺和丙戊酸钠。非典型失神发作与失张力发作的首选药物是丙戊酸钠，次选为拉莫三嗪。肌阵挛发作的首选药物是丙戊酸钠，次选为拉莫三嗪、氯硝西泮。全身性强直-阵挛发作首选丙戊酸钠和苯妥英钠，新型抗癫痫药物如左乙拉西坦、托吡酯、拉莫三嗪和唑尼沙胺也可选用。开始时应单药治疗，最大耐受剂量仍不能有效控制时，再考虑联合用药。注意药物的相互作用以及不良反应，必要时做血药浓度监测（卡马西平、苯妥英钠、丙戊酸钠、苯巴比妥、左乙拉西坦）。

2. 癫痫持续状态

（1）定义

癫痫的持续状态指5 min或更长的连续临床和（或）脑电记录到的癫痫活动或之间没有恢复期的反复抽搐（A-2）[38]。癫痫持续状态分为惊厥性癫痫持续状态（与四肢节奏性抽搐相关的惊厥）和非惊厥性癫痫持续状态（脑电图上可显示癫痫活动但是没有惊厥性癫痫持续状态的临床表现）（A-1）[38]。引起癫痫持续状态的原因包括高热惊厥、脑血管意外、感染、原发性癫痫、抗癫痫药物不足、电解质紊乱、药物中毒、颅脑损伤、缺氧和肿瘤等。癫痫持续状态的病因应被明确并尽早治疗（A-1）[38]。

（2）治疗选择

癫痫持续状态的治疗包括两个方面：终止癫痫发作及基础病的治疗。初期处理应遵循气道、呼吸和循环的ABC原则，包括保持气道通畅或气管插管、吸氧、心电和血压监测等（C-3）[39]。惊厥性癫痫持续状态的治疗应该迅速开始并持续进行直到临床抽搐发作停止（A-1）[38]，或直到脑电癫痫活动发作停止（A-2）[38]。苯二氮卓类药物用于初始紧急治疗（A-1）[3]。用于控制癫痫持续状态的紧急AED包括静脉滴注磷苯妥英钠/苯妥英钠、丙戊酸钠或左乙拉西坦（A-2）[38]。有条件的医疗单位可对癫痫持续状态的患者使用脑电图监测（A-3）[38]。如果怀疑是持续发作，应行气管插管（应用呼吸机），丙泊酚诱导爆发抑制，必要时予以诱导剂量及维持；或者联合咪达唑仑进行控制。在癫痫持续状态发病后1 h内开始连续性脑电监测（A-3）[38]。昏迷患者，脑电图监测持续时间至少48 h（A-3）[38]。建议重症监护室的医护人员应进行脑电图监测特殊培训，具备分析原始脑电图和定性脑电图的基本能力（A-3）[38]。

3. 神经外科患者预防性AED的应用

（1）脑肿瘤

新确诊的脑肿瘤患者（包括原发性肿瘤患者）AED不能预防其首次发作，因此预防性AED不应常规用于新确诊的脑肿瘤患者（C-3）[40]。有癫痫发作高危因素的脑肿瘤患者开颅术后可以应用AED。对于术后无抽搐发作的脑肿瘤患者，特别是那些病情稳定或正在经历AED不良反应的患者（B-2），应该在手术第1周后逐渐减量并停用抗癫痫药物[40]。对于无抽搐发作的脑转移瘤患者，不推荐常规预防性使用AED（A-1）[39]。已经癫痫发作的患者必要时可以联合用药，但应该避免使用酶诱导性AED（B-2）[40]。

（2）颅脑外伤

严重颅脑损伤的患者（典型表现为长时间的意识丧失，CT上表现为颅内血肿或脑挫裂伤，和/或凹陷性颅骨骨折）可应用预防性AED治疗，开始为静脉途径负荷量，应在伤后尽早用药以减少伤后早期痫性发作（7 d内）的风险（A-1）[41]。不推荐在外伤7 d以后常规预防性应用苯妥英钠、卡马西平或丙戊酸钠来减少创伤后晚期痫性发作（7 d后）的风险（A-1）[41]。

（3）脑血管病

卒中后没有抽搐发作或没有亚临床发作的患者不做AED预防性治疗（A-1）[13]，但是对于之前有抽搐史、脑实质内血肿或大脑中动脉动脉瘤的患者可以考虑应用（B-2）[42]。卒中后有癫痫的患者应用AED进行治疗（B-1）[13]。

4. 护理要点

发生癫痫以及癫痫持续状态时要保持呼吸道通畅，立即将患者头偏向一侧，抽搐时不可用强力按压肢体，以免造成外伤或骨折，用牙垫或用裹纱布的压舌板塞入患者上下臼齿之间，以防咬伤舌头。记录肢体抽搐持续时间及停止抽搐时间、意识变化时间等，及时报告医生。注意观察药物使用后可能出现的呼吸抑制，静脉给药时速度要慢，给药同时密切注意患者呼吸节律及生命体征的变化，一旦出现明显的呼吸抑制，应控制给药量或立即停药。

（三）静脉血栓栓塞性疾病

静脉血栓栓塞症（VTE）是神经外科危重病患者常见且后果严重的并发症，包括深静脉血栓（DVT）和肺栓塞两种类型。神经外科手术后患者DVT的发生率为19%～50%，肺栓塞的发生率为1.5%～5%，不同类型神经外科疾病VTE的发病率各不相同，颅脑损伤患者DVT的发病率为20%，蛛网膜下腔出血患者DVT的发病率为1.5%～18%，脑肿瘤患者DVT的发病率为32%[43, 44]。

1. 高危因素

VTE高危因素包括：脱水；卒中、瘫痪；严重感染；制动；严重肺部疾病；激素避孕或替代疗法；心力衰竭和非活动状态；脊髓损伤；中心静脉置管；恶性肿瘤；外科手术和组织损伤；反复轻微外伤（身体接触的运动）；静脉功能不全等。并发VTE的原因除血流缓慢、血管壁损伤和血液高凝状态等常规因素外，神经外科重症患者还有其特殊的高危因素，如手术时间长（＞4 h）、糖皮质激素的应用、手术中脑局部释放促凝物质、术后偏瘫、长时间卧床及渗透性脱水等。手术时间＞4 h可以使神经外科患者发生DVT的危险增加2倍。建议使用风险评估检查表对每例住院患者或急诊就诊患者的血栓栓塞和出血的风险予以评估，风险和预防治疗的收益必须与患者商讨（C-3）[45]。

2. 诊断方法

常用的DVT辅助检查方法包括影像学检查及实验室检查。影像学检查主要包括多普勒超声、静脉造影等。实验室检查主要包括高凝状态检查及D-二聚体等检查。血浆D-二聚体阴性有助于排除低危患者的急性肺栓塞，故D-二聚体不升高，是除外肺栓塞的有价值指标之一。但D-二聚体单独检查的敏感性及特异性较低（C-2）[45]。床旁彩色多普勒血管超声可以作为DVT的常规检查手段，静脉彩色多普勒超声检查是诊断DVT的金标准（A-1）[46]，也是确诊可疑VTE患者的首选（C-3）[46]。初始扫描阴性或不能确诊但存在临床可疑症状的患者或临床症状不能缓解的患者，应该重复超声检查（C-3）[45]。必要时进行静脉血管造影。肺动脉CT血管造影（CTPA）是目前诊断肺栓塞的金标准。强烈推荐CTPA作为确诊肺动脉栓塞的首选方法（A-2）[46]。对所有VTE患者进行全面的临床病史询问和体格检查，其目的是发现促进血栓形成的潜在因素并评估抗血栓治疗是否合适（C-3）[46]。对血栓形成倾向的遗传因素进行测试（抗凝血酶，蛋白

C, 蛋白S不足和因子V莱顿和凝血酶原G20210A) 不会影响VTE的早期治疗, 但不应该作为常规检查 (A-2)[46]。

3. 预防及治疗

预防开始的时间越早越好, 神经外科危重患者在NICU期间需要全程预防。预防方法目前有物理预防和药物预防。早期活动可以降低VTE风险, 但是很多神经外科危重患者常无法进行早期充分的活动。物理预防可以增加下肢静脉血流和 (或) 减少静脉血流的淤滞。物理预防包括使用间歇充气加压泵 (IPC) 和加压弹力袜, IPC可以明显降低DVT的发生率。药物预防主要有普通肝素和低分子肝素 (LMWH) 两种方法 (A-1)[45]。由于较大的出血风险或药物敏感性 (如肝素可诱导的血小板减少症), 部分患者可能不适合肝素抗凝, 这部分患者可选择新型的非肝素抗凝剂 (例如重组水蛭素、阿加曲班) (B-2)[46]。对于那些不能使用任何抗凝剂的患者, 应该放置下腔静脉滤器, 以防止肺动脉栓塞 (B-2)[46]。在应用普通肝素和LMWH时必须考虑到有引起出血的危险, 高危险因素包括活动性出血、获得性出血性疾病 (如急性肝功能衰竭)、合用抗凝剂[如同时使用华法林治疗、12 h内将行腰椎穿刺、血小板减少 (血小板 < 85×10^9/L)、不受控制的收缩压 (230/120 mmHg或更高)]、未治疗的遗传性出血性疾病 (如血友病、血管性血友病等疾病) 等。存在上述危险因素之一的患者, 不建议抗凝治疗, 除非VTE风险大于出血风险。针对患者的临床表现、超声检查以及CTPA证实的VTE, 应协同相关科室会诊, 进行相应的治疗。

4. 神经外科中的抗凝治疗

对于经历较大神经外科手术的患者, 常规使用IPC预防血栓形成 (A-1)[47], 存在VTE高风险的患者, 联合应用机械性方法 (IPC或加压弹力袜) 和药物治疗 (LMWH或普通肝素) (B-2)[47]。所有急性脑卒中患者应鼓励早期活动和摄入足够的水分, 以防止DVT和肺栓塞发生。蛛网膜下腔出血患者应该采取预防深静脉血栓的措施 (A-1)[46]。LMWH或普通肝素不应在动脉瘤没有破裂或即将手术的患者预防应用 (A-3)[47]。普通肝素的预防应用应该在动脉瘤术后24 h后开始 (A-2)[46]。普通肝素和LMWH应该在颅内手术操作前后24 h停用 (A-2)[46]。DVT预防的持续时间是不确定的, 但是可以根据患者活动情况确定。使用抗血小板治疗缺血性卒中患者, 可防止DVT/肺栓塞发生 (A-1)[28]。预防剂量的LMWH或普通肝素可以谨慎地用于存在DVT/肺栓塞高风险的急性缺血性脑卒中患者 (B-2)[28], 同时应高度警惕出血风险。

(四)体液管理

神经外科重症患者的体液管理是与其他系统疾病治疗迥然不同的一个重要方面, 维持脑灌注压和正常颅内压是基本保障。神经外科重症者常常涉及体液平衡管理的问题, 因此, 提出如下原则性建议:

1. 围手术期或脑损伤后早期的液体入量

研究证实, 足量补液和限制液体入量的两组重型颅脑损伤患者, 其发生难治性颅内压增高的比例差异无统计学意义 (C-2)[48], 但是过量补液可能导致患者肺水肿 (C-

3）[49]，因此补液原则为个体化的充分补液而非限制补液，不规范的补液会增加患者的病死率[47]。提倡对需要大量补液患者常规实施CVP监测。重型脑外伤患者可保持中等或轻度高血容量；蛛网膜下腔出血患者，尽量维持等容状态（CVP 5～8 mmHg）；明确有脑血管痉挛时，则需要保持高血容量（CVP≥8 mmHg）（C-3）[19]。对于围手术期的患者，应该警惕补液过量（B-2）[47]。提倡CVP监测下的出入量平衡，控制输液速度，防止短时间内大量输入低渗或高渗液。

2.液体治疗的时机和种类

多发伤导致失血性休克的治疗一般要遵循尽早使液体达到设定液体量的原则。在复苏治疗的液体选择上，一般主张早期应用晶体液大量补液，不主张直接应用血管收缩剂，早期应用血管收缩剂被证实可以明显增加死亡率[11]。没有证据显示胶体液复苏优于晶体液。尽量避免使用低渗液体及10%葡萄糖。血容量补充不足，极易导致脑缺血的发生。对于容量补充≤50 ml/kg的患者，推荐价格相对更便宜、更容易获得和不良反应更小的等渗晶体液（B-2）[19]。对于血容量补充超过60 ml/kg的需大量补液患者，在补充晶体液的同时可增加胶体溶液，胶体液包括白蛋白、羟乙基淀粉、明胶溶液、葡聚糖注射液等（B-2）[47]。但是要高度重视胶体液潜在的肾功能损害及凝血障碍等不良反应。甘露醇能够迅速提高血浆渗透压从而达到降低颅内压的目的，甘露醇在0.25～1 g/kg的剂量时即有明显的降颅压效果，根据病情调整，频率为1次/（4～6）h，维持血浆渗透压在300～320 mOsm/L，甘露醇的利尿作用，会造成高钠血症和血浆渗透压改变，因此应该进行有效血浆渗透压监测（B-2）[50]，在肾功能障碍、心衰、肺水肿时根据检验和检查结果慎用或停用。高渗盐水可以减少液体总入量、促进术中液体循环和降低颅压，其降颅压起效较甘露醇更快、效果更持久，且在甘露醇降颅压无效后应用高渗盐水仍可能有效。临床使用高渗盐水降压应该对血钠水平和尿量进行检测，维持血 Na^+ 在145～155 mmol/L，血浆渗透压在300～320 mOsm/L，保持血 K^+ 在正常范围[4]。

3.糖皮质激素的应用

针对不同的病情，激素使用的原则是不同的。实施糖皮质激素治疗时应该监测血糖。不推荐应用激素治疗脑梗死患者的脑水肿（A-1）[51]。不推荐大剂量激素治疗脑外伤（A-1）[2]。可以使用激素治疗颅内肿瘤如脑膜瘤、胶质瘤及转移癌等所致瘤周水肿。地塞米松是首选药物（B-2）[50]。为减少不良反应或与其他药物的相互反应，应尽可能短时间使用最小剂量的激素。

4.血糖控制

中枢神经损伤导致的应激反应、下丘脑损伤和儿茶酚胺激增等可诱发应激性高血糖，其比例高达30%～70%。而高血糖可进一步导致患者转归不良、增加死亡率。另外，也应该避免低血糖（血糖＜4.4 mmol/L）（A-1）[13]。应常规监测血糖。围手术期患者应保持血糖在5～7.2 mmol/L之间，餐后2 h血糖不超过10 mmol/L（A-1）[52]。控制血糖可以配置适宜浓度的胰岛素静脉输注或者静脉泵入。葡萄糖和胰岛素混合输注可避免低血糖。根据血糖监测结果每天调整胰岛素用药量。进行规律胃肠营养的患者必要时可以考虑予以长效胰岛素控制血糖。高度警惕由于血糖控制不良导致的糖尿病酮症酸中毒（DKA）和非酮症高渗性糖尿病（HONK），因血糖具有渗透利尿作用，DKA和HONK可导致血容量不足，如发生此类并发症应以 $15 \sim 20 \text{ ml} \cdot \text{kg}^{-1} \cdot \text{h}^{-1}$ 的速度替代性补充生理盐水，及时应用胰岛素控制血糖。胰岛素输注后须严密监测血钾浓度，当血 pH < 7.0 或存在致命高钾血症时，可给予碳酸氢钠治疗。必要时请内分泌专科协助控制。

5.特殊类型水盐代谢失衡

神经外科患者容易导致水电解质失衡，以血钠失衡和血钾失衡最为常见。就神经外科重症患者几种特殊类型的水盐失衡分述如下。

（1）中枢神经源性尿崩症（CNDI）

头部创伤和其他颅内疾患导致下丘脑垂体损伤，可导致管理抗利尿激素（ADH）储存与分泌的垂体后叶部分损伤，以稀释性多尿和高血钠为特点。表现为多尿的尿崩症早期可持续几个小时到几天；$5 \sim 6$ d后，尿量接近正常，此时患者可能有储存ADH释放。后期由于ADH耗竭，或者分泌ADH的下丘脑垂体细胞失去功能，可能会出现永久性尿量过多。

①诊断依据：临床病史及脱水多尿症状体征，实验室检查尿相对密度和尿渗透压下降、高钠血症以及血渗透压升高（> 295 mOsm/kg）。

②治疗原则：纠正ADH不足，补水同时促进钠吸收，保持体液平衡。急性期可以应用外源性ADH，包括垂体后叶素、去氨加压素或者赖氨加压素。随时调整液体量。可经口或经静脉补液，补液可以应用低钠液（0.45%NaCl）。补液速度不宜过快，并密切监测血钠浓度，以每小时血钠浓度下降不超过0.5 mmol/L为宜，否则会导致脑细胞渗透压不平衡而引起脑水肿。

（2）抗利尿激素分泌异常综合征（SIADH）

头部创伤和其他颅内疾患导致抗利尿激素分泌增多，表现为少尿（$400 \sim 500$ ml/24 h）、尿钠升高，血钠下降、水潴留性体重增加，体内游离水总量相对增多。表现为精神错乱、共济失调、癫痫发作、反射增强或减弱、昏迷和不可逆性脑损伤。

①诊断依据：相关SIADH发病史和低钠血症相关的神经精神症状和体征。血钠 < 135 mmol/L，血渗透压 < 275 mOsm/kg，尿钠 > 25 mmol/L，尿渗透压高于血压。

②治疗原则：限制输液量，< 1000 ml/24 h。补钠要慢，应用高渗盐水（3%氯化钠）要慎重。可应用呋塞米利尿或者碳酸锂抑制肾小管对ADH的反应。如血钠 < 110 mmol/L，应使用高渗含盐溶液。

（3）脑耗盐综合征（CSWS）

CSWS常见于脑外伤以及其他颅内疾患，发病机制不详。临床表现与SIADH相似，具有低血钠、脱水及高尿钠（> 50 mmol/L）三联征。现在认为，CSWS与SIADH的区别关键在于血容量。SIADH因血管内容量增多而表现为稀释性低血钠，治疗以限制容量为目标；而CSWS属低血容量和低血钠状态，治疗目标是重建正常血容量，不应限制入量，而应输入等渗含钠溶液。

（五）呼吸系统管理

神经外科重症患者的呼吸支持极为重要，多种因素可以引起神经外科重症患者呼吸功能不全。而低氧血症和低血压是继发脑损伤的重要原因。同时神经系统的损伤可导致呼吸节律的中枢异常和气道自主维护困难。神经外科重症患者进行机械通气时应遵循重症患者机械通气的基本原则。可参照中华医学会重症医学分会制定的《机械通气临床应用指南》[53]及中华医学会呼吸病学分会呼吸生理与重症监护学组制定的《无创正压通气临床应用专家共识》[54]。

1.神经外科重症监护单元机械通气的质量控制和评估应该符合重症医学、呼吸内科等专业的标准。

2.在进行机械通气治疗过程中，应制定相应的人工气道管理规章制度和呼吸机相关性肺炎的预防策略。

3.当同时伴有肺部病变，或伴有胸部创伤时，要及时请相关科室针对原发病进行相应的诊断和鉴别诊断，并采取针对性的治疗措施。

4.神经外科重症治疗的医护人员需进行系统的抢救、无创通气机、呼吸机相关性肺炎培训（C-3）[54]，掌握有关呼吸机相关性肺炎的流行病学、危险因素及对预后的影响（B-2）[55]。

5.神经外科重症患者的呼吸状态必须得到有效的评估和监测。呼吸状态评估的内容包括：年龄、吸烟史、呼吸相关疾病、手术时间、意识状态及呼吸节律、自主咳痰能力、是否存在舌后坠、肺的通气功能和换气功能、是否同时合并胸部损伤、吸入氧浓度等，及时发现异常的呼吸变化[54]。评估过程中要关注血气、指氧、呼吸末二氧化碳等指标，并根据以上结果调整呼吸支持的方式和模式。

6.在进行机械通气前，应首先明确机械通气的目的，并确立个体化的通气目标，避免呼吸机相关性肺损伤。在进行呼吸支持前，要对气道状态进行评估，建立适当的人工气道。进行呼吸支持时要特别注意对中枢的影响，要注意机械通气和自主通气的协调。

7.呼吸支持的终极目标是达到正常的生理状态，呼吸机设置的调节应维持$SPO_2 > 95\%$，$PaO_2 > 80$ mmHg，$PaCO_2$维持在35～45 mmHg（过度换气时30～35 mmHg）。如果$SPO_2 < 90\%$，$PaO_2 < 60$ mmHg，脑组织将出现缺氧。虽然过度通气降低$PaCO_2$可降低颅压，但可使血管收缩导致脑缺血，因此不建议长期应用。另一方面，对于存在急性肺损伤的神经重症患者要求包括小潮气量和中等PEEP的肺保护性通气策略，PEEP升高胸腔内压，并导致颅内血液回流减少，使颅内压升高，当PEEP超过375 pxH_2O（25 $pxH_2O = 0.098$ kPa）时对颅内压产生明显影响。高于375 pxH_2O的PEEP仅用于发生严重低氧血症时。临床上，在维持适当的SPO_2、$PaCO_2$和肺保护性通气策略之间需要进行适当的平衡。

8.呼吸支持情况下要严格避免患者发生呛咳或呃逆，尤其针对脑出血或未处理动脉瘤患者。进行机械通气患者若需要进行气道吸痰可首先进行短暂过度通气。吸痰过程避免停止机械通气（B-2）[19]，进行气道吸痰须严格在15 s以内完成（B-2）[19]，尽量避免气道盐水冲洗（B-2）[19, 54]。

9.由于人工气道的建立，气囊对气管壁的刺激和未经加温加湿的干冷空气的直接吸入等可能会成为气道高反应的诱因，如不能完全消除，可适当加用支气管解痉剂（如茶碱类）和布地奈德雾化吸入。

10.有创机械通气应全程使用加热及湿化，湿化程度需要在33～44 mgH$_2$O/L之间，加热须在34～41℃（B-2）[53]，加热及湿化可以避免机械通气菌群的定殖，保证呼吸道的良好湿度，但无法预防呼吸机相关性肺炎（A-1）[53]。

11.机械通气过程中，口腔护理（非口腔用抗生素）能降低呼吸机相关性肺炎的发生率（A-1）[53]，但口腔护理建议次数及时机不明确，建议常规使用（A-1）[54]。机械通气过程中要定期评估当前的呼吸支持是否适当，并进行相应的调整。评价内容除了呼吸状态外，还应该包括中枢系统和循环系统状态的评价，短期内估计患者不能清醒者经过系统评估后必要时可行气管切开。

12.对于存在人工气道的患者，必须每日动态评估气道的位置、气道是否通畅、固定是否可靠。对于人工气道不能耐受的患者，要适当镇静镇痛，避免因躁动导致颅内压升高。

13.脱机指征中要包括呼吸状态、循环状态和中枢状态的综合评价。当具备脱机条件时，要制定明确的脱机策略，逐步脱机，避免不必要的风险和失败。有效使用镇静药物以及减短使用机械通气时间能有效提高脱机的成功率。

14.人工气道的去除，除了满足机械通气的要求外，还必须考虑患者的神志状态、自主呛咳能力是否能够满足痰液引流的需要等。如能达到要求则尽量去除，尽量减少或避免人工气道引起的并发症的发生。

15.拔出人工气道后要密切观察患者的呼吸状态及趋势。如有呼吸困难发生要判断原因，一过性气道高反应和喉头水肿是常见原因，可给予对症治疗，如静脉予以支气管解痉剂（如茶碱类）及布地奈德雾化治疗，如不能缓解可行无创通气序贯治疗，必要重新建立人工气道进行有创通气治疗。神经外科重症患者神经反射阈值较高，排痰能力明显降低，有创气道的长期开放极易导致痰液黏稠及排出不畅，严重时可形成痰痂使气道梗阻。因此，应加强翻身、拍背、吸痰等基础护理，必要时静脉（如氨溴索）或者局部雾化应用（如糜蛋白酶）祛痰药物。

（六）循环系统管理

严重的颅脑创伤患者常常伴有血流动力学不稳定。低血压是严重颅脑创伤预后不良的独立危险因素，直接由严重的颅脑创伤引起的低血压并不常见，同时伴发的多种损伤导致的失血、心肌损害、脊髓休克等多种因素是低血压的主要原因。

1.循环系统管理影响神经外科重症患者预后以及疗效。神经外科重症患者必须每日动态评估患者重要脏器的功能，避免因组织灌注不足导致器官功能受损或恶化。评估方法参见中华医学会重症医学分会制定的《低血容量休克复苏指南》[56]和《成人严重感染与感染性休克血流动力学监测与支持指南》[57]。神经外科患者术前应完善循环系统相关检查。术前查BNP可提示心血管事件发生率以及术后因心血管事件所致的死亡率（B-2）[47]。当循环状态评估提示组织灌注存在不足时，在存在明显低血容量的证据和相应的病因时，要首先进行容量复苏和血流动力学监测。当容量复苏不能完全纠正组织低灌注时，需要请相关科室协助进行进一步的血流动力学的监测和调整。

2.当循环出现波动时，在进行充分循环支持的同时必须尽快寻找引起循环波动的诱因并采取针对性措施消除诱因[42]。循环波动不稳的情况下，仍需要严格控制平均动脉压在80 mmHg以上，避免脑部缺血。

3.神经外科重症患者应每日评估患者的循环状态，记录并评估每小时的出入量和每日出入量，避免循环波动造成器官功能损害，保证组织灌注充足。

4.神经外科重症监护单元应该开展脑灌注压和脑血流监测。在进行颅内压监测之前，平均动脉压应该维持≥80 mmHg，以确保良好的颅脑灌注压。有条件的医院可以进一步开展脑的氧代谢监测和脑功能监测。贫血是常见的严重颅脑损伤后的继发改变，应尽量避免。血色素尽可能维持≥100 g/L或红细胞压积≥0.30。由于脑组织为促凝血酶原激酶，可导致凝血异常，特别是创伤性颅内出血。必要时可通过输注适当的血制品予以纠正。继发于颅脑损伤的高血压也时常发生，当收缩压 > 160 mmHg或平均动脉压 > 110 mmHg时可引起血管源性脑水肿，并使颅内压升高。高血压往往是对颅内低灌注的生理性反射，在原因未能去除前，不要盲目降血压，以免引起脑缺血，除非收缩压 > 180 mmHg或平均动脉压 > 110 mmHg。如果有颅内压监测，可在脑灌注压的指导下管理患者血压。

（七）消化系统管理

神经外科重症患者由于长期应激状态及炎性因子刺激，导致胃肠血液流动速度减慢，血液供应不足，使胃肠局部黏膜缺血坏死而致溃疡、出血，同时由于长期卧床导致的肠蠕动减慢极易导致胃肠道运动功能障碍。因此，需要进行常规的消化系统管理，包括上消化道管理以及下消化道管理[58]。

1.应激性溃疡的危险因素

GCS评分 < 10分；机械通气超过48 h；严重的颅脑或脊髓损伤；手术时间 > 4 h；抗凝剂的应用；大剂量糖皮质激素的应用；1年内曾有消化道出血史；心、肺、脑复苏术后；休克；严重颅内压增高；颅内感染；缺血性或出血性卒中。

2.药物预防

使用药物预防，应根据患者的危险因素、胃肠功能、经济能力以及对药物的不良反应等情况，严格按疾病的个体化来确定（C-3）[58]。预防药物主要包括质子泵抑制剂（如埃索美拉唑等）（A-1）[58]、H_2受体抑制剂（A-1）[58]、胃黏膜保护剂（A-1）[58]。研究表明：与使用H_2受体抑制剂相比较，使用质子泵抑制剂能够显著减少消化道出血（B-1），而H_2受体抑制剂的预防效果又明显好于胃黏膜保护剂及抗酸剂；胃黏膜保护剂及抗酸剂的预防效果无显著差别。一般不推荐使用碱性抗酸剂药物预防（A-1）[59]。用药疗程一般建议3~7 d，危险因素越多，预防药物使用时间应越长（A-1）[59]，对于反复出血患者首先应该明确出血原因并进行相应治疗，预防用药可增加药物剂量、联合用药，或者变更药物种类。预防用药应注意所用药物与神经科专科用药之间的药物相互作用，同时也要警惕因胃液 pH 值改变及反流可能导致的院内获得性肺炎。

3.非药物预防

应尽早开始肠内营养，提前使用肠内营养可减少预防用药的用药疗程。但单纯使用肠内营养预防效果证据不足。

4.应激性溃疡出血的诊断和检查

患者如有咖啡色或血性胃液、柏油样黑便，结合患者血液常规检查中的血红蛋白、红细胞、红细胞压积、红细胞比积等结果，以及血流动力学改变，判断是否有消化道应激性溃疡出血，并确定出血的位置以及出血的程度。

5.应激性溃疡出血的治疗

（1）根据消化道出血的严重性，动态监测血压、血红蛋白、红细胞数，根据血红蛋白检查结果调整治疗方案，同时要注意因大量液体输入所致的血红蛋白测定值偏倚。如存在消化道应激性溃疡大出血，应邀请相关科室会诊，进行质子泵抑制剂（如埃索美拉唑等）抑酸、止血治疗，必要时停止肠内营养，持续胃肠减压，监测胃液 pH 值以及局部止血治疗。

（2）对合并有消化道溃疡、胃底食管静脉曲张等原发疾病的神经外科危重症患者，如出现上消化道大出血，可进行紧急胃镜检查及镜下止血。

十、神经外科重症管理的伦理学问题

神经外科重症患者多有昏迷、失语、谵妄或其他意识状态改变，从而导致决定能力丧失，在此情况下涉及患者的相关治疗和监护的决定权必须由其委托人代理。医护人员应始终秉着救死扶伤高度负责任的态度运用重要的伦理学原理对患者进行管理，同时了解相关法律法规[60, 61]。

（一）患者决策能力的评估

"决策能力"是指患者通过其能力综合相关因素去考虑并做出和表明其自己的合理选择。气管插管的患者、昏迷患者和半球性失语的患者是明确没有决策能力的；某些患者的决策能力随意识程度或疾病的阶段而波动。在神经外科重症单元内患者丧失决策能力是非常常见的情况，因此医生有责任对几乎所有的患者进行评估，并且将评估结果与其家属或委托人沟通。

（二）治疗的知情同意权

许多患者会涉及有创治疗。医生在操作之前须取得患者或委托人的有效知情同意，让患者充分了解病情后做出决定（急诊治疗遵循相关医疗原则）。患者或委托人需证明知情同意过程中是自愿的而不是被迫的。此外，在我国传统文化和国情下，患者的自我意识和独立权常受家庭的干涉。医务人员有必要在"无害原则"前提下，让患者和家庭达成共识。

（三）人体研究的知情同意

研究所需知情同意的标准比治疗知情同意的标准更严格。研究带来的潜在风险不应超过研究结果可能带来的优点，关于临床研究的有效知情同意需告知受试者该项研究操作的相关信息及可能产生的优点和风险。

（四）缺乏知情同意的急诊治疗原则

在紧急情况下，如果患者缺乏决策能力，且完成委托人知情同意后再行治疗常会延误治疗时机而使患者受到伤害。可采用事先向患者或委托人告知并取得其知情同意（即通用的知情同意）。

（五）无人照顾的患者及其监护

如果患者没有委托人，医疗单位及医务人员有义务做出能够体现出患者最大意愿的决策。但医护人员仍应努力寻找其亲友、相关机构、社会及法律的支持。

（六）科学理解家属的心理过程

在ICU内接受治疗的患者家属心理状态会经历"熟悉—确认—运行—终点"四个阶段。患者及家属在整个心理过程中会表现为不同的类型，包括：矛盾、紧张消极、烦躁激进以及知识缺乏。对于不同时期、不同类型的患者及家属，采取科学的沟通方法非常重要。

这些沟通方法包括：

1.明确治疗目标及预后：最好的结果即患者恢复，严重的结果包括不可接受的后果，如持续性植物状态或死亡。

2.采取反复多方的谈话沟通：高风险的决策，最好由医疗团队中最富有经验的医生参与这些沟通。决策过程中需要频繁地与患者及家属沟通以确定和重新评估患者的病情、治疗目标。

3.重视语言和非语言的交流技术：建议对医护人员进行医患沟通培训，包括规范用语、姿态、眼神等方面，以有效缓解患者的紧张情绪。

4.完善探视制度等相关的辅助制度建设。

十一、神经外科重症管理的模式及人员培训制度

神经外科重症患者既有神经外科专科特征，又符合危重症患者的特点，需要依托缜密的临床思维和完善的生命监测体系，通过专业、迅速的干预去有效解决临床难题，以期降低患者的致残率和死亡率。因此，建议神经外科重症管理模式采取多学科专业人员协作模式：

（一）医生团队及培训

包括神经外科、重症医学、神经内科、急诊医学、麻醉学等多学科医生参与，有条件的单位可增加康复理疗医师、营养师、呼吸机治疗师。理想的模式是独立的神经外科重症管理单元。条件不具备的情况下可与综合ICU协作成立有神经外科医生参与的重症医学亚专业组。医生团队必须接受重症医学和神经外科的双重培训。培训内容及培训时

间建议在进一步探索中制定，逐步过渡到资质认证阶段。专业团队及严格的培训和认证制度是该专科在我国未来的发展方向。

（二）护理团队及培训

护理团队需要具备高度的责任心和慎独精神、敏锐的观察力、灵敏的思维能力、敏捷的动手能力、良好的沟通能力、自我调适能力及健康的体魄。团队护理人员建议接受重症护理及神经外科专科护理的双重培训。结合医护一体化（查房、业务学习、病例讨论、学术会议等）培训模式，掌握重症护理基本理论、技能和神经外科专科护理理论和技能，具备护理神经外科重症患者的综合能力。

十二、结束语

神经外科重症医学是临床中最重要、最复杂的工作之一。神经系统不能也不可能独立于身体其他系统。手术成功不仅有赖于手术技术的提高，而且有赖于围手术期的综合管理与系统支持。当前，我国各地区神经外科重症管理的条件和水平尚不一致，各级医院应根据情况尽量参照本共识执行。

神经外科重症医学是一个飞速发展又充满众多未知的交叉学科，继续深入研究和探索的空间极大，需要从事神经外科重症医学的医护人员以崭新的理念、接纳的态度、协作的精神、开放的思维去不断努力和探索。

本共识仅代表参与编写及讨论专家的观点，不具备法律效力。解释权在本共识编写委员会。

参考文献

1. 中华医学会重症医学分会. 中国重症加强治疗病房(ICU)建设与管理指南(2006). 中国危重病急救医学, 2006, 18:387-388.

2. Brain Trauma Foundation, American Association of Neurological Surgeons (AANS), Congress of Neurological Surgeons (CNS), et al. Guidelines for the Management of Severe Traumatic Brain Injury. 3rd ed. J Neurotraum, 2007, 24:1-116.

3. 中国医师协会神经外科医师分会, 中国神经创伤专家委员会. 中国颅脑损伤颅内压监测专家共识. 中华神经外科杂志, 2011, 10:1083-1084.

4. Layon A J, Gabrielli A, Friedman W A, et al. Textbook of Neurointensive Care. Phiadelphia: Saunders, 2004: 26-51.

5. Martin D, Smith M. Medical management of severe traumatic brain injury. Brit J Hosp Med, 2004, 65: 674-680.

6. 吴雪海, 高亮, 金毅. 对冲性双额脑挫裂伤治疗策略和预后. 中华急诊医学杂志, 2011, 20: 1263-1266.

7. Hughes A, Lee C, Kirkham F, et al. Delayed extradural hemorrhage: a case for

intracranial pressure monitoring in sedated children with traumatic brain injury within tertiary centres. BMJ Case Rep, 2013, 18.

8. 秦德广, 金毅. 高血压脑出血持续颅内压监测. 郑州大学学报: 医学版, 2011, 46: 628-630.

9. Ziai W C, Melnychuk E, Thompson C B, et al. Occurrence and impact of intracranial pressure elevation during treatment of severe intraventricular hemorrhage. Crit Care Med, 2012, 40: 1601-1608.

10. Kochanek P M, Carney N, Adelson P D, et al. Guidelines for the acute medical management of severe traumatic brain injury in infants, children, and adolescents. 2nd ed. Pediatr Crit Care Med, 2012, 13: 1-82.

11. American Association of Neuroscience Nurses. Care of the patient undergoing intracranial pressure monitoring /external ventricular drainage or lumbar drainage. Glenview (IL): American Association of Neuroscience Nurses, 2011: 1-38.

12. Chesnut R M, Temkin N, Carney N, et al. A Trial of intracranial pressure monitoring in traumatic brain injury. N Engl J Med, 2012, 367: 2471-2481.

13. Diringer M N, Bleck T P, Claude Hemphill J 3rd, et al. Critical care management of patients following aneurismal subarachnoid hemorrhage:recommendations from the Neurocritical Care Society's Multidisciplinary Consensus Conference. Neurocrit Care, 2011, 15: 211-240.

14. Isley M R, Edmonds H L Jr, Stecker M, et al. Guidelines for intraoperative neuromonitoring using raw (analog or digital waveforms) and quantitative electroencephalography. A position statement by the American Society of Neurophy siological Monitoring. J Clin Monit Comput, 2009, 23: 369-390.

15. Tunkel A R, Glaser C A, Bloch K C, et al. The management of encephalitis: clinical practice guidelines by the Infectious Diseases Society of America. Clin Infect Dis, 2008, 47: 303-327.

16. Work Loss Data Institute. Head trauma, headaches. Not including stress & mental disorders. Encinitas: Work Loss Data Institute, 2011.

17. Bouma G J, Muizelaar J P, Bandoh K, et al. Blood pressure and intracranial pressure volume dynamics in severe head injury: relationship with cerebral blood flow. J Neurogurg, 1992, 88: 15-19.

18. 中华医学会重症医学分会. 重症加强治疗病房患者镇痛和镇静治疗指南(2006). 中国实用外科杂志, 2006, 26: 893-901.

19. American Association of Neuroscience Nurses. Care of the patients with anuerysmal subarachnoid hemorrhage. Glenview: American Association of Neuroscience Nurses, 2009: 1-30.

20. Dellinger R P, Levy M M, Carlet J M, et al. Surviving sepsis campaign: international guidelines for management of severe sepsis and septic shock: 2008. Intensive Care Med, 2008, 34: 18-60.

21. American College of Radiology, Society of Interventional Radiology. ACR-SIR practice guideline for sedation /anagelsia.［online publication］. Reston: American College of Radiology, 2010: 1-7.

22. Working Group of the Clinical Practice Guideline for Palliative Care. Clinical practice guideline for palliative care. Madrid (Spain): Basque Office for Health Technology Assessment, 2008: 1.

23. 中华医学会肠外肠内营养学分会神经疾病营养支持学组. 神经系统疾病肠内营养支持操作规范共识(2011版). 中华神经外科杂志, 2011, 44: 888-891.

24. McClave S A, Martindale R G, Vanek V W, et al. Guidelines for the Provision and Assessment of Nutrition Support Therapy in the Adult Critically Ill Patient: Society of Critical Care Medicine (SCCM) and American Society for Parenteral and Enteral Nutrition. JPEN J Parenter Enteral Nutr, 2009, 33: 277-316.

25. Singer P, Berger M M, Van den Berghe G, et al. ESPEN guidelines on parenteral nutrition: intensive care. Clin Nutr, 2009, 28: 387-400.

26. Berger M M, Pichard C. Best timing for energy provision during critical illness. Crit Care Care, 2012, 16: 215-231.

27. Lindsay M P, Gubitz G, Bayley M, et al. Canadian best practice recommendations for stroke care. Ottawa: Canadian Stroke Network, 2010: 85-98.

28. Scottish Intercollegiate Guidelines Network. Management of patients with stroke: rehabilitation, prevention and management of complications, and discharge planning. A national clinical guideline. Edinburgh: Scottish Intercolle giate Guidelines Network, 2010: 1-101.

29. Managing complications. Clinical guidelines for stroke management (2010). Melbourne Australia: National Stroke Foundation, 2010: 96-111.

30. 中华医学会神经病学分会神经康复学组, 中华医学会神经病学分会脑血管病学组, 卫生部脑卒中筛查与防治工程委员会办公室. 中国脑卒中康复治疗指南(2011完全版). 中国医学前沿杂志(电子版), 2012, 4: 55-86.

31. Management of Stroke Rehabilitation Working Group. VA/DoD clinical practice guideline for the management of stroke rehabilitation. Washington: Veterans Health Administration, Department of Defense, 2010: 1-150.

32. American Association of Neuroscience Nurses. Nursing management of adults with severe traumatic brain injury. Glenview: American Association of Neuroscience Nurses, 2008: 1-20.

33. Scottish Intercollegiate Guidelines Network (SIGN). Antibiotic prophylaxis in surgery.

A national clinical guideline. Edinburgh: Scottish Intercollegiate Guidelines Network (SIGN), 2008: 1-71.

34. 魏俊吉, 柴文昭, 王任直, 等. 神经外科抗菌药物的使用原则和策略. 中华医学杂志, 2012, 92: 3191-3193.

35. O' Grady N P, Barie P S, Bartlett J G, et al. Guidelines for evaluation of new fever in critically ill adult patients: 2008 update from the American College of Critical Care Medicine and the Infectious Diseases Society of America. Crit Care Med, 2008, 36: 1330-1349.

36. Liu C, Bayer A, Cosgrove S E, et al. Clinical practice guidelines by the Infectious Diseases Society of America for the treatment of methicillin- resistant staphylococcus aureus infections in adults and children. Clin Infect Dis, 2011, 52: e18-e55.

37. 桑福德. 抗微生物治疗指南. 41 版. 北京: 中国协和医科大学出版社, 2011: 6-9.

38. Brophy G M, Bell R, Claassen J, et al. Guidelines for the evaluation and management of status epilepticus. Neurocrit Care, 2012, 17: 3-23.

39. Meierkord H, Boon P, Engelsen B, et al. EFNS guideline on the management of status epilepticus in adults. Eur J Neurol, 2010, 17: 348-355.

40. Glantz M J, Cole B F, Forsyth P A, et al. Practice parameter: anticonvulsant prophylaxis in patients with newly diagnosed brain tumors. Report of the Quality Standards Subcommittee of the American Academy of Neurology. Neurology, 2000, 54: 1886-1893.

41. Chang B S, Lowenstein D H. Practice parameter: antiepileptic drug prophylaxis in severe traumatic brain injury: report of the Quality Standards Subcommittee of the American Academy of Neurology. Neurology, 2003, 60: 10-16.

42. Ray W Z, Strom R G, Blackburn S L, et al. Incidence of deep venous thrombosis after subarachnoid hemorrhage. J Neurosurg, 2009, 110: 1010-1014.

43. Kim G H, Hahn D K, Kellner C P, et al. The incidence of heparin - induced thrombocytopenia Type II in patients with subarachnoid hemorrhage treated with heparin versus enoxaparin. J Neurosurg, 2009, 110: 50-57.

44. Finnish Medical Society Duodecim. Prevention of venous thromboembolism. In: EBM Guidelines. Evidence - Based Medicine [Internet]. Helsinki, Finland: Wiley Interscience. John Wiley & Sons, 2010.

45. Scottish Intercollegiate Guidelines Network (SIGN). Prevention and management of venous hromboembolism. Edinburgh: Scottish Intercollegiate Guidelines Network (SIGN), 2010: 1-101.

46. Gualandro D M, Yu P C, Calderaro D, et al. Steps to reduce surgical risk. In: II guidelines for perioperative evaluation. Arq Bras Cardiol, 2011, 96: 1-68.

47. Fletcher J J, Bergman K, Blostein P A, et al. Fluid balance, complications, and brain tissue oxygen tension monitoring following severe traumatic brain injury. Neurocrit Care, 2010,

13: 47-56.

48. Gualandro D M, Yu P C, Calderaro D, et al. Disease — specific approaches. In: Ⅱ guidelines for perioperative evaluation. Arq Bras Cardiol, 2011, 96: 10-22.

49. Dutch Society for Neuro-Oncology. Gliomas. Amsterdam, The Netherlands: Association of Comprehensive Cancer Centres, 2008 : 1 -28 .

50. American Association of Neuroscience Nurses. Guide to the care of the hospitalized patient with ischemic stroke. 2nd ed. Glenview（IL）: American Association of Neuroscience Nurses, 2008: 1-38.

51. Institute for Clinical Systems Improvement (ICSI). Preoperativeevaluation. Bloomington: Institute for Clinical Systems Improvement, 2010: 1-40.

52. 中华医学会重症医学分会. 机械通气临床应用指南(2006). 中国危重病急救医学, 2007, 19: 65-72.

53. 中华医学会呼吸病学分会呼吸生理与重症监护学组. 无创正压通气临床应用专家共识. 中华结核和呼吸杂志, 2009, 32: 86-92.

54. Coffin S E, Klompas M, Classen D, et al. Strategies to prevent ventilator-associated pneumonia in acute care hospitals. Infect Control Hosp Epidemiol, 2008, 29: 31-40.

55. 中华医学会重症医学分会. 低血容量复苏休克指南. 中国实用外科杂志, 2008, 28: 581-587.

56. 中华医学会重症医学分会. 成人严重感染与感染性休克血流动力学监测与支持指南. 中华急诊医学杂志, 2008, 16: 121-126.

57. ASHP Therapeutic Guidelines on Stress Ulcer Prophylaxis. ASHP Commission on Therapeutics and approved by the ASHP Board of Directors on November 14, 1998. Am J Health Syst Pharm, 1999, 56: 347-379.

58. Guillamondegui O D, Gunter O L Jr, Bonadies J A, et al. Practice management guidelines for stress ulcer prophylaxis.Chicago: Eastern Association for the Surgery of Trauma, 2008: 1-24.

59. 葛淑华,梁伟,霍博,等. 重症监护室新形势下防范护患纠纷的焦点及对策. 全科护理,2012,10: 2360-2361.

60. 易汉娥,邹翠芳,宋玉荣. 神经外科ICU清醒患者的心理问题及护理干预. 中国临床神经外科杂志,2012,18:388-389.

专家组名单

本共识执笔者：

魏俊吉(中国医学科学院北京协和医学院北京协和医院神经外科)

康德智(福建医科大学附属第一医院神经外科)

赵元立(首都医科大学附属北京天坛医院神经外科)

胡锦(复旦大学附属华山医院神经外科)

江荣才(天津医科大学总医院神经外科)

石广志(首都医科大学附属北京天坛医院ICU)

柴文昭(中国医学科学院北京协和医学院北京协和医院重症医学科)

王宁(首都医科大学宣武医院神经外科)

高亮(复旦大学附属华山医院神经外科)

孙世中(天津武警医学院附属医院神经外科)

彭斌(中国医学科学院北京协和医学院北京协和医院神经内科)

林元相(福建医科大学附属第一医院神经外科)

郭树彬(中国医学科学院北京协和医学院北京协和医院急诊科)

本共识编写委员会成员：

赵继宗(首都医科大学附属北京天坛医院神经外科)

周定标(解放军总医院神经外科)

周良辅(复旦大学附属华山医院神经外科)

王任直(中国医学科学院北京协和医学院北京协和医院神经外科)

张建宁(天津医科大学总医院神经外科)

王硕(首都医科大学附属北京天坛医院神经外科)

李新钢(山东大学附属齐鲁医院神经外科)

冯华(第三军医大学第一附属医院神经外科)

刘健(贵阳医学院附属医院神经外科)

江基尧(上海交通大学医学院附属仁济医院神经外科)

张赛(天津武警医学院附属医院神经外科)

张俊廷(首都医科大学附属北京天坛医院神经外科)

张建民(浙江大学医学院附属第二医院神经外科)

侯立军(第二军医大学附属长征医院神经外科)

洪涛(南昌大学第一附属医院神经外科)

袁贤瑞(中南大学附属湘雅医院神经外科)

高国栋(第四军医大学附属唐都医院神经外科)

康德智(福建医科大学附属第一医院神经外科)

游潮(四川大学附属华西医院神经外科)

鲍圣德(北京大学第一医院神经外科)

漆松涛(南方医科大学南方医院神经外科)

赵世光(哈尔滨医科大学第一附属医院神经外科)

赵元立(首都医科大学附属北京天坛医院神经外科)

胡锦(复旦大学附属华山医院神经外科)

本共识编写委员会顾问：

刘大为(中国医学科学院北京协和医学院北京协和医院重症医学科)

黄胜坚(台湾大学附属金山医院)

崔丽英(中国医学科学院北京协和医学院北京协和医院神经内科)

周建新(首都医科大学附属北京天坛医院ICU)

于学忠(中国医学科学院北京协和医学院北京协和医院急诊科)

詹思延(北京大学循证医学中心)

任祖渊(中国医学科学院北京协和医学院北京协和医院神经外科)

通讯作者：

王任直　中国医学科学院北京协和医学院北京协和医院神经外科

周定标　解放军总医院神经外科。

本文摘自《中华医学杂志》2013年6月第93卷第23期第1765—1779页。

重症脑损伤患者镇痛镇静治疗专家共识(2014)

中国医师协会神经外科医师分会神经重症专家委员会

毋庸置疑，镇痛镇静治疗是重症患者临床处理的重要组成部分，重症脑损伤患者亦不例外。然而，现实情况却表现为镇痛镇静在重症脑损伤患者中的应用存在争议，在不同单位中的实施也存在很大差异。造成这种现状的原因主要有两点：首先，镇痛镇静药物对意识评估的影响，是临床医师在对脑损伤患者实施镇痛镇静治疗时的主要担心；其次，对于脑损伤患者的镇痛镇静治疗，缺乏高级别循证医学证据，尤其是对远期神经系统转归的影响。在 2012 年 7 月召开的中国神经重症学术会议上，镇痛镇静论坛共收集到超过 400 个相关提问，说明临床医师对该问题的重视。基于这一背景，在这次学术会议上，由中国医师协会神经外科医师分会神经重症专家委员会 （CCNS-NCCC） 发起，组织国内相关领域 21 名专家成立了专家共识编写组，共同制订了《重症脑损伤患者镇痛镇静治疗专家共识》(简称《共识》)，目的在于为临床医师提供现有研究证据，并为今后进一步开展相关研究提供基础资料。

本共识将重症脑损伤患者界定为：因颅脑创伤、出血和缺血性卒中、缺血缺氧性脑病、颅内感染、脑肿瘤或其他疾病引起的脑损伤患者，需要重症加强医疗监测和治疗者。《共识》的制订过程包括：提出关键问题，系统收集相关文献，撰写初稿，提交《共识》编写组专家函审，提出修改意见。修订后召开专家讨论会，确定终稿，再次提交《共识》编写组专家审核。共识意见的证据和推荐级别依照 GRADE 标准[1]。证据级别分为高、中、低和极低四级（表 1）。

表 1　GRADE 证据分级

级别	评级依据
高级	进一步研究结果几乎不可能改变对现有证据的信度
中级	进一步研究结果有可能改变对现有证据的信度
低级	进一步研究结果有很大可能改变对现有证据的信度,并可能提出新的结果
极低级	现有证据的信度极不确定

根据对共识推荐意见的证据支持级别、效益、风险、负担和费用的综合判断，推荐级别分为强和弱两种。GRADE 标准的优点是在证据级别低时，也能够根据综合评价，提出强的推荐意见。这尤其适合于缺乏高级别循证医学证据的临床情况，也常是《共识》制订时选择的分级方法。

经《共识》编写组专家讨论，确定本共识涉及以下五个关键问题：

（1）重症脑损伤患者镇痛镇静治疗的目的；

（2）重症脑损伤患者在镇痛镇静治疗过程中的监测；

（3）镇痛镇静药物选择；

（4）镇痛镇静治疗在难治性高颅压中的作用；

（5）镇痛镇静药物在低温治疗中的应用。

一、重症脑损伤患者镇痛镇静治疗的目的

流行病学研究显示，镇痛镇静药物在重症脑损伤患者中的应用并不少见[2, 3]。在神经重症加强医疗病房（ICU）中接受机械通气的患者，应用镇静药物的比例与其他专科ICU收治的患者相似[2]。然而，在针对ICU患者镇痛镇静的随机对照研究中，多数将脑损伤患者排除，导致多项镇痛镇静指南无法对脑损伤患者的镇痛镇静问题给出相应的推荐意见[4-6]。

镇痛镇静在危重患者中应用的目的是多元化的，包括控制焦虑、躁动和疼痛[7]，减轻应激反应[8]，提高机械通气的协调性[9]，减轻医疗护理操作对患者造成的伤害性刺激[10]。这些基本目的也同样适用于重症脑损伤患者。重症脑损伤临床治疗的中心在于维持脑氧供需平衡[11]。疾病和诊疗操作对患者造成的伤害性刺激，无疑均可能导致脑损伤患者脑氧耗水平的升高。以气管内吸引为例，根据吸引过程中是否出现呛咳和体动为标准，将患者分为镇静满意和镇静不满意两组。结果发现，镇静不满意的患者在实施气管内吸引后，颅内压明显升高，颈静脉血氧饱和度明显降低[12]。伤害性刺激导致的循环波动，也会造成颅内血流动力学的改变，尤其是当患者脑血管自身调节功能受损时[13]。在这些情况下应用镇痛镇静药物，其目的不仅在于提高患者的舒适度，更重要的是发挥脑保护作用。目前对脑损伤患者镇痛镇静治疗的必要性已经达成共识，但尚缺乏高质量临床研究证据支持镇痛镇静改善脑损伤患者的临床转归[14]。现有证据主要来源于镇痛镇静药物对一些生理指标的良性影响，如颅内压、脑氧输送和脑代谢[15]。目前的主要问题不是讨论镇痛镇静治疗在重症脑损伤患者中的必要性和重要性，而是如何恰当地实施。

对于难治性颅高压患者，有时提高脑氧供的空间有限，降低脑氧耗就成了主要治疗措施，其中最为典型的例子就是大剂量巴比妥类药物的应用。虽然目前尚未获得改善患者转归的证据，但在欧洲和北美针对重症脑损伤治疗的指南中，多推荐将巴比妥类药物作为其他内科和外科治疗手段无效时的挽救性治疗措施[16]。由于巴比妥类药物对循环的影响可能导致脑灌注压的降低，近年来有部分研究探讨了其他镇静药物在难治性颅高压中的应用[17]。

低温治疗是难治性颅高压的另一种二线治疗手段。虽然到目前为止，除心搏骤停患者外，尚无确切证据表明低温治疗能够改善其他类型的临床转归，轻度低温仍然较为普遍地用于难治性颅高压患者的救治。几乎所有低温治疗的标准流程中都联合应用镇痛镇

静药物，当镇痛镇静药物不能有效控制寒战时，常同时应用肌肉松弛药物[18]。

镇静药物也是控制癫痫持续状态的标准用药之一。近年来已有相关癫痫指南发表[19]，本共识不再进行论述。

共识意见（1）：

镇痛镇静是脑损伤患者治疗的重要组成部分之一。脑损伤患者应用镇痛镇静治疗的目的，除提高患者舒适度、减轻应激反应、利于医疗护理操作外，更为重要的是脑保护作用（证据级别高，推荐级别强）。

共识意见（2）：

镇痛镇静药物是低温治疗的常规辅助用药，镇静药物也是控制癫痫持续状况的专用药之一（据级别高，推荐级别强）。

共识意见（3）：

大剂量镇静药物，尤其是巴比妥类药物，常作为其他内科和外科治疗手段无效时的挽救性治疗措施，用于难治性颅高压的控制（证据级别低，推荐级别弱）。

二、重症脑损伤患者在镇痛镇静治疗过程中的监测

重症脑损伤患者的镇痛镇静治疗应遵循危重患者治疗总的原则，应用镇静剂前应首先控制疼痛、纠正生理学失衡（如低氧血症、低血压和低血糖等）[4-6]。当以控制躁动为主要目的时，应定时监测镇静程度，宜维持较浅的镇静深度[6]。对于脑损伤患者，这些原则尤其重要。

某些情况下，躁动是颅内压升高的初期表现，若不加排除地应用镇静药物，将可能掩盖颅内病情变化，延误治疗时机[20]。对于脑损伤患者，应建立定时和及时的意识评估、瞳孔监测和神经系统体检常规。目前临床最常用的意识评估手段仍然是格拉斯哥昏迷量表（GCS）[21]。影像学检查，如头部CT也是发现和排除颅内病情变化的重要手段。有研究显示，对于重症颅脑创伤患者，与颅内压和脑灌注压为目标的诊治流程相比，由及时进行意识评估、瞳孔观察和CT检查为主要组成部分的诊治流程并未导致患者转归恶化，但却使治疗强度降低[22-23]。虽然到目前为止，尚未证实任何一种脑功能监测手段能够改善重症脑损伤患者的临床转归，但以颅内压、脑氧和能量代谢以及脑电监测为核心的脑功能多元化监测理念仍受到广泛推崇[24-25]。

镇静深度监测在危重患者中的重要性已经获得广泛认同，将患者维持于较浅的镇静深度是最新指南的特点[6]。目前临床仍主要应用主观评分系统进行镇静深度评价，其中应用最多、信度和效度最好的评分系统为里士满躁动镇静量表（RASS）和镇静躁动量表（SAS）[6]。镇静深度的客观监测手段主要是量化脑电图（qEEG）监测技术，包括脑电双频指数（BIS）、Narcotrend指数（NI）、脑状态指数（CSI）、听觉诱发电位（AEPs）和熵指数（SE）。对于清醒且能够交流的危重患者，目前的证据尚不支持将qEEG作为镇静深度监测的首选工具。但对于接受肌肉松弛药物或不能表达的患者，qEEG可作为镇静深度监测的辅助工具[6]。由于多种生理和病理因素均可影响qEEG监

测数值，如睡眠、体温、低血糖和脑损伤等，qEEG 在镇静深度监测中的作用尚需进一步证实[26]。目前只有少数小样本研究评估了镇静主观评分系统（RASS、SAS 和 Ramsay 评分）和 qEEG 在脑损伤患者中的相关性[27-29]。有限的资料表明，镇静主观评分系统在脑损伤患者中的应用具有一定的可行性。但引入主观评分系统是否能减少脑损伤患者镇静药物用量和缩短 ICU 滞留时间，尚有待进一步研究证实。此外，镇静的主观评分系统并不适用于严重意识障碍患者。近期的研究提示，外界刺激后的 qEEG 监测数值，能够协助判断脑损伤患者的意识状态，当应用于镇静深度监测时，其意义可能在于防止镇静过深[30-31]。

无论是在操作过程中还是处于静息状态下，ICU 患者普遍存在疼痛问题，且疼痛是导致应激反应的重要因素[4-6]。由于多数情况下疼痛依赖于患者的主观表达，脑损伤患者疼痛的相关研究较少。尽管如此，不应因为患者缺乏表达疼痛的能力而忽视患者的疼痛问题。除意识障碍以外，影响危重患者疼痛表达能力的情况还包括人工气道、机械通气以及应用镇静和肌肉松弛药物。在这种情况下，临床医师应尽一切可能对患者的疼痛进行评估和处理[32]。对于存在主观表达障碍的内科 ICU 患者、术后患者和创伤患者，现临床多采用疼痛的行为学评估系统[33-35]。这些疼痛评估系统包括了生命体征变化和疼痛的行为学特征，如表情和姿势，分为不同分值，表示疼痛的程度。2013 年美国重症学会（SCCM）镇痛镇静指南推荐，对于不能表达的 ICU 患者，应使用疼痛的行为学评估系统进行疼痛评价，其中信度和效度最好的是疼痛行为学量表（BPS）和重症疼痛观察工具（CPOT），但适用群体不包括脑损伤患者[6]。针对创伤/神经外科 ICU 医护人员和患者的历史对照研究显示，临床推行非语言疼痛量表（NVPS）后，护士进行疼痛评价的次数明显增加，患者自述疼痛的情况明显减少，镇痛药物用量明显降低，医护人员对疼痛评估和镇痛治疗的信心明显提高[36]。其他疼痛行为学评估系统是否适用于重症脑损伤患者，尚有待进一步研究。可以明确指出的是，并非所有脑损伤患者均存在严重意识障碍，疼痛评估并非绝对没有可能实施。例如，收治于 ICU 进行术后监测的开颅手术患者，临床医师不应由于担心镇痛药物的不良反应而忽视对疼痛的评估和处理。现有指南不推荐单独以生命体征变化作为疼痛评估方法，但可作为辅助手段，用于发现潜在的疼痛。现有证据表明，常规进行疼痛评估可改善综合 ICU 患者的临床转归，缩短机械通气时间和 ICU 滞留时间。对于能够表达的患者，疼痛主诉量表工具是主要的疼痛评估工具[37]。对于存在表达障碍的患者，应采用疼痛行为学评估系统[33-35]。虽然目前尚缺乏这种疼痛评估常规是否适用于脑损伤患者的确切证据，但是考虑到潜在的效益和低风险程度，应针对脑损伤患者建立相似的疼痛评估常规。

加强镇痛镇静监测的主要目的在于避免镇静过深。

2013 年 SCCM 镇痛镇静指南推荐，对于机械通气患者，可采用镇静药物的每日中断策略（DIS）或浅镇静策略[6]，近期有研究探讨了针对脑损伤患者的 DIS，结果发现每日中断镇静药物后患者应激激素明显升高，多数患者颅内压明显升高，颅内血流动力学和脑代谢指标发生明显不良变化[38-40]。因此，对重症脑损伤患者实施 DIS 可能会引起病情恶化，这应引起临床医师的重视。在病情需要停用镇痛镇静药物时，也应加强监测，避免对颅内血流动力学和脑代谢造成不良影响。

共识意见（4）：

重症脑损伤患者接受镇痛镇静治疗的过程中，应建立多元化监测理念。当患者出现意识变化时，应仔细鉴别原因，尽一切可能发现颅内病情变化（证据级别中，推荐级别强）。

共识意见（5）：

应建立重症脑损伤患者定时意识评估常规，其中应包括意识评估量表（如 GCS）、瞳孔观察和神经系统体格检查。应建立神经系统影像学检查的标准（证据级别高，推荐级别强）。

共识意见（6）：

应建立重症脑损伤患者镇静深度监测和疼痛评估常规（证据级别高，推荐级别强）。

共识意见（7）：

针对非脑损伤患者群体的研究提示，信度和效度最好的镇静深度评估工具包括 RASS 和 SAS。对于存在主观表达障碍的非脑损伤患者，推荐应用疼痛的行为学评估系统，其中信度和效度最好的包括 BPS 和 CPOT。对于脑损伤患者，有研究显示了 NVPS 的可行性。可选择这些镇静和疼痛评估工具应用于重症脑损伤患者（证据级别低，推荐级别弱）。

共识意见（8）：

重症脑损伤患者实施 DIS 的有效性和安全性尚有待进一步研究证实，目前不宜广泛开展。停用镇痛镇静药物时，应加强监测和评估（证据级别低，推荐级别强）。

三、镇痛镇静药物选择

脑损伤患者镇痛镇静药物的选择应遵循两个基本原则，即对中枢神经系统无附加损害且药物作用能够快速消除。脑损伤患者常用镇痛镇静药物包括丙泊酚、苯二氮䓬类、巴比妥类和阿片类药物。近年来，右美托咪定应用于脑损伤患者的研究逐渐增多。到目前为止，尚无研究证实任何一种镇痛镇静药物具有绝对的选择优势[15]。表2列出了这些药物的主要药理学特点，表3列出了对颅内外血流动力学的影响[16-41]。

丙泊酚的神经保护作用包括降低脑代谢和颅内压，并提高癫痫抽搐阈值。丙泊酚快速起效，持续应用后药物半衰期（时量相关半衰期）无明显延长，药物作用仍然能够快速消除。这一特点使得丙泊酚停药后能够在短时间内评估患者的意识状态。丙泊酚的主要不良反应在于大剂量给药时导致血压下降、脑灌注压降低。临床应用需注意丙泊酚输注综合征（PIS）[42]。该综合征最初发现于儿童患者，之后有全身麻醉诱导和 ICU 镇静后发生的个案报道。PIS 表现为应用丙泊酚后出现乳酸酸中毒和心电图改变，之后出现横纹肌溶解、肾衰竭和循环衰竭。危险因素包括剂量>5 mg·kg^{-1}·h^{-1}，用药时间>48 h，以及同时应用儿茶酚胺类和皮质醇类药物[42]。回顾性研究显示，PIS 更易发生于脑损伤患者，可能原因包括丙泊酚的应用剂量较大、时间较长[43]。因此，脑损伤患者应用大剂量丙泊酚时，应密切监测患者磷酸激酶、乳酸、电解质和动脉血气分析。长时间应用时（>48 h），剂量应>5 mg·kg⁻¹·h⁻¹。当怀疑患者发生PIS时，应立即停药。

表2 脑损伤患者常用镇痛镇静药物的药理学特点

药物	消除半衰期(h)	清除率(ml·min⁻¹·kg⁻¹)	表观分布容积(L/kg)	血浆蛋白结合率(%)	代谢途径	活性代谢产物
丙泊酚	7.2	24	6.6	98	肝脏	无
咪达唑仑	2.0~2.5	4~8	1.1~1.8	95	CYP3A4	α-羟基咪达唑仑
硫喷妥钠	5.5~8.9	1.3~4.3	0.42~4.0	75~90	肝脏CYP 2C19	戊巴比妥
戊巴比妥	22	0.74	0.89	5	肝脏CYP 2C19	无
吗啡	1.7~4.5	12~23	3.4~4.7	36	葡萄糖醛酸化	吗啡-3-葡萄糖醛酸吗啡-6-葡萄糖醛酸
芬太尼	3.7	13	4	84	CYP 3A4	无
舒芬太尼	2.7	13	1.7	93	CYP 3A4	无
瑞芬太尼	0.3	44	0.37	70	血浆酯酶	无
右美托咪定	2.0	8.2	1.3	94	葡萄糖醛酸化和CYP 2D6	无
氯胺酮	2.6	16	2.4	12	脱甲基和羟基化	去甲氯胺酮

CYP:肝脏细胞色素P450系统

表3 镇痛镇静药物对颅内外血流动力学的影响

药物	心率	心输出量	周围血管阻力	平均动脉压	颅内压	脑灌注压	脑血流量	脑血容量
丙泊酚	↔	↓	↓↓	↓↓	↓↓	↓↓	↓↓	↓↓
苯二氮卓类	↔/↑	↓/↔	↓/↔	↓	↓	↓	↓	↓
巴比妥类	↑	↓	↑/↓	↓↓	↓↓	↓↓	↓↓	↓↓
阿片类	↓	↔	↑/↔	↓	↓	↔	↔	↓
右美托咪定	↓	↓	↔/↑	↓	↓/?	↓/?	↓↓	↔
氯胺酮								

注:↔:无影响;↑:升高;↓:降低;↓↓:明显降低;↑↑:明显升高;?:尚不确定

丙泊酚应用于临床之前，苯二氮卓类是脑损伤患者最常应用的镇静药物，主要包括咪达唑仑和劳拉西泮。由于国内目前缺乏劳拉西泮的静脉注射制剂，本共识不予讨论。咪达唑仑起效和消除迅速，同样具有降低颅内压和脑代谢的作用，且能提高癫痫抽搐阈值，持续静脉注射对循环的影响轻微。咪达唑仑的主要缺点是产生活性代谢产物，长期应用导致蓄积，使苏醒延迟。长期应用后还可能产生耐受现象，骤然停药时，患者可表现戒断症状，如血压升高、抽搐和谵妄，这时需加用长效苯二氮卓类药物过渡，如地西泮。大量研究比较了咪达唑仑和丙泊酚在危重患者镇静治疗中的作用，目前尚无确定性证据表明孰优孰劣[6]。关于咪达唑仑和丙泊酚在脑损伤患者中的比较研究，也未得出阳性结果，详见下述。

如前所述，疼痛和镇痛是危重患者临床处理中的重要问题，脑损伤患者也不例外。目前尚缺乏脑损伤患者应用镇痛药物的流行病学研究。但是，几乎所有在欧美实施的针对重症脑损伤患者的临床研究，均报道了整合镇痛镇静药物的救治策略，其中阿片类仍然是主要的镇痛药物，其中芬太尼的应用最常见[44]。由于吗啡的作用时间长，产生活性代谢产物，并可能诱发抽搐，并不适合脑损伤患者应用[44]。芬太尼起效迅速，单次应用后作用时间短，持续应用后由于分布于外周组织的药物重新回到血浆，使得消除时间延长。需要注意的是阿片类药物对颅内压和脑灌注压的影响。单次快速静脉注射或短时间内给予较大剂量阿片类药物会导致颅内压升高，原因可能与阿片类药物引起的肌肉僵硬有关[46-48]。而根据患者反应，缓慢滴注式给予阿片类药物可避免此类情况的发生[49]。因此，脑损伤患者应用阿片类药物时应格外注意给药方式和剂量。瑞芬太尼属超短效阿片类镇痛药物，由血浆非特异性酯酶代谢，药物消除迅速。有研究评估了其在脑损伤患者中的应用，结果显示以镇痛药（瑞芬太尼）为基础的镇痛镇静策略（根据需要复合丙泊酚/咪达唑仑），优于以催眠药（丙泊酚、咪达唑仑）为基础的镇痛镇静策略（根据需要复合芬太尼或吗啡）。表现为患者的苏醒更迅速，停药后能够在可预测的时间内进行神经功能评估[19]。

右美托咪定属高选择中枢 α_2 受体激动剂，具有镇静和弱镇痛作用，特点是在镇静的同时维持患者意识清醒，且无明显的呼吸抑制作用。针对综合 ICU 患者的研究提示，右美托咪定可降低谵妄的发生率及严重程度[6]。右美托咪定的主要缺点在于导致心动过缓和低血压，尤其当应用负荷剂量时[50]。回顾性研究显示，右美托咪定可安全应用于神经外科 ICU 患者[52]。小样本观察性研究也提示，右美托咪定可能有利于颅脑创伤患者的机械通气撤离[53]。由于对意识和呼吸的影响较轻微，并兼有镇痛作用，使得右美托咪定在脑损伤患者中的应用可能具有一定前景。关于安全性和有效性，尚需进一步研究证实。

虽然对于脑损伤患者应用何种镇痛镇静药物尚无定论，从发表的高质量临床随机对照研究可见，重症脑损伤患者救治流程中都整合了镇痛镇静治疗，常用药物包括丙泊酚、咪达唑仑、芬太尼和吗啡[23, 54]。有关巴比妥类药物将在难治性颅高压中讨论。

共识意见（9）：

目前尚无证据支持何种镇痛镇静药物最适合于脑损伤患者。目前常用于重症脑损伤患者的镇痛镇静药物包括丙泊酚、咪达唑仑、芬太尼和吗啡（证据级别低，推荐级别弱）。

共识意见（10）：

当预计将于短时间内进行意识评估时，低剂量丙泊酚持续静脉注射可能是合理的选择。而当预计近期无须进行意识评估时，咪达唑仑则可能是合理的选择（证据级别低，推荐级别弱）。

共识意见（11）：

对于超短效阿片类药物瑞芬太尼和高选择中枢 α_2 受体激动剂右美托咪定在脑损伤患者中的应用，尚需进一步研究证实（证据级别低，推荐级别弱）。

四、镇痛镇静治疗在难治性高颅压中的作用

颅内压升高患者对降颅压治疗措施的反应性也是决定转归的重要因素[56, 57]。对于难治性颅高压的定义，目前尚未统一。一部分文献将内科治疗手段无效的颅内压升高归为难治性颅高压[56]。多数研究将难治性颅高压定义为基础治疗（气道、通气、氧合和循环支持）、脑脊液引流以及渗透治疗无法控制的颅内压升高[57]。这时应启动二线降颅压措施，主要包括低温治疗、大剂量麻醉镇静药物和去骨瓣减压术。但是到目前为止，尚无确定性证据支持任何一种治疗手段可改善患者的转归。

对于大剂量麻醉药，欧美国家多采用巴比妥类药物。2012年发表的Cochrane系统评价，共纳入了7项巴比妥类药物用于颅脑创伤的随机对照研究，结果并未显示能够改善患者转归，且应用巴比妥类药物尚存在导致低血压和低脑灌注压的危险[58]。2007年美国神经外科医师协会（AANS）颅脑创伤指南Ⅱ级推荐意见指出，不建议预防性应用巴比妥类药物，推荐在其他内科和外科降颅内压方法无效时给予大剂量巴比妥类药物，但需维持循环稳定[16]。当前在欧美国家重症颅脑创伤救治流程中，多将巴比妥类药物作为去骨瓣减压仍无法缓解颅高压时的挽救性治疗措施，并应用脑电图监测以达到爆发性抑制状态。然而，近期在欧洲5个国家进行的流行病学研究也显示，虽然大剂量巴比妥类药物可使多数患者颅内压有所降低，但即便在应用升压药物的同时，平均动脉压也明显降低，患者转归无明显改善[9]。目前国内尚未见应用巴比妥类药物治疗难治性颅高压的报道。

鉴于巴比妥类药物的不良反应，有研究选择丙泊酚和咪达唑仑用于重症脑损伤患者的救治。由11所医疗中心参加的一项随机对照研究共纳入42例中重型颅脑创伤患者，分为丙泊酚组和吗啡组。虽然丙泊酚组的颅内压控制率明显高于吗啡组，但患者的临床转归未见明显改善[60]。在丙泊酚和咪达唑仑的比较研究中，另一项随机对照研究将重型颅脑创伤患者分为丙泊酚组、咪达唑仑组及两药联合应用组，所有患者均复合应用吗啡。结果表明，无论有效性还是安全性，各组间均未显示差异有统计学意义[61]。针对脑代谢和脑损伤生物标志物的随机对照研究也未显示两种药物间的差别[62-63]。2010年发表的系统评价也得出了相似的结论[64]。大剂量镇静药物用于重症脑损伤或难治性颅高压患者的理论依据包括两点：首先是这些药物具有降低脑代谢和颅内压的作用，其次是脑代谢和颅内压的降低能够改善患者的转归[16]。现有证据能够证明巴比妥类药物、

丙泊酚和咪达唑仑均能够降低脑代谢和颅内压。尽管现行的重症脑损伤救治目标仍然主要是控制颅内压，但是现有证据并不能证实颅内压的控制一定会获得转归的改善。这种情况同样存在于低温和去骨瓣减压的相关研究中。

共识意见（12）：

现有证据不支持重症脑损伤患者预防性应用大剂量麻醉镇静药物治疗。当其他内科和外科治疗手段仍不能控制患者的颅高压时，可选择大剂量麻醉镇静药物作为挽救性治疗措施（证据级别低，推荐级别弱；参考共识意见3）。

五、低温治疗中镇痛镇静药物的应用

镇痛镇静药物常用于低温治疗过程中，目的在于辅助降温并预防和控制寒战。尽管如此，目前尚无低温治疗期间应用镇痛镇静药物的共识。2010年的一项荟萃分析纳入了44项心搏骤停后进行低温治疗的临床研究，实施地点包括美国、加拿大、澳大利亚、日本、以色列和15个欧洲国家，共68个ICU[18]。44项研究中有4项在实施低温过程中未使用任何镇痛和镇静药物。剩余的40项研究中有27项（67.5%）应用了咪达唑仑，9项（22.5%）应用了丙泊酚，2项同时应用了苯二氮卓类和丙泊酚，分别各有1项研究应用了劳拉西泮或氯胺酮。在应用镇静药物的40项研究中有11项未使用镇痛药物，应用的镇痛药物中最常选择的是芬太尼（20项研究）。这些研究中仅有3项未使用肌肉松弛剂，最常用的药物是泮库溴铵和顺式阿曲库铵。这些基本代表了欧美国家在实施低温治疗过程中的常规用药。

国内低温研究中多采用冬眠合剂用于镇痛镇静治疗[65, 66]。冬眠合剂曾经是低温治疗的标准辅助药物，优点在于降低体温调定阈值，主要缺点在于对循环的影响。

共识意见（13）：

脑损伤患者的低温治疗过程中应辅助镇痛镇静和肌肉松弛药物。临床应用中需注意的是切忌单独以肌肉松弛药物辅助低温治疗（证据级别中，推荐级别高）。

共识意见（14）：

低温治疗常用镇静药物为咪达唑仑和丙泊酚，常用镇痛药物为芬太尼。冬眠合剂可用于低温治疗辅助用药，应注意患者循环状况（证据级别低，推荐级别弱）。

共识意见汇总见表4。

表4 重症脑损伤患者镇痛镇静专家共识意见汇总

编号	共识意见	证据级别	推荐级别
1	镇痛镇静是脑损伤患者治疗的重要组成部分之一,脑损伤患者应用镇痛镇静治疗的目的,除提高患者舒适度、减轻应激反应、利于医疗护理操作外,更为重要的是脑保护作用	高	强
2	镇痛镇静药物是低温治疗的常规辅助用药,镇静药物也是控制癫痫持续状态的常用药物之一	高	弱
3	大剂量镇静药物,尤其是巴比妥类药物,常作为其他内科和外科治疗手段无效时的挽救性治疗措施,用于难治性颅高压的控制	低	弱

续表

编号	共识意见	证据级别	推荐级别
4	重症脑损伤患者接受镇痛镇静治疗的过程中,应建立多元化监测理念,当患者出现意识变化时,应仔细鉴别原因,尽一切可能发现颅内病情变化	中	强
5	应建立重症脑损伤患者定时意识评估常规,其中应包括意识评估量表(如CCS)、瞳孔观察和神经系统体格检查。应建立神经系统影像学检查的标准	高	强
6	应建立重症脑损伤患者镇静深度监测和疼痛评估常规	高	强
7	针对非脑损伤患者群体的研究提示,信度和效度最好的镇静深度评估工具包括里士满躁动镇静评分(RASS)和镇静躁动评分(SAS),对于存在主观表达障碍的非脑损伤患者,推荐应用疼痛的行为学评估系统。其中信度和效度最好的包括疼痛行为学评分(BPS)和重症疼痛观察工具(CPOT)。对于脑损伤患者,有研究显示了非语言疼痛评分(NVPS)的可行性。可选择这些镇静和镇痛评估工具应用于重症脑损伤患者	低	弱
8	重症脑损伤患者实施每日中断策略(DIS)的有效性和安全性尚有待进一步研究证实,目前不宜广泛开展。停用镇静镇痛药物时,应加强监测和评估	低	强
9	目前尚无证据支持何种镇痛镇静药物最适合于脑损伤患者,目前常用于重症脑损伤患者的镇痛镇静药物包括丙泊酚、咪达唑仑、芬太尼和吗啡	低	弱
10	当预计短时间内进行意识评估时,低剂量丙泊酚持续静脉注射可能是合理的选择,而当预计近期无须进行意识评估时,咪达唑仑则可能是合理的选择	低	弱
11	对于短效阿片类药物瑞芬太尼和高选择中枢 α_2 受体激动剂——右美托咪定在脑损伤患者中的应用尚需进一步研究证实	低	弱
12	现有证据不支持重症脑损伤患者预防性应用大剂量麻醉镇静药物治疗。当其他内科和外科治疗手段仍不能控制患者的颅高压时,可选择大剂量麻醉镇静药物作为挽救性治疗措施	低	弱
13	脑损伤患者的低温治疗过程中应辅助镇痛镇静和肌肉松弛药物。临床应用中需注意的是切忌单独以肌肉松弛药物辅助低温治疗	中	强
14	低温治疗常用药物为咪达唑仑和丙泊酚,常用镇痛药物为芬太尼,冬眠合剂可用于低温治疗辅助用药,应注意患者循环状况	低	弱

参考文献

1. Atkins D, Best D, Briss P A, et al. Grading quality of evidence and strength of recommendations. BMJ, 2004, 328（7454）: 1490.

2. Wunsch H, Kahn J M, Kramer A A, et al. Use of intravenous infusion sedation among mechanically ventilated patients in the United States. Crit Care Med, 2009, 37(12): 3031-3039.

3. Hukkelhoven C W, Steyerberg E W, Farace E, et al. Regional differences in patients characteristics, case management, and outcome in traumatic brain injury: experience from the tirilazad trials. J Neurosurg, 2002, 97(3): 549-557.

4. Jacobi J, Fraser G L, Coursin D B, et al. Clinical practice guidelines for the sustained use of sedatives and analgesics in the critically ill adult. Crit Care Med, 2002, 30(1):119-141.

5. 中华医学会重症医学分会. 中国重症加强医疗病房患者镇痛和镇静治疗指导意见 (2006). 中华外科杂志, 2006, 44(17): 1158-1166.

6. Barr J, Fraser G L, Puntillo K, et al. Clinical practice guidelines for the management of pain, agitation, and delirium in adult patients in the intensive care unit. Crit Care Med, 2013, 41 (1): 263-306.

7. Cohen I L, Gallagher T J, Pohlman A S, et al. Management of the agitated intensive care unit patient. Crit Care Med, 2002, 30(12): 97-123.

8. Blanchard A R. Sedation and analgesia in intensive care. Medications attenuate stress response in critical illness. Postgrad Med, 2002, 111(2): 59-70.

9. Hurford W E. Sedation and paralysis during mechanical ventilation. Respir Care, 2002, 47(3): 334-347.

10. Casey E, Lane A, Kuriakose D, et al. Bolus remifentanil for chest drain removal in ICU: a randomized double - blind comparison of three modes of analgesia in post - cardiac surgical patients. Intensive Care Med,2010,36(8):1380-1385.

11. Grant I S, Andrews P J. ABC on intensive care: neurological support. BMJ, 1999, 319 (7202): 110-113.

12. Gemma M, Tommasino C, Cerri M, et al. Intracranial effects of endotracheal suctioning in the acute phase of head injury. J Neurosurg Anesthesiol, 2002, 14(1): 50-54.

13. Dagal A, Lam A M. Cerebral blood flow and the injured brain: how should we monitor and manipulate it? Curr Opin Anaesthesiol, 2011, 24(2): 131-137.

14. Martin J, Heymann A, Bsell K, et al. Evidence and consensus - based German guidelines for the management of analgesia, sedation and delirium in intensive care — short version. Ger Med Sci, 2010, 8: 2.

15. Roberts D J, Hall R I, Kramer A H, et al. Sedation for critically ill adults with severe traumatic brain injury: a systematic review of randomized controlled trials. Crit Care Med, 2011,

39(12): 2743-2751.

16. Brain Trauma Foundation, American Association of Neurological Surgeons, Congress of Neurological Surgeons, et al. Guidelines for the management of severe traumatic brain injury. J Neurotrauma, 2007, 24(Suppl 1): 1-106.

17. Flower O, Hellings S. Sedation in traumatic brain injury. Emerg Med Int, 2012, 6(37): 171.

18. Chamorro C, Borrallo J M, Romera M A, et al. Anesthesia and analgesia protocol during therapeutic hypothermia after cardiac arrest: a systematic review. Anesth Analg, 2010, 110(5): 1328-1335.

19. Nunes V D, Sawyer L, Neilson J, et al. Diagnosis and management of the epilepsies in adults and children: summary of updated NICE guidance. BMJ, 2012, 344: 281.

20. Vincent J L, Berre J. Primer on medical management of severe brain injury. Crit Care Med, 2005, 33(6):1392-1399.

21. Stevens R D, Bhardwaj A. Approach to the comatose patient. Crit Care Med, 2006, 34(1): 31-41.

22. Cremer O L, van Dijk G W, van Wensen E, et al. Effect of intracranial pressure monitoring and targeted intensive care on functional outcome after severe head injury. Crit Care Med, 2005, 33(10): 2207-2213.

23. Chesnut R M, Temkin N, Carney N, et al. A trial of intracranial pressure monitoring in traumatic brain injury. N Engl J Med, 2012, 367(26): 2471-2481.

24. Oddo M, Villa F, Citerio G. Brain multimodality monitoring: an update. Curr Opin Crit Care, 2012, 18(2): 111-118.

25. Miller C M. Update on multimodality monitoring. Curr Neurol Neurosci Rep, 2012, 12(4): 474-480.

26. Fraser G L, Riker R R. Bispectral index monitoring in the intensive care unit provides more signal than noise. Pharmacotherapy, 2005, 25(5PT2): 19-27.

27. Deogaonkar A, Gupta R, DeGeorgia M, et al. Bispectral index monitoring correlates with sedation scales in brain-injured patients. Crit Care Med, 2004, 32(12): 2403-2406.

28. Olson D M, Thoyre S M, Peterson E D, et al. A randomized evaluation of bispectral index - augmented sedation assessment in neurological patients. Neurocrit Care, 2009, 11(1): 20-27.

29. Karabinis A, Mandragos K, Stergiopoulos S, et al. Safety and efficacy of analgesia - based sedation with remifentanil versus standard hypnotic - based regimens in intensive care unit patients with brain injuries: a randomised, controlled trial. Crit Care, 2004, 8(4): 268-280.

30. Wang Q, Xu M, Lei Y N, et al. Use of cerebral state index monitoring to detect purposeful movement in unsedated brain - injured patients. J Int Med Res, 2009, 37(3): 689-

696.

31. Xu M, Lei Y N, Zhou J X. Use of cerebral state index to predict long - term unconsciousness in patients after elective craniotomy with delay recovery. BMC Neurol, 2011, 11: 15.

32. Anand K J, Craig K D. New perspectives on the definition of pain. Pain, 1996, 67(1): 209-211.

33. Anand K J, Craig K D. Evaluation of pain in ICU patients. Chest, 2009, 135(4): 1069-1074.

34. Li D, Puntillo K, Miaskowski C. A review of objective pain measures for use with critical care adult patients unable to self-report. J Pain, 2008, 9(1): 2-10.

35. Pudas S M, Axelin A, Aantaa R, et al. Pain assessment tools for unconscious or sedated intensive care patients: a systematic review. J Adv Nurs, 2009, 65(5): 946-956.

36. Topolovec-Vranic J, Canzian S, Innis J, et al. Patient satisfaction and documentation of pain assessments and management after implementing the adult nonverbal pain scale. Am J Crit Care, 2010, 19(4): 345-354.

37. Chanques G, Viel E, Constantin J M, et al. The measurement of pain in intensive care unit: comparison of 5 self-report intensity scales. Pain, 2010, 151(3): 711-721.

38. Skoglund K, Enblad P, Marklund N. Effects of the neurological wake - up test on intracranial pressure and cerebral perfusion pressure in brain-injured patients. Neurocrit Care, 2009, 11(2): 135-142.

39. Helbok R, Kurtz P, Schmidt M J, et al. Effects of the neurological wake - up test on clinical examination, intracranial pressure, brain metabolism and brain tissue oxygenation in severely brain-injured patients. Crit Care, 2012, 16(6): 226.

40. Skoglund K, Enblad P, Hillered L, et al. The neurological wake - up test increases stress hormone levels in patients with severe traumatic brain injury. Crit Care Med, 2012, 40(1): 216-222.

41. Rhoney D H, Parker D Jr. Use of sedative and analgesic agents in neurotrauma patients: effects on cerebral physiology. Neurol Res, 2001, 23(2/3): 237-259.

42. Orsini J, Nadkarni A, Chen J, et al. Propofol infusion syndrome: case report and literature review. Am J Health Syst Pharm, 2009, 66(10): 908-915.

43. Cremer O L, Moons K G, Bouman E A, et al. Long-term propofol infusion and cardiac failure in adult head-injured patients. Lancet, 2001, 357(9250): 117-118.

44. Li L M, Timofeev I, Czosnyka M, et al. Review article: the surgical approach to the management of increased intracranial pressure after traumatic brain injury. Anesth Analg, 2010, 111(3): 736-748.

45. Citerio G, Cormio M. Sedation in neurointensive care: advances in understanding and

practice. Curr Opin Crit Care, 2003, 9(2): 120-126.

46. Sperry R J, Bailey P L, Reichman MV, et al. Fentanyl and sufentanil increase intracranial pressure in head trauma patients. Anesthesiology, 1992, 77 (3):416-420.

47. Albanese J, Viviand X, Potie F, et al. Sufentanil, fentanyl, and alfentanil in head trauma patients: a study on cerebral hemodynamics. Crit Care Med, 1999, 27 (2):407-411 .

48. de Nadal M, Munar F, Poca M A, et al. Cerebral hemodynamic effects of morphine and fentanyl in patients with severe head injury: Absence of correlation to cerebral autoregulation. Anesthesiology, 2000, 92(1): 11-19.

49. Lauer K K, Connolly L A, Schmeling W T. Opioid sedation does not alter intracranial pressure in head injured patients. Can J Anaesth, 1997, 44(9): 929-933.

50. Gerlach A T, Dasta J F. Dexmedetomidine: an updated review. Ann Pharmacother, 2007, 41(2): 245-252.

51. Aryan H E, Box K W, Ibrahim D, et al. Safety and efficacy of dexmedetomidine in neurosurgical patients. Brain Inj, 2006, 20(8): 791-798.

52. Yokota H, Yokoyama K, Noguchi H, et al. Post-operative dexmedetomidine-based sedation after uneventful intracranial surgery for unruptured cerebral aneurysm: comparison with ropofol-based sedation. Neurocrit Care, 2011, 14(2):182-187.

53. Grof T M, Bledsoe K A. Evaluating the use of dexmedetomidine in neurocritical care patients. Neurocrit Care, 2010, 12 (3): 356-361.

54. Cooper D J, Rosenfeld J V, Murray L, et al. Decompressive craniectomy in diffuse traumatic brain injury. N Engl J Med, 2011, 364(16): 1493-1502.

55. Treggiari M M, Schutz N, Yanez N D, et al. Role of intracranial pressure values and patterns in predicting outcome in traumatic brain injury: a systematic review. Neurocrit are, 2007, 6(2): 104-112.

56. Farahvar A, Gerber L M, Chiu Y L, et al. Response tointracranial hypertension treatment as a predictor of death in patients with severe traumatic brain injury. J Neurosurg, 2011, 114(5): 1471-1478.

57. Wijayatilake D S, Shepherd S J, Sherren P B. Updates in the management of intracranial pressure in traumatic brain injury. Curr Opin Anaesthesiol, 2012, 25 (5): 540-547.

58. Roberts I, Sydenham E. Barbiturates for acute traumatic brain injury D B. Cochrane Database Syst Rev, 2012, 12: CD000033.

59. Majdan M, Mauritz W, Wilbacher I, et al. Barbiturates use and its effects in patients with severe traumatic brain injury in five European countries. J Neurotrauma, 2013, 30(1): 23-29.

60. Kelly D F, Goodale D B, Williams J, et al. Propofol in the treatment of moderate and severe head injury: a randomized, prospective double-blinded pilot trial. J Neurosurg, 1999, 90

（6）：1042-1052.

61. Sanchez-Izquierdo-Riera J A, Caballero-Cubedo R E, Perez-Vela J L, et al. Propofol versus midazolam: safety and efficacy for sedating the severe trauma patient. Anesth Analg, 1998, 86（6）: 1219-1224.

62. Tanguy M, Seguin P, Laviolle B, et al. Cerebral microdialysis effects of propofol versus midazolam in severe traumatic brain injury. J Neurotrauma, 2012, 29（6）: 1105-1110.

63. Ghori K A, Harmon D C, Elashaal A, et al. Effect of midazolam versus propofol sedation on markers of neurological injury and outcome after isolated severe head injury: a pilot study. Crit Care Resusc, 2007, 9（2）: 166-171.

64. Meyer M J, Megyesi J, Meythaler J, et al. Acute management of acquired brain injury part Ⅱ: an evidence-based review of pharmacological interventions. Brain Inj, 2010, 24（5）: 706-721.

65. 王卫民, 姜启周, 程军, 等. 选择性脑亚低温治疗重型颅脑损伤疗效的研究. 中国危重病急救医学, 2002, 14(1): 35-37.

66. 麦达昌, 潘志汉, 吴焕玲, 等. 亚低温冬眠疗法治疗重度脑挫伤的临床研究. 中华神经医学杂志, 2006, 5(10): 1040-1042.

专家组名单

共识编写组名单（按汉语拼音顺序）
安友仲（北京大学人民医院）
陈荷红（天津市环湖医院）
陈文劲（首都医科大学宣武医院）
付双林（吉林大学第一医院）
高亮（复旦大学上海华山医院）
胡颖红（浙江大学医学院附属第二医院）
康焰（四川大学华西医院）
梁玉敏（上海交通大学附属仁济医院）
凌锋（首都医科大学宣武医院）
钱传云（昆明医学院第一附属医院）
邱炳辉（南方医科大学南方医院）
石广志（首都医科大学附属北京天坛医院）
王迪芬（贵阳医学院附属医院）
王东信（北京大学第一医院）
王宁（首都医科大学宣武医院）
王首红（广东省人民医院）
张国斌（天津市环湖医院）

尤永平(江苏省人民医院)

于荣国(福建省立医院)

周建新(首都医科大学附属北京天坛医院)

朱波(首都医科大学附属复兴医院)

执笔:

周建新(首都医科大学附属北京天坛医院)

中国颅脑损伤脑保护药物指南(2008)

中国医师协会神经外科医师分会　中国神经损伤专家委员会

一、宗旨

为了指导我国神经外科医生正确使用脑保护药物治疗颅脑损伤病人，减轻脑功能障碍、促进脑功能恢复、减少毒副作用、提高颅脑创伤病人治疗效果，减轻国家和病人的医疗负担。

二、科学依据

通过收集和分析已经完成的国外有关脑保护药物治疗颅脑损伤病人疗效的Ⅰ级临床循证医学证据（Evidence Class Ⅰ），经过中国医师协会神经外科医师分会、中国神经损伤专家委员会有关专家的认真讨论和仔细分析，做出比较客观的科学结论。

三、Ⅰ级临床循证医学证据

(一)激素

国内外多个临床医学中心曾开展类固醇激素治疗颅脑损伤病人的临床研究，其疗效存在较大争议，大多数临床研究结果令人失望。2004年英国《柳叶刀》杂志发表了大剂量激素治疗10008例急性颅脑损伤病人前瞻性随机双盲临床对照研究结果，让人震惊。5007例急性颅脑损伤病人（GCS<14分）伤后8 h内给予大剂量甲泼尼龙治疗（48 h甲泼尼龙总剂量21.2 g），另5001例同样伤情病人给予安慰剂作为对照组，结果表明甲泼尼龙组病人死亡率为21.1%,对照组死亡率为17.9%，甲泼尼龙显著增加了病人死亡率（$P=0.0001$）。导致死亡率增加的主要原因是感染和消化道出血。研究结果呼吁急性颅脑损伤病人不应该使用大剂量激素[1]。有关常规剂量激素治疗急性颅脑损伤病人的疗效争议很大，目前尚无确切结论。

(二)钙离子拮抗剂

欧洲和国际多中心对钙离子拮抗剂——尼莫地平（尼莫通）治疗颅脑损伤和外伤性蛛网膜下腔出血（tSAH）进行了为期12年、4期前瞻性随机双盲临床对照研究。Ⅰ期对351例急性颅脑损伤病人进行了前瞻性随机双盲临床对照研究，结果发现无效。随后进行了Ⅱ期852例急性颅脑损伤病人前瞻性随机双盲临床对照研究，同样证明对颅脑损伤病人无效，但在分析临床资料后发现，尼莫同对外伤性蛛网膜下腔出血血（tSAH）病人有效。为了证明它对tSAH病人的确切疗效，欧洲又进行了Ⅲ期尼莫同治疗123例tSAH病人的前瞻性随机双盲临床对照研究，结果也表明有效。随后，又开展了Ⅳ期大样本前瞻性随机双盲临床对照研究，研究在13个国家35个医院进行，592例tSAH病人的前瞻性随机双盲临床对照研究结果令人失望，尼莫同无任何治疗作用。由于尼莫同的临床效果争议很大，故国际上已经不把尼莫地平列为治疗急性颅脑损伤病人和tSAH病人的药物（研究结果未公开发表）[2, 3]。

（三）白蛋白

白蛋白是目前临床治疗急性颅脑损伤脑水肿的常用药物。但是，国际多中心临床研究结果得出相反的结论。2007年《新英格兰医学》杂志发表了有关白蛋白与生理盐水治疗急性颅脑损伤病人前瞻性随机双盲对照研究结果。460例病人的入选标准：急性颅脑损伤、GCS≤13、CT扫描证实有颅脑损伤。460例病人随机分为两组：231例（50.2%）白蛋白治疗组，全部采用4%白蛋白液体治疗28天或直至死亡；229例（49.8%）为生理盐水对照组。两组病人治疗前的临床指标（年龄、伤情、CT扫描）无统计学差异。460例病人中，重型颅脑损伤病人（GCS 3～8分）：白蛋白治疗组160例（69.3%）；生理盐水对照组158例（69.0%）。伤后24个月临床疗效随访结果，214例白蛋白组死亡71例（33.2%），206例生理盐水组死亡42例（20.4%）（$P = 0.003$）。重型颅脑损伤病人中，146例白蛋白治疗组死亡61例（41.8%）；144例生理盐水对照组死亡32例（22.2%）（$P<0.001$）。中型颅脑损伤病人中，50例白蛋白治疗组死亡8例（16.0%）；37例生理盐水对照组死亡8例（21.6%）（$P = 0.50$）。研究发现白蛋白增加重型颅脑损伤病人死亡率[4]。

（四）镁离子

2007年英国《柳叶刀神经病学》杂志上发表了一组美国7个医学中心采用硫酸镁治疗499例颅脑损伤病人前瞻性随机双盲临床对照研究结果。研究分组：低剂量组（血浆镁离子浓度1.0～1.85 mmol/L）、高剂量组（1.25～2.5 mmol/L）和对照组。研究结果发现病人死亡率：对照组（48%）、低剂量组（54%）（$P=0.007$）、高剂量组（52%）（$P=0.7$）。研究表明硫酸镁对急性颅脑创伤病人无效，甚至有害[5]。

（五）谷氨酸受体拮抗剂

Selfotel是于1988年世界上合成的第1种谷氨酸受体拮抗剂。Ⅰ期志愿者试验时，发现它有引起精神/心理疾病的副作用；Ⅱ期108例急性颅脑损伤病人的临床研究显示它具有降低颅内压作用；Ⅲ期临床试验对860例重型颅脑损伤病人进行了大规模前瞻性随机双盲临床对照研究，研究结果证明它无效。Cerestat是谷氨酸受体的非竞争性拮抗剂，它结合在谷氨酸受体通道上镁的结合位点，并且只有当受体被高浓度谷氨酸激活时才发挥药理作用。Ⅲ期临床试验共有欧洲和美国的70个中心对340例颅脑损伤病人进行了前瞻性随机双盲临床对照研究，研究结果显示它无效。谷氨酸受体拮抗剂CP101-606比前两者的副作用少。它在脑组织的浓度是血浆中的4倍，可以很快达到治疗浓度。Ⅲ

期临床试验对400例颅脑损伤病人进行了前瞻性随机双盲临床对照研究，研究结果显示它无效。谷氨酸受体拮抗剂D-CPP-ene在欧洲51个中心进行了前瞻性随机双盲临床对照研究，治疗920例急性颅脑损伤病人。伤后6个月时随访结果显示，治疗组病人预后比安慰剂组差，但无统计学意义。Dexanabinol不但是非竞争性NMDA抑制剂，还是自由基清除剂、抗氧化剂和抗α肿瘤坏死因子致炎作用的抑制剂。以色列6个神经外科中心进行了急性颅脑创伤病人前瞻性随机双盲临床对照研究。101个病人随机受了不同剂量Dexanabinol或安慰剂。结果显示它能降低颅脑创伤病人的低血压发生率和死亡率，但无统计学差异[6]。

（六）自由基清除剂

Tirilazad是一种很强的自由基清除剂。它被认为比传统类固醇的抗脑水肿更有效，并且没有糖皮质激素的副作用。通过美国和其他国家对1700例重型颅脑伤病人的前瞻性随机双盲临床对照研究，结果表明它对急性颅脑创伤病人无显著疗效。聚乙烯包裹超氧化物歧化酶（PEG-SOD）是另一种强大的自由基清除剂。美国弗吉利亚医学院Muizelaar报道PEG-SOD治疗颅脑损伤病人有效的Ⅱ期临床研究结果。但随后美国29个中心对463例重型颅脑损伤病人进行了前瞻性随机双盲临床对照研究。伤后3个月随访结果显示：10000 U/kg PEG-SOD治疗组病人GOS评分提高7.9%，伤后6个月时提高6%，但都未达到统计学意义。其他剂量治疗与对照组无差异。目前还有其他类型自由基清除剂正在临床试验中，疗效有待评价[6]。

（七）缓激肽拮抗剂

缓激肽拮抗剂——Bradycor的前瞻性随机双盲临床对照研究在美国的39个医疗中心进行，以ICP作为主要观察目标，共治疗139个病例。结果表明治疗组和对照组之间没有显著差异。由于该药物的安全性差，中止了该项目的临床研究[6]。

（八）线粒体功能保护剂

线粒体功能保护剂——SNX-111用于治疗急性颅脑损伤病人。160例病人的治疗结果令人失望，治疗组病人死亡率为25%，安慰剂组死亡率为15%。由于给药组的死亡率高于安慰剂组，这个试验被停止[6]。

（九）其他神经营养药物

神经生长因子、脑活素等多肽类营养药物都未进行严格随机双盲多中心前瞻性对照研究，疗效尚无法判断[2, 5-9]。

四、药物治疗的专家指导意见

1.超大剂量激素、镁制剂和超大剂量白蛋白存在增加急性颅脑损伤病人死亡率的风险，强烈不推荐使用。

2. 钙拮抗剂（尼莫地平）、谷氨酸受体拮抗剂（Selfotel，Cerestat，CP101-606，D-CPP-ene，Dexanabinol）、自由基清除剂（Tirilazad，PEG-SOD）、缓激肽拮抗剂（Bradycor）和线粒体功能保护剂（SNX-111）治疗急性颅脑损伤病人无效，不推荐使用。

3. 多种肽类脑神经营养药物在治疗颅脑损伤病人疗效方面，缺乏Ⅰ级临床循证医学证据，建议慎用。

4. 尽管 ATP、CoA、维生素 B_6 和维生素 C 治疗急性颅脑创伤病人也缺乏Ⅰ级临床循证医学证据，但经过长期临床应用实践证明它们无毒副作用、价格便宜、药理作用明确，推荐使用。

鉴于国际多中心临床研究设计仍存在某些不合理性，如：国际前瞻性随机双盲多中心临床对照研究的药物剂量明显超过我国临床实际使用剂量（连续静脉滴注4%白蛋白液体28 d，48 h静脉滴注超大剂量甲泼尼龙21.2 g等）。所以，中国神经外科医师应该结合颅脑损伤病人实际情况，依据中国《药典》，合理选择使用脑保护药物。

五、说明

由于临床医学不断进步，药物治疗颅脑损伤病人的Ⅰ级循证医学证据将不断增加，《中国颅脑损伤脑保护药物治疗指南》将不断修改完善，我们将及时、客观地反映神经外科和神经科学领域最权威的科学结论，造福颅脑损伤病人。

中国神经外科医师应该与相关药厂联合攻关，积极开展前瞻性随机双盲多中心临床对照研究（循证医学Ⅰ级证据），开发治疗颅脑损伤病人有效的脑保护营养药物，确实提高颅脑损伤病人治疗效果。

《中国颅脑损伤脑保护药物治疗指南》属于神经外科专家推荐方案，仅供我国神经外科医师临床参考指导，不具有法律效果。

参考文献

1. Crash Trail Collaborators. Effect of intravenous corticosteroids on death within 14 days in 10008 adults with clinically significant head injury（MRC CRASH trial）: randomized placebo-controlled trial. Lancet, 2004, 364: 1321-1328.

2. 江基尧. 脑保护药物治疗颅脑损伤的现状与展望（专家论坛）. 中华创伤杂志, 2006, 22:241-242.

3. 江基尧,徐蔚,朱诚. 钙拮抗剂在颅脑创伤治疗中的应用// 江基尧,朱诚,罗其中. 颅脑创伤临床救治指南. 3版. 上海: 第二军医大学出版社, 2007: 137-145.

4. The SAFE study investigators. Saline or Albumin for Fluid Resuscitation in Patients with Traumatic Brain Injury. N Eng J Med, 2007, 357: 874-884.

5. Winn H R, Temkin N R, Anderson G D, et al. Magnesium sulfate for neuroprotection after traumatic brain injury. Lancet Neurology, 2007, 6: 478-479.

6. Narayan R K, Michel M E. Clinical trials in head injury. J Neurotrauma, 2002, 19: 503-557.

7. Narayan R K, Michel M E. Brain Trauma Foundation: Guidelines for the management of severe traumatic brain injury, steriods. J Neurotrauma, 2007, 24: S91-S95.

8. 江基尧. 加强我国颅脑创伤临床规范化治疗(述评). 中华神经外科杂志, 2006, 22: 71.

9. 江基尧. 我国颅脑创伤救治现状与展望(专家论坛). 中华创伤杂志, 2008, 24: 81.

专家组名单

顾问: 王忠诚　只达石　张玉琪

江基尧(执笔) 张建宁　费舟　刘佰运　黄楹　刘伟国　杨小锋　张赛　徐蔚　李维平　于明琨　朱剑虹　高亮　袁绍纪　洪涛　张国斌　雷鹏　林贵军　王宁　张军　李国平　武文元　温玉星　杨辉　孙晓川　蔡学见　杭春华

神经生长因子(恩经复)临床应用专家共识(2012)

中国神经生长因子临床应用专家共识协作组

神经元损伤后难以再生,神经自身再生修复能力有限。临床上,神经系统不可逆性损伤一直缺乏有效的治疗手段。传统的神经保护剂在一定程度上只能保护未损伤的组织,通过未损伤组织的代偿而恢复部分功能,却不能使受损的神经组织再生、重建神经元功能。因此,作为能直接促进神经损伤修复和再生的治疗药物,神经生长因子(nerve growth factor,NGF)的临床应用近年来日益受到国内外神经科学界的密切关注。随着循证医学证据的不断增加,国内神经内科、神经外科、骨科、儿科等相关领域的专家达成了专家共识,以期为NGF的临床应用提供依据。

一、NGF的药代动力学与作用机制

NGF是神经营养因子家族中发现最早,具有营养神经元、促突起生长和髓鞘生成等多重生物学功能的神经细胞生长调节因子。20世纪50年代初,Rita Levi Montalcini和Stanley Cohen分别发现和纯化了NGF,并证实其具有促进神经细胞生长和发育的功能。两人因对NGF研究的杰出贡献而共同获得1986年度诺贝尔生理学或医学奖。此后,科学家们经过半个多世纪的探索,在脑内和外周神经组织证实了NGF对神经细胞的生长、发育、分化、功能维持及损伤修复具有重要意义。

(一)动物药代动力学

资料显示:大鼠肌肉注射鼠神经生长因子(mouse nerve growth factor, mNGF)32 μg/kg符合一室一级吸收模型,达峰时间为4.1 h,$t_{1/2}$(ka)为1.87 h,$t_{1/2}$(kc)为4.71 h。肌注后24 h内吸收百分率为87.3%。用^{125}I标记的mNGF外周肌注后,^{125}I-mNGF分布在血浆、胃、肾、肝、脑、脊髓、肺、脾、睾丸、前列腺等组织。在脑中主要分布在额皮质、尾壳核、海马、小脑、丘脑和脑干等部位。排泄途径主要为肾脏。

NGF发挥生物学效应必须由分布在效应细胞上的特异性受体介导,迄今主要发现两种NGF受体:高亲和力受体(酪氨酸激酶,TrkA)和低亲和力受体(p75)。TrkA介导的跨膜信号一般是正性的,如维持神经元存活、生长;而p75既可负性介导细胞凋亡,也可正性促进神经元存活。这两类受体产生的效应可相互促进或拮抗。NGF信号转导方式主要有以下两种:

1. 胞膜受体介导的跨膜信号转导

NGF与膜TrkA特异性结合后，TrkA形成二聚体并发生自身磷酸化而激活受体酪氨酸激酶活性，活化的TrkA级联激活胞质内的各种蛋白质和酶，将NGF的信号从细胞膜外跨膜转导至胞内并传递至胞核。

可能的信号转导途径为：

（1）Ras依赖途径；

（2）Ras非依赖途径：如P13K-Akt信号通路、PLC信号通路等。

2. 轴突末梢受体介导的膜内吞信号转导

靶源性的NGF与末梢受体结合后激活TrkA酪氨酸激酶，使其自身磷酸化，活化的TrkA或NGF-TrkA复合物或NGF-TrkA-p75复合物被内化，以内体形式运输，并激活其他信使分子或信使分子复合物，这些物质沿轴突逆行运输将信息稳定地转导至胞核内，启动相关基因的表达。

不同方式转导的信号在细胞核内转换为对各种靶蛋白基因表达的调控作用，这些靶蛋白包括各种调节神经元生长、发育、分化及功能的转录因子（如CREB、AP-1）等，通过影响下游基因的表达，表现为对细胞生长的调控，即产生晚期效应，包括：

（1）参与效应细胞某些结构蛋白构成及稳定性的调节；

（2）诱导和增加这些结构蛋白和某些功能蛋白如递质合成酶的合成；

（3）调控效应细胞蛋白质磷酸化和基质的表达。

上述作用机制构成了NGF保护神经元和促进轴突再生的基础。

（二）神经系统成熟阶段的维持

在神经系统发育成熟阶段，NGF不仅具有维持交感神经元存活的功能，还具有维持感觉神经元和中枢神经元的功能、促进成熟神经元轴索分支和其他细胞相互联系的作用。通过观察幼龄和老龄大鼠脑内NGF水平、胆碱乙酰转移酶（CHAT）活性及相应的空间学习能力之间的相关性，发现三者同步发生年龄依赖性的改变。NGF对中枢胆碱能神经元的营养、支持作用，可以防止AD等脑退行性疾病认知障碍的发生。

（三）神经系统损伤状态的修复

神经系统受损时，NGF对中枢和周围部位的神经组织都能起到修复作用：在保护受损神经元免遭继续损害的基础上，加快损伤神经组织的修复，迅速改善神经功能连接。这种神经元修复作用的两个重要环节为促进轴突定向再生和修复髓鞘、防止脱髓鞘的发生。

1. 全面保护神经元存活

神经组织损伤后，NGFmRNA在损伤部位的表达升高，受体TrkA mRNA在非损伤部位显著表达，NGF通过调控神经元存活的内外微环境，从多方面发挥对受损神经元的保护作用，可能的机制包括：

（1）降低氧化损伤：增加过氧化氢酶、超氧化物歧化酶、谷胱甘肽过氧化物酶等氧自由基清除剂的活性，提高氧自由基清除剂的活力。

（2）拮抗兴奋性氨基酸的神经毒性：通过影响细胞膜上的离子泵、提高神经元和神经胶质细胞对兴奋性氨基酸的摄取、抑制兴奋性氨基酸的过度释放以及抑制兴奋性氨基酸受体生成等机制缓冲和对抗天冬氨酸、谷氨酸等兴奋性毒性作用，阻断病理进程，防止迟发性神经细胞坏死。

（3）稳定神经元内 Ca^{2+} 水平：调节与 Ca^{2+} 内流相关蛋白的表达和功能，稳定细胞内的 Ca^{2+} 浓度，从而实现保护损伤神经元的作用。

（4）抑制神经元凋亡：调控 c-fos、Fas、Bcl-2 / Bax、Caspase-3 等多种凋亡相关蛋白抑制程序性细胞死亡。

（5）抑制 NO 的细胞毒性：通过降低 NO 合成酶的活性，抑制 NO 对神经细胞的毒性作用。

神经组织损伤后，只有及时给予外源性 NGF，NGF 的保护作用才得以充分体现[3]。

2. 促进轴突定向再生和形成功能连接

NGF 和受损神经元所处的微环境对神经损伤的修复至关重要。神经损伤后，NGF 与雪旺细胞（Schwann cells，SCs）表面的受体结合，浓集 BDNF、NT-3、NT-4/5 等神经营养因子，并与微环境中其他一些与轴突再生相关的物质如层黏蛋白、纤黏蛋白等共同作用，在再生轴突前方扩散形成一个浓度梯度，引导生长锥沿 SCs 膜表面向前生长与靶细胞建立联系。同时，经过 NGF 等神经营养因子引发的级联信号通路系统的作用，靶细胞中促进轴突再生的功能基因（如 Sprrla 和 Epha 等）表达受到调控并发挥其生物效应（如诱导轴突再生和定向生长），最终使再生轴突成熟，达到完全再生和恢复功能的目的。一旦轴突重新支配靶组织，后者又成为 NGF 来源，SCs 又回到原来的静止状态。

3. 促进髓鞘修复

NGF 不仅有促进发育阶段神经元的髓鞘化作用，在受损神经元的髓鞘修复中也发挥重要的作用，这种修复作用可能与下列因素有关：

（1）减少髓鞘脱落；

（2）促进 SCs 的增殖以加强髓鞘化；

（3）加快对变性坏死髓鞘等碎片的清除等作用，间接加速轴突的成熟与再生。

（四）非神经系统作用

不断的深入研究发现，NGF 对非神经系统也发挥重要的作用：如在骨折愈合中，通过诱导神经纤维长入、刺激多种神经肽类物质的释放、增加局部血供促进骨再生、调节骨折愈合过程中的炎性细胞等作用而促进骨折愈合。

二、NGF 的临床应用

国家食品药品监督管理局（SFDA）于 2002 年正式批准注射用鼠神经生长因子（mNGF，恩经复）上市。在此前后均有学者对 NGF 治疗各类神经损伤进行了临床前和临床实践的探索，这些研究均为 NGF 深入的临床应用提供了宝贵的证据。

（一）脑卒中（ICH）

观察用NGF治疗的高血压ICH患者疗效发现，在ICH及其继发的缺血损伤过程中，NGF对于损伤神经元具有重要的保护作用，可减少神经元死亡，且外源性NGF早期能通过保护神经元提高其存活率，晚期能通过促进胶质细胞适度增生、神经纤维生长来促进血肿灶周围神经功能的修复。

外源性NGF对脑梗死急性期疗效优于恢复期。NGF对脑梗死患者急性期病情的改善，促进其神经功能缺损的恢复，可能与NGF促进病灶区神经元和神经纤维的再生，促进受损神经组织蛋白、核酸和脂质的合成及糖的利用并维持再生神经元的功能有关，这些作用有助于患者运动功能的恢复。

（二）颅脑损伤

颅脑损伤由于伤及中枢神经系统，其死亡率及致残率均较高，及时、适当的治疗可以减轻和避免继发性脑损伤，改善患者的预后。在一项随机、对照性研究中，使用NGF的试验组无论是在GOS评分、GCS评分、语言功能分级、康复期生活质量评估（KPS）等方面均优于对照组，同时能有效降低重型颅脑损伤患者中血浆肌酸激酶同工酶BB（CK-BB）水平。而在一例由于放疗所致颞叶坏死三年的临床观察报道中，患者经使用NGF治疗2个月后，双侧的颞叶坏死完全消失。

（三）脊髓损伤

原发性脊髓损伤之后如延误治疗时间，往往由于局部神经组织发生一系列的炎症、坏死或凋亡等而产生严重的继发性损害。NGF能够抑制脊髓损伤后神经细胞的凋亡，并对损伤脊髓的功能恢复发挥作用。一项应用mNGF治疗急性脊髓损伤的对照性研究中，治疗组的脊髓功能恢复显著优于对照组，且不会增加并发症的发生率。

（四）周围神经病

1.中毒性周围神经病

采用多中心、随机双盲、安慰剂平行对照的"注射用鼠神经生长因子治疗正己烷中毒性周围神经病Ⅱ／Ⅲ期临床研究"中，以成组序贯法进行统计分析，mNGF治疗8周结果疗效显著，轻、中度患者都能达到或接近正常水平；重度患者也有明显好转。NGF治疗组总有效率达95.59%，而对照组仅为9.09%。

2.糖尿病性周围神经病变（DPN）

DPN是糖尿病最常见的并发症之一，发生率达25%～90%。主要与血管病变、代谢紊乱、神经生长因子调节失衡、自身免疫及血液流变性改变有关。在一项随机对照研究中，41例患者被随机分为两组，对照组给予糖尿病饮食、胰岛素降糖、降脂、降压及对症治疗等一般治疗；治疗组在上述治疗基础上加用NGF。治疗15 d后，治疗组病例临床症状改善明显优于对照组，而且能明显提高感觉神经传导速度，提示NGF治疗糖尿病性周围神经病变是有效的。另外，国外研究表明，心肌细胞可大量合成NGF，其水平下降是糖尿病引起神经病变的原因之一。因此，在糖尿病患者中使用NGF对脑梗死急性期疗效优于恢复期，NGF可预防无症状性心肌缺血，减少猝死的发生。

3.外伤性周围神经损伤

有文献报道，将48例前臂神经干切割伤患者随机分为治疗组（NGF）和对照组（维生素B₁₂），4周后治疗组患者疼痛、麻木症状显著减轻，感觉和运动电位的恢复率明显增高，恢复神经的感觉和运动电位的潜伏期均明显缩短，波幅均显著增高，与对照组比较差异均有统计学意义（$P<0.05$）。提示NGF早期可安全、有效地治疗周围神经损伤。另外，在前列腺进行的手术通常会造成会阴部神经受损，从而引起男性性功能障碍，影响生活质量。研究发现，NGF可调控海绵体神经对损伤的反应，改善前列腺疾病患者术后的生活质量。

4.视神经损伤

采用分层随机、双盲、多中心、安慰剂平行对照试验，观察407例视神经损伤患者，随机分为mNGF试验组和安慰剂对照组。结果显示，mNGF试验组视力、视野和P-VEP的恢复速度和改善程度均显著优于对照组。mNGF试验组的有效率达77.96%，明显优于对照组的43.69%（$P<0.05$）。

(五)新生儿缺血缺氧性脑病(HIE)

HIE常危及新生儿生命并易造成智能落后及脑瘫等后遗症。40例HIE患儿采用不同时间段外周给予NGF治疗，取得了满意的效果。研究显示，NGF治疗组脑彩超检查显示急性期脑水肿消失快，与对照组比较差异有统计学意义（$P<0.05$），提示NGF可减轻急性期HIE脑损害，促进恢复期HIE恢复。临床上主张HIE病后早期应用。

(六)脑性瘫痪

脑性瘫痪是儿童时期常见的一种严重致残性疾病，直接影响到我国人口素质。一项在全国5家医疗单位采用统一诊断标准，对观察组132例及对照组95例患儿给予综合康复治疗（观察组患儿同时应用NGF肌肉注射）的疗效评价研究结果显示，NGF除可改善患儿运动发育、肌张力姿势及反射异常外，对智力发育方面的改善也极为显著。统一标准比较两组疗效，结果显示观察组总有效率为87.1%，对照组总有效率为76.8%，两组差异有统计学意义（$P<0.05$），且3岁以下患儿应用效果更佳。

(七)其他疾病

NGF在其他疾病中也有广泛的临床应用，如对面神经损伤、臂丛神经损伤、脑炎后遗症、多发性硬化症、帕金森综合征、脑萎缩、脊髓小脑共济失调、神经性头痛、HIV感染相关性周围神经病变、格林-巴利综合征、多发性神经炎、脊肌萎缩症、骨折等，都显示出良好的临床应用前景。

三、NGF临床应用安全性

(一)临床前研究

应用产生治疗效果的剂量给药时，对小鼠和犬均无不良反应；小鼠静脉、肌肉或腹腔注射25 000 AU/kg，观察14 d，未出现任何不良反应；犬肌肉注射25 000 AU/kg，14 d内也未见有任何不良反应；大鼠10 000 AU/kg、犬5000 AU/kg肌肉注射3个月，两种动物体重增长、食量、行为、血象、血液生化检查、脏器组织病理学检查、心电图及尿化验检查均未出现异常。说明本药长期使用安全。豚鼠肌肉内注射NGF未引出过敏反应；兔肌肉刺激试验、小鼠腹腔刺激试验和兔眼刺激试验未见任何异常反应。

（二）Ⅰ／Ⅱ／Ⅲ／Ⅳ期临床试验

试验过程中未发生任何严重不良事件。注射部位疼痛是主要的不良反应。重度患者112 d连续用药，除局部注射部位疼痛外，未发现其他严重不良反应。受试者8周治疗完毕采血检测抗体，结果为阴性。用药后常见注射部位痛或注射侧下肢疼痛，一般不需处理。个别症状较重者，口服镇痛剂即可缓解。偶见其他症状（如头晕、失眠等），发生率与安慰剂组比较无明显差别。

四、用法用量

（一）用法用量

18 μg（≥9000 AU）／支，每次1支，用2 mL注射用水溶解后肌肉注射。一天1次，4周为一疗程，根据病情轻重可遵医嘱多疗程连续给药。

（二）推荐用法

建议早期、足疗程使用。

1.儿童用药

一项在北京儿童医院进行的"注射用鼠神经生长因子（恩经复）儿童用药安全性观察"临床试验结果表明：恩经复，18 μg（≥9000 AU）／支，肌肉注射，疗程28 d，除注射部位局部疼痛外，未发现其他不良反应，初步认为儿童临床应用安全。

2.孕妇及哺乳期妇女用药

建议孕妇及哺乳期妇女慎用。

五、应用前景

NGF自发现以来已有60多年的研究历史，其分子结构、理化性质、主要生物学功能、NGF受体结构和性质等均先后被阐明，尤其是现代细胞生物学、分子生物学理论和技术的介入更促进了NGF研究的深入和发展，使其成为神经科学的重要研究领域之一。NGF对神经系统的发育、对成熟状态下神经元结构和功能的维持、神经系统损伤后的修复均发挥至关重要的作用。在神经系统损伤后，NGF对神经损伤的病理生理过程发挥综合治疗作用，能促进原有损害的神经组织逐渐修复并恢复正常的功能，对于各种原因引起的神经系统损伤，NGF均具有良好的临床应用价值。

鉴于mNGF产品正式应用于临床的时间不够长以及神经系统疾病本身的复杂性，还需要提供更多的循证医学依据，进一步探求更安全、可靠和费用效益比更优的给药方式。这些积极的科学研究，将使其更好地造福于广大的神经损伤患者。

六、说明

本共识旨在客观介绍NGF研究学术观点，属于神经科学领域专家学术性共识意见，仅供我国神经科学相关工作人员工作参考，不属于行业强制性文件。

随着将来循证医学证据的不断积累，本共识的内容也将进行相应的更新和补充修改。

神经外科医院感染抗菌药物应用
专家共识(2012)

医院感染（hospital acquired infection, HAI）是神经外科患者常见并发症，不仅影响患者的预后及转归，同时增加医疗费用，延长住院时间，给患者和社会带来巨大的经济负担[1]。为规范神经外科患者医院感染的诊治工作，中华医学会神经外科学分会、中国医师协会重症医学医师分会和中国病理生理学会危重病医学专业委员会共同发起该共识的撰写，组织了国内34位相关领域专家学者，成立了5位专家组成的共识编写秘书组，对近年来神经外科医院感染的流行病学、病原学及耐药现状、临床诊断和治疗的最新文献进行整理分析，经2次共识制定会及2轮函审，反复讨论，最终形成《神经外科医院感染抗菌药物应用专家共识》，供临床医务人员参考。

一、神经外科医院感染总论

（一）神经外科医院感染发生率与常见部位

医院感染是指住院患者在医院内获得的感染，包括在住院期间发生的感染和在医院内获得出院后发生的感染。但不包括入院前已出现或入院时已存在的感染[2]。美国疾病控制与预防中心（CDC）规定医院感染为患者在住院48 h以后发生的感染[3]。

1.神经外科医院感染发生率

神经外科患者具有病情重、住院时间长、手术创伤大、侵入性操作多、昏迷及卧床时间长等特点，因此医院感染发病率较高。近期临床研究显示，我国神经外科医院感染发生率在6.37%～9.6%[1,4,5]，高于同期平均医院感染患病率（3.23%）[1]。神经外科ICU的医院感染发生率更高，约为20%，这是因为ICU患者病情更重，侵入性医疗操作更多，且ICU病房较易发生耐药菌株流行，更易发生感染[6,7,8]。

2.神经外科医院感染常见部位

神经外科医院感染主要包括下呼吸道感染、泌尿道感染、手术部位感染等。一项荟萃分析对38 834例神经外科住院患者的分析显示：呼吸道感染占神经外科医院感染的54%，泌尿道感染占14.0%，手术部位感染为13.2%，血源性感染为2.8%[9]。

本共识就神经外科医院感染中最常见的医院获得性肺炎（hospital acquired pneumonia, HAP）和手术部位感染（surgical site infection , SSI）的病原菌分布及抗感染治疗进行详细阐述。

(二)神经外科医院感染常见病原菌与耐药现状

1.神经外科医院感染常见病原菌

神经外科医院感染病原菌包括革兰阴性菌、革兰阳性菌和真菌，以前二者为主。革兰阴性菌约占神经外科医院感染病原菌的59.8%～80.3%[5,10,11]，其中铜绿假单胞菌、大肠埃希菌最常见，其次为肺炎克雷伯菌、鲍曼不动杆菌等[4,7,10-12]；革兰阳性菌占神经外科医院感染病原菌的15.1%～43.1%[5,10,11,13]，主要是凝固酶阴性葡萄球菌以及金黄色葡萄球菌[4,7,10-12]。HAP的主要致病菌中，革兰阴性菌以铜绿假单胞菌、肺炎克雷伯菌和不动杆菌属最常见，革兰阳性菌以金黄色葡萄球菌最常见[13-15]。术后颅内感染以革兰阳性菌多见，占颅内感染分离菌的比例可达47.2%，革兰阴性菌约为45.7%[16]。脑脊液分离菌中最常见的包括凝固酶阴性葡萄球菌、鲍曼不动杆菌和金黄色葡萄球菌等[17,18]。

2.神经外科医院感染常见病原菌耐药现状

神经外科医院感染主要病原菌耐药情况严重。革兰阳性菌中，金黄色葡萄球菌和凝固酶阴性葡萄球菌对甲氧西林的耐药率分别高达68%和93.3%[19]，对常用抗菌药物均高度耐药，但对万古霉素、替考拉宁、利奈唑胺仍保持高度敏感[10]。

革兰阴性病原菌中肠杆菌科细菌产生ESBL的比例可高达75%[19]，大肠埃希菌、肺炎克雷伯菌对阿莫西林、环丙沙星、庆大霉素、多数三代头孢菌素、四代头孢菌素均显示较高的耐药率，对碳青霉烯类、头孢哌酮/舒巴坦、哌拉西林/他唑巴坦、阿米卡星等耐药率低。铜绿假单胞菌对碳青霉烯类、头孢哌酮/舒巴坦、哌拉西林/他唑巴坦、头孢他啶、阿米卡星、环丙沙星的耐药率较低，但是近年来对碳青霉烯类和三代头孢菌素的耐药率逐渐增高，部分地区亚胺培南的耐药率高达36.4%[19]。鲍曼不动杆菌对多数临床常用抗菌药物的耐药率均超过30%，仅对头孢哌酮/舒巴坦、米诺环素和替加环素等保持较低的耐药率[10]。神经外科预防用药和经验性治疗选择抗菌药物应考虑主要病原菌的药物敏感性。

(三)感染危险因素

神经外科医院感染危险因素主要包括侵入性操作、意识障碍、高龄、住院时间长等[1,10,20]。

1.侵入性操作是神经外科医院感染的首要危险因素[1]。侵入性操作造成机械性损伤，破坏机体正常的防御和屏障机制，使得医院感染的风险增加。有报道神经外科置管>28天（导尿管、口插管、气管插管），医院感染发生率达100%[8]。

2.意识障碍患者呼吸道保护性反射减弱，且存在食道下段括约肌功能损害和胃排空延迟以及呼吸和吞咽协调障碍，另外，意识障碍患者常因颅内压增高发生呕吐，更增高误吸的风险[21]，极易并发肺部感染[1,10]。

3.年龄与住院日也是医院感染的危险因素。老年患者免疫力低下，易发生医院感染。据报道，重症监护病房神经外科60岁以上老人医院感染发生率为30.3%，明显高于重症监护病房平均医院感染发生率（19.1%）[8]。而随着住院时间的延长，医院感染发生率明显增加[1]。另有研究显示，当住院时间>30 d时，医院感染发生率显著增加（*P*<

0.01）[20]。

4.神经外科医院感染的主要危险因素还包括：手术持续时间长（>4 h）；再次手术者； NNIS（National Nosocomial Infection Surveillance，国家医院感染监测）危险评分>0分等[22]。

（四）神经外科医院感染的抗菌药物应用策略

1.神经外科抗菌药物选择依据

神经外科预防用药的目的为减少以手术部位感染为主的术后感染发生率，从而减少因术后感染而延长的住院时间，同时减少医疗支出。预防用药的选择主要根据引起术后感染最可能的致病菌种类而定，药物选择原则为：

（1）有效；

（2）不良反应少；

（3）给药方便；

（4）价格低[3]。

2.神经外科医院感染治疗策略

对出现感染症状或体征，临床诊断为医院感染的患者，在送检病原学标本后，立即进行抗感染经验性治疗，针对不同感染部位选择可覆盖主要致病菌的抗菌药物[10,12]。再根据疗效，参考细菌培养和药敏结果，决定是否调整用药。

经验性用药参考依据主要有：

（1）各类感染的病原学分布和当地细菌耐药情况[10]；

（2）既往抗菌药物使用情况；

（3）病情的严重度[10]；

（4）药物的药代动力学/药效动力学（PK/PD）特点。

二、神经外科手术部位感染

手术部位感染是神经外科术后严重并发症之一，尤其是颅内感染与围手术期死亡率直接相关，严重影响患者的预后[23]。

（一）定义与发病率

1.定义：神经外科手术部位感染（SSI）是指围手术期（个别情况在围手术期以后）发生在切口或手术深部器官或腔隙的感染（如切口感染、脑脓肿、脑膜炎）[24]。手术后30 d内发生的感染以及体内植入人工材料（或装置）的手术后1年内发生的感染，都属于SSI[24]。神经外科手术根据部位分为颅脑手术、脊柱手术、周围神经手术，其中颅脑手术SSI发生率最高[25]。

2.我国颅脑手术后颅内感染发生率为2.6%[16]。与国外数据略有差异（北美发生率为2.2%，在欧洲发生率则高达5.7%）[26]。

3.神经外科手术按照切口污染程度可分为4类[27]：

（1）感染手术：包括脑脓肿、硬脑膜下脓肿、骨髓炎等手术，手术后感染发生率为

30%～80%；

（2）污染手术：包括伴有开放性颅骨骨折、头皮裂伤的脑外伤或头皮裂伤超过4 h的手术，感染发生率为10%～25%；

（3）清洁污染手术：包括进入鼻旁窦或乳突的手术，修补颅骨骨折或无菌技术有明显缺陷者，感染发生率为6.8%～15%；

（4）清洁手术：为选择性非急症手术，感染发生率为2.6%～5%。

(二)神经外科SSI的诊断

外科手术部位感染分为切口浅部组织感染、切口深部组织感染、器官/腔隙感染[24]。

1.切口浅部组织感染指手术后30 d以内发生的仅累及切口皮肤或者皮下组织的感染，并符合下列条件之一：

（1）切口浅部组织有化脓性液体。

（2）从切口浅部组织的液体或者组织中培养出病原体。

（3）具有感染的症状或者体征，包括局部发红、肿胀、发热、疼痛和触痛。

2.切口深部组织感染指无植入物者手术后30 d以内、有植入物者手术后1年以内发生的累及深部软组织（如筋膜和肌层）的感染，并符合下列条件之一：

（1）从切口深部引流或穿刺出脓液，但脓液不是来自器官/腔隙部分。

（2）切口深部组织自行裂开或者由外科医师开放的切口裂开。同时，患者具有感染的症状或者体征，包括局部发热、肿胀及疼痛。

（3）经直接检查、再次手术探查、病理学或者影像学检查，发现切口深部组织脓肿或者其他感染证据。

同时累及切口浅部组织和深部组织的感染归为切口深部组织感染；经切口引流所致器官/腔隙感染，无须再次手术者归为深部组织感染。

3.器官/腔隙感染指无植入物者手术后30 d以内、有植入物者手术后1年以内发生的累及术中解剖部位（如器官或者腔隙）的感染，并符合下列条件之一：

（1）器官或者腔隙引流或穿刺出脓液。

（2）从器官或者腔隙的分泌物或组织中培养分离出致病菌。

（3）经直接检查、再次手术、病理学或者影像学检查，发现器官或者腔隙脓肿或者其他器官或者腔隙感染的证据。

在神经外科，切口浅部组织感染主要指皮肤或皮下组织感染，切口深部组织感染则包括帽状腱膜下、颅骨膜或脊髓等组织感染。早期症状多不明显，数日后头皮出现红肿。如头皮下积脓，患者会出现发热、白细胞计数增高。需行穿刺抽吸放出脓（积）液并行细菌培养，一般不需切开引流[27]。致病革兰阳性菌来源于术者和患者皮肤，特别是术者手或脸部及患者皮肤脱屑，在手术过程中污染致病。革兰阴性菌来源于各种冲洗液或引流系统[27]。

神经外科器官/腔隙感染主要是颅内感染，包括脑膜炎、脑室炎、脑脓肿、硬膜下脓肿和硬膜外脓肿等，临床表现为发热、乏力等毒血症症状，脑膜刺激征阳性。细菌性脑膜炎患者的脑脊液细胞学和生化检查出现变化：如白细胞总数升高（多在10⁹/L，多形核中性粒细胞≥80%，甚至可达99%），氯化物、糖定量可降低，蛋白量增高。在腰椎穿刺前使用过抗菌药物的患者，脑脊液细胞数改变可类似病毒性脑膜炎。脑脊液的细菌涂片约10%假阳性，使用过抗菌药物者40%假阴性。脑脊液细菌培养90%可获明确诊断[27]，但国内脑脊液培养确诊率还达不到类似比例。血培养则阳性率低，对诊断帮助不大[27]。

（三）神经外科SSI危险因素

神经外科SSI危险因素包括：脑脊液鼻漏、耳漏及切口漏；术后切口外引流；手术放置异物（如分流管、颅骨修补材料、人工脑膜、电极板等）；手术切口污染；手术持续时间长（>4 h）；再次手术者；伴有其他部位感染（呼吸道、泌尿道等感染）[22,27,28]。

（四）神经外科SSI常见病原菌分布及药敏状况

神经外科SSI中，颅内感染的病原菌以革兰阳性菌为主，以葡萄球菌属最为常见[23]，手术切口感染病原菌主要为金黄色葡萄球菌和凝固酶阴性葡萄球菌[29]。2008年Mohnarin监测数据显示，外科患者脑脊液常见分离菌依次为凝固酶阴性葡萄球菌（28%）、金黄色葡萄球菌（21.5%）、不动杆菌属（14%）、肺炎克雷伯菌（5.6%）、大肠埃希菌（5.6%）、铜绿假单胞菌（4.7%）[30]。2005—2007中国CHINET耐药监测数据显示的脑脊液常见分离菌依次为：凝固酶阴性葡萄球菌（42.5%）、不动杆菌属（11.9%）、肠球菌属（8.7%）、铜绿假单胞菌（6.1%）、金黄色葡萄球菌（6.0%）、大肠埃希菌（5.3%）、肺炎克雷伯菌（5.1%）等[18]。两项监测结果显示脑脊液常见分离菌分布基本相似。

表1 近年来全国各监测网的脑脊液分离菌耐药性监测数据

细菌	耐药率
凝血酶阴性葡萄球菌	对万古霉素、利奈唑胺耐药率为0%，对替考拉宁耐药率为0.5%[30]。
耐甲氧西林凝固酶阴性葡萄球菌（MRCNS）	对利奈唑胺耐药率为0%，对万古霉素耐药率为0%，对替考拉宁耐药率为0.4%～0.7%[18,30]。
金黄色葡萄球菌	对万古霉素、利奈唑胺耐药率为0%，对替考拉宁耐药率为0.4%～1.5%[30,31]。
耐甲氧西林金黄色葡萄球菌（MRSA）	对万古霉素、利奈唑胺、替考拉宁耐药率为0%[18,30,31]。
肺炎链球菌	对利福平、左氧氟沙星、莫西沙星、万古霉素、利奈唑胺的耐药率为0%[30,31]。
粪肠球菌	对利奈唑胺、替考拉宁耐药率为0%，对万古霉素耐药率为0%～1.9%[18,30,31]。
屎肠球菌	对利奈唑胺、替考拉宁耐药率为0%，对万古霉素耐药率2.9%～4.3%[18,30,31]。

续表

细菌	耐药率
不动杆菌	对头孢哌酮舒巴坦耐药率为12%～14.8%,对亚胺培南耐药率为24.1%～26.9%,对美罗培南耐药率为29.3%,对头孢吡肟耐药率为59.5%～59.7%,对阿米卡星耐药率为55.7%～68.8%[18,30,31]。 其中鲍曼不动杆菌对多粘菌素耐药率为0%,对米诺环素耐药率为24.0%,对头孢哌酮/舒巴坦耐药率为25.7%,对亚胺培南耐药率为56.4%,对阿米卡星耐药率为57.6%,对美罗培南耐药率为60%,对头孢吡肟耐药率为74.3%[31]。
大肠埃希菌	对亚胺培南耐药率为0%～2.9%,对美罗培南耐药率为0%～4.9%,对头孢哌酮/舒巴坦耐药率为2.1%～6%,对阿米卡星耐药率为6%～20.6%,对哌拉西林/他唑巴坦耐药率为2%～10.4%[18,30,31]。
铜绿假单胞菌	对头孢哌酮/舒巴坦耐药率为20%～31.5%,对亚胺培南耐药率为22.2%～33.9%,对美罗培南耐药率为25.9%～27.3%,对环丙沙星耐药率为26.3%～29.1%,对阿米卡星、头孢吡肟耐药率为28.1%～35%,对头孢他啶耐药率为25%～36.8%[18,30,31]。

(五)神经外科SSI抗菌治疗

1.选择抗菌药物治疗神经外科SSI的治疗原则:

(1)病原检测,明确诊断:细菌性脑膜炎是严重感染,一旦做出临床诊断,应在脑脊液及采血标本送培养后立即开始抗菌药物经验性治疗[27],再根据革兰染色涂片及病原学培养结果,结合药敏及临床疗效为病原菌目标治疗药物选择提供依据。

(2)药物应对所怀疑或已经证实的细菌有良好的抗菌活性[27]。

(3)药物能通过血脑屏障进入脑脊液:临床选择抗菌药物时,应该考虑到药物通过血脑屏障的能力。常用抗菌药物根据脑膜通透性可分为3类:

①能通过血脑屏障的抗菌药物:氯霉素、磺胺嘧啶、复方磺胺异恶唑、甲硝唑、利奈唑胺[27]。

②大剂量时能部分通过血脑屏障或能通过炎症脑膜的抗菌药物:青霉素类、头孢菌素类、氨曲南、美罗培南、万古霉素、磷霉素、氟喹诺酮类[27];但氟喹诺酮类可能引起中枢神经系统不良反应[3]。

③不能通过血脑屏障的抗菌药物:氨基糖苷类、多粘菌素、大环内酯类、四环素类和克林霉素[27]。

所用药物在脑脊液中的浓度,应比该药物的最小杀菌浓度至少高出数倍[27]。抗菌药物在中枢神经系统的分布与浓度:由于血脑屏障的存在,抗菌药物在脑脊液中的浓度常明显低于血清浓度[32]。然而在脑膜炎症时,由于细菌酸性代谢产物积蓄,导致脑脊液pH下降,引起血/脑脊液的pH梯度升高,而有利于抗菌药物向脑脊液中移动,故脑膜炎越严重,血/脑脊液pH梯度越大,越有利于抗菌药物通过血脑屏障[27]。有文献报道中枢神经系统感染治疗过程中可应用局部给药方法。

表2　文献所报道的局部给药方法

鞘内给药	王苏平等[33]	常规治疗基础上置换脑脊液并配合鞘内注射抗生素治疗78例化脓性脑膜炎患者：重症每日置换1次，轻症时隔日置换1次，生理盐水250 ml+庆大霉素8000 U+地塞米松5 mg配成置换液，自第2次置换起，置换液中庆大霉素换用相应敏感抗生素（头孢菌素、磺胺类、青霉素类、氨苄西林、庆大霉素、氯霉素等，剂量为每日总量的20%），置换时鞘内注入敏感抗生素（剂量为每日总量的10%），病情重者加用地塞米松5 mg，待脑脊液中白细胞降至10个/mm³以下时停止置换术，根据病情共置换3～10次。
脑室内给药	闵强等[34]	行双侧脑室置管后给予脑室持续抗生素溶液灌洗局部治疗7例化脓性脑室炎患者：灌洗液为头孢哌酮0.5 g或万古霉素0.1 g，加入0.9%NaCl溶液500 ml配置而成，开放冲洗管冲洗时保持引流管开放，控制滴速10～30滴/分钟缓慢滴入，持续24 h冲洗，灌洗不超过2周。
	李小勇等[35]	万古霉素治疗11例脑积水脑室腹腔分流术后发生脑室炎患者：每日经脑室外引流管向脑室内注入万古霉素25～50 mg，用蒸馏水或生理盐水将药物溶解稀释至8～9 ml，缓慢注入脑室内保留2～3 h，治疗16～36 d。

（4）若联合用药，应选择互相有协同作用的配伍[27]。

2.经验性治疗：根据细菌流行病学分析，神经外科术后颅内感染主要致病菌中革兰阳性菌以葡萄球菌属为主[23]，革兰阴性菌以不动杆菌、铜绿假单胞菌、肺炎克雷伯菌等为主[30]。耐药性革兰阳性菌对万古霉素、替考拉宁和利奈唑胺高度敏感[30,31]；革兰阴性菌对三代头孢菌素、四代头孢菌素、头孢哌酮/舒巴坦、哌拉西林/他唑巴坦敏感率高，肠杆菌科对碳青霉烯类高度敏感[18,31]。经验治疗应联合使用覆盖革兰阳性菌和革兰阴性菌的药物。

3.病原菌目标治疗：一旦病原学检查明确，应该根据不同病原菌及药敏选择抗菌药物。

（1）葡萄球菌属：对于MRSA和MRCNS感染，推荐万古霉素或利奈唑胺单用或联合利福平。在非炎性状态下，利奈唑胺透过血脑屏障的能力优于万古霉素。利奈唑胺的药物脑脊液浓度/血浆浓度在非炎症性脑膜炎时为66%～70%[36,37]，炎症性脑膜炎时可达1.2～2.3倍[38]，而万古霉素仅为同期血浆浓度的20%～30%[32]。利奈唑胺对MRSA和MRCNS有高度活性（100%）。对甲氧西林敏感金黄色葡萄球菌可选苯唑西林[27]，如不敏感，可考虑替莫西林（TMPC）。

（2）肠球菌属：对氨苄西林敏感的肠球菌属，选用氨苄西林单用或联合庆大霉素；若对氨苄西林耐药，选用万古霉素联合利福平；对万古霉素耐药菌株（VRE），选用利奈唑胺[31,39]。

（3）肠杆菌科细菌：对于产ESBL的大肠埃希菌和肺炎克雷伯菌感染，参考药敏可选用碳青霉烯类或β-内酰胺类/β-内酰胺酶抑制剂复合制剂如头孢哌酮/舒巴坦和哌拉西林/他唑巴坦；非产ESBLs菌株，参考药敏可选用第三、四代头孢菌素单用或联合氨基糖苷类[18,30]，也可选用氨曲南。

（4）铜绿假单胞菌：可用环丙沙星、头孢哌酮/舒巴坦、哌拉西林/他唑巴坦、头孢吡肟、头孢他啶或碳青霉烯类，联合一种氨基糖苷类[27]。

（5）不动杆菌属：不动杆菌属对头孢哌酮/舒巴坦、米诺环素等耐药率低，治疗可以选用头孢哌酮/舒巴坦、米诺环素等[40]。碳青霉烯依然可选，尤其对于MDR或者PDR菌株。

（六）神经外科SSI预防及抗菌药物应用

为预防神经外科SSI发生，需遵循严格的无菌技术、轻柔的手术操作以及一整套相关的外科原则[27]。患者体温术后每6h测量1次，术后1d和3d检查手术切口，术后7～8d拆线后，再次检查伤口，量体温、血常规检查，必要时可取CSF样本做生化、镜检和培养。术后1个月最后一次检查手术切口。任何时候患者体温一旦超过38℃，都要再次检查切口是否有感染迹象，如果表现为阴性，需做CSF样本的细胞学检查和细菌培养，每隔1d进行1次外周血常规检查[41]。

在神经外科清洁手术中，围手术期应用预防性抗菌药物有减少术后感染的作用[41]。在神经外科，金黄色葡萄球菌和凝固酶阴性葡萄球菌是最易引起SSI的病原菌，预防用抗菌药物应根据本院的细菌耐药状况选择药物。用药时机在切皮前30 min，应静脉给药，并且在20～30 min内滴完，以保证在发生污染前血清及组织中的药物已达到有效药物浓度。因某种限制而选用万古霉素、喹诺酮等，应在术前2 h应用。常用头孢菌素半衰期在1～2 h，若手术时间较长或失血量超过1500 ml可在3～4 h后重复给药1次，使有效药物浓度覆盖手术全程。半衰期较长的药物一般无须追加剂量。坚持短程用药原则，一般常规择期手术后不必继续使用预防性抗菌药物。若手术前已有污染发生（如开放性创伤）或患者有感染危险因素，可将用药时间延长到24～48 h[24,27,42]。

三、神经外科医院获得性肺炎

医院获得性肺炎（HAP）是我国常见医院感染类型[13]，HAP病死率在20%～50%，重症HAP病死率高达70%以上[13]。据上海市18家综合性医院横断面调查，HAP导致平均住院日延长31天，每例增加直接医疗费用1.8万元以上[13]。在神经外科，HAP发病率在6.11%～6.94%，高于我国平均HAP发病率（2.33%）[13,14,43]。

（一）定义

1.医院获得性肺炎（HAP）是指入院后48 h或以上发生的肺炎，而且入院时不处于感染潜伏期[43]。

2.根据发生时间，HAP分为早发性和迟发性。早发性HAP是指发生在住院4 d内的HAP，迟发性HAP是指发生在住院5 d后的HAP。但若早发性HAP存在MDR（多重耐药）病原菌危险因素（具体见下），则应该按照迟发性HAP治疗[44]。

(二)神经外科HAP危险因素

神经外科HAP危险因素包括患者自身相关因素和医源性因素。患者自身相关因素包括：高龄、意识障碍、长期住院、应激反应。医源性因素包括呼吸道侵入性操作（气管插管、气管切开、机械通气等）；H_2受体阻滞剂的应用、使用免疫抑制剂、感染控制措施不利[15]。

HAP的预防措施主要包括：患者取半坐位以减少吸入危险性；诊疗器械特别是呼吸治疗器械严格消毒、灭菌，切实执行无菌操作制度。医护人员洗手是减少和防止交叉感染的最简便和有效措施之一；尽可能缩短人工气道留置和机械通气时间。减少鼻胃插管和缩短留置时间。尽量避免或减少使用H_2受体阻滞剂、质子泵抑制剂和抗酸剂，或以胃黏膜保护剂取代之[45]。

(三)HAP常见病原菌与耐药现状

1.主要病原菌分布：神经外科HAP病原菌以革兰阴性菌为主，铜绿假单胞菌、肺炎克雷伯菌和不动杆菌属最常见；而革兰阳性菌则以金黄色葡萄球菌为主[13-15]，并有增加趋势，尤其是MRSA[13,14,44]。神经外科HAP混合感染比例较高，有报道高达37%[15]。

2.早发性HAP的病原菌主要包括肺炎链球菌、流感嗜血杆菌、甲氧西林敏感的金黄色葡萄球菌和肠杆菌科细菌，对常用抗菌药物的敏感性较高，预后较好；而迟发性HAP或VAP的病原菌还包括铜绿假单胞菌、肺炎克雷伯菌、不动杆菌、MRSA、嗜麦芽窄食单胞菌等，耐药性高，而且可能存在多重耐药（MDR）菌株，病死率较高[13,44]。早发性HAP如果具备以下危险因素，则发生MDR病原菌定植与感染的风险增加，应按照迟发性HAP治疗[44]。

3.主要病原菌的耐药情况（见神经外科感染总论神经外科病原菌耐药现状部分）。

4.感染MDR病原菌的危险因素[44]：

（1）既往90 d内接受过抗菌药物治疗；

（2）本次住院时间≥5 d；

（3）所在社区或病区的细菌耐药率高；

（4）居住在养老院或护理院；

（5）免疫抑制疾病或免疫抑制治疗[46]。

(四)HAP的诊断

1.HAP的临床诊断依据：①新近出现的咳嗽、咳痰或原有呼吸道疾病症状加重，并出现脓性痰，伴或不伴胸痛。②发热。③肺实变体征和（或）闻及湿性啰音。④WBC> 10×10^9 / L 或 < 4×10^9 / L，伴或不伴细胞核左移。⑤胸部X射线检查显示片状、斑片状浸润性阴影或间质性改变，伴或不伴胸腔积液。以上①至④项中任何1项加第⑤项，并除外肺结核、肺部肿瘤、非感染性肺间质性疾病、肺水肿、肺不张、急性呼吸窘迫综合征、肺栓塞、肺嗜酸性粒细胞浸润症及肺血管炎等后，可建立临床诊断[45,47]。

2.HAP的病原学诊断

可进行痰培养、血或胸液培养、经纤维支气管镜或人工气道吸引的标本培养[47]。必须特别强调：

（1）准确的病原学诊断对HAP处理非常重要。

（2）HAP患者除呼吸道标本外常规做血培养2次。

（3）呼吸道分泌物细菌培养尤需重视半定量培养。

（4）在免疫损害宿主应重视特殊病原体（真菌、杰氏肺孢子菌、分枝杆菌、病毒）的检查。

（5）为减少上呼吸道菌群污染，建议采用侵入性下呼吸道防污染采样技术。

（6）在ICU内HAP患者应进行连续性病原学和耐药性监测，指导临床治疗。

（7）不动杆菌属、金黄色葡萄球菌、铜绿假单胞菌、肠杆菌科细菌、军团菌、真菌、流感病毒、呼吸道合胞病毒和结核杆菌可以引起HAP的暴发性发病，尤应注意监测[45]。

（五）神经外科HAP的抗菌治疗

当患者X射线提示肺部出现新的或进展性浸润，同时伴有感染症状，如发热、白细胞增高、脓性气道分泌物、氧合水平下降等，应该怀疑HAP并立即开始初始经验性治疗。初始经验性抗菌药物的选择应基于可疑的病原菌和当地耐药监测数据[44,46,48]。治疗第2～3天，根据治疗反应和细菌培养结果调整治疗方案[48]。延迟或者不恰当的初始经验性治疗会增加HAP的病死率与住院时间。所有患者均应在抗菌药物治疗前采集下呼吸道分泌物送检病原学检查（见图1）。

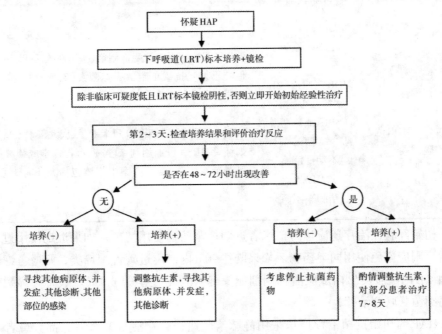

图1　可疑HAP管理策略[44,48]

1.经验性治疗

初始经验性治疗应根据当地的病原菌分布和耐药情况，并结合患者近期抗菌药物使用情况，选择最佳的抗感染治疗方案，覆盖常见病原菌，迅速控制感染[10,13,44,46]。

初始经验性治疗的关键是判断患者是否具有MDR病原菌感染的危险因素。对于没有MDR危险因素的早发性HAP患者，常见病原菌为肺炎链球菌、流感嗜血杆菌、甲氧西林敏感的金黄色葡萄球菌和肠杆菌科细菌，初始经验性治疗可以选择三代头孢菌素如头孢曲松，或氨苄西林/舒巴坦，或厄他培南[13,46]。对于青霉素过敏患者，可以考虑氨曲南联合克林霉素。对于迟发性或者有MDR危险因素的HAP，常见病原体还包括铜绿假单胞菌、产ESBLs肠杆菌科细菌、不动杆菌、MRSA、嗜肺军团菌，初始必须接受联合治疗，以保证有效控制感染，避免病情进展。临床可以选择β内酰胺类/β内酰胺酶抑制剂（头孢哌酮/舒巴坦、哌拉西林/他唑巴坦）、抗假单胞菌头孢菌素（头孢吡肟、头孢他啶）、抗假单胞菌的碳青霉烯类，加用一种抗假单胞菌氨基糖苷类（阿米卡星、庆大霉素或妥布霉素）；如怀疑MRSA可加用利奈唑胺或万古霉素、替考拉宁[13,46]；如怀疑嗜肺军团菌，联合方案中应该包括新大环内酯类如阿奇霉素（见表3）。

表3   HAP初始经验性治疗的药物推荐

类型	可能病原菌	推荐药物
早发性 且无病原菌MDR 危险因素	肺炎链球菌 流感嗜血杆菌 甲氧西林敏感的金黄色葡萄球菌（MSSA） 肠杆菌科细菌	头孢曲松 或氨苄西林/舒巴坦 或厄他培南 如青霉素过敏，可予以氨曲南联合克林霉素
迟发性 或 有病原菌MDR危险因素	上述病原菌 + MDR病原菌，如： 铜绿假单胞菌 产ESBLs肺炎克雷伯菌 不动杆菌属 MRSA 嗜肺军团菌	β内酰胺类/β内酰胺酶抑制剂（头孢哌酮/舒巴坦，哌拉西林/他唑巴坦）、抗假单胞菌头孢菌素（头孢吡肟、头孢他啶）或抗假单胞菌的碳青霉烯类 + 抗假单胞菌氨基糖苷类（阿米卡星、庆大霉素或妥布霉素）；如怀疑MRSA可加用利奈唑胺、万古霉素或替考拉宁；如怀疑嗜肺军团菌，联合方案中应该包括大环内酯类如阿奇霉素

初始经验性治疗还应当考虑患者近期抗菌药物使用情况。如果近期使用过三代头孢菌素，则应避免使用同类药物。如果既往90 d内使用过碳青霉烯类，则应考虑覆盖非发酵菌（β内酰胺类/β内酰胺酶抑制剂如头孢哌酮/舒巴坦等），或者碳青霉烯耐药的肠杆菌科细菌（联合治疗）。

HAP的初始抗菌治疗应该采用静脉给药途径，在症状改善后，部分患者可以转为口服给药[44]。应选用生物利用度高的药物，以保证达到有效浓度。例如，利奈唑胺口服剂型具有等同于静脉剂型的生物利用度，适用于病情改善并且胃肠道能够耐受口服给药的患者[44]。

2.病原菌目标治疗

开始初始经验性治疗48～72 h后，根据临床治疗反应和病原学培养结果进行临床评估。若初始治疗无反应，而病原学培养发现耐药或经验性治疗没有覆盖的病原体，则应调整抗感染治疗药物；若初始经验性治疗有效，且没有发现MDR病原菌，或分离到的病原菌对初始方案中的抗菌药物敏感，则应采用降阶梯治疗，即改为有针对性、窄谱或相对窄谱的药物治疗。如果病原菌不是非发酵菌（如铜绿假单胞菌、不动杆菌），初治反应良好，且无并发症，则应将疗程从传统的2～3周缩短至1周，推荐短期（7～8 d）的抗菌药物治疗[44,48]。

MDR病原菌的药物选择：

（1）铜绿假单胞菌：铜绿假单胞菌对多种抗菌药物耐药，建议使用联合治疗方案。推荐使用具有抗假单胞菌活性的β-内酰胺类（头孢哌酮/舒巴坦、哌拉西林/他唑巴坦、头孢吡肟、头孢他啶）、抗假单胞菌的碳青霉烯类联合抗假单胞菌活性的氨基糖苷类（阿米卡星、庆大霉素或妥布霉素）[46]。

（2）不动杆菌属：不动杆菌对常用抗菌药物的耐药日益严重，应当根据当地耐药监测数据选择抗菌药物。对不动杆菌耐药率较低的药物包括：含舒巴坦的制剂（头孢哌酮/舒巴坦、氨苄西林/舒巴坦）、米诺环素、替加环素、粘菌素/多粘菌素B和碳青霉烯类[46]。

（3）产ESBLs肠杆菌科细菌：产ESBLs肠杆菌科细菌对碳青霉烯类和酶抑制剂复合制剂（头孢哌酮/舒巴坦和哌拉西林/他唑巴坦）的耐药率均低于10%[49]。临床推荐碳青霉烯类或β-内酰胺类/β-内酰胺酶抑制剂。

（4）MRSA：MRSA感染应选用万古霉素、利奈唑胺或替考拉宁，但一些研究发现，在治疗MRSA肺炎尤其是MRSA所致HAP时，万古霉素有较高的失败率，可能是由于其肺组织和肺上皮细胞衬液穿透率不佳所致[44]。相比万古霉素，利奈唑胺对肺组织的穿透能力更强，可能是治疗MRSA所致肺炎更好的选择[44]。两项大规模前瞻性医院获得性肺炎的回顾性分析研究中发现，利奈唑胺较万古霉素在MRSA所致肺炎中有更好的临床治愈率和生存率[50,51]。一项最新的对比利奈唑胺与万古霉素治疗MRSA院内获得性肺炎的前瞻随机双盲对照研究的结果表明，对于MRSA所致肺炎，利奈唑胺有更好的临床治愈率和细菌清除率，同时相对于万古霉素具有更好的肾脏安全性[52]。

医院感染是神经外科常见并发症，手术部位感染（SSI）和医院获得性肺炎（HAP）是神经外科最重要和最常见的医院感染类型。本共识根据近年来国内的情况，对神经外科SSI和HAP的诊疗实践经验和临床研究进行认真讨论，经反复修改后成文，以供临床医生参考。

参考文献

1.邓敏,林宁.神经外科医院感染相关危险因素临床研究——非条件Logistic模型.中华医院感染学杂志,2005,15(7):739-742.

2.汪复,张婴元.实用抗感染治疗学.北京:人民卫生出版社,2005.

3.金涌,刘池波,罗永康,等.神经外科患者医院感染的临床分析.中华医院感染学杂志,2010,20(5):644-645.

4.韩雪玲,华梅,王娟莉,等.神经外科院内感染调查与分析.世界感染杂志,2006,6(3):230-232.

5.Dettenkofer M, Ebner W, Hans F J, et al. Nosocomial Infections in a Neurosurgery Intensive Care Unit. Acta Neurochir（Wien), 1999, 141: 1303-1308.

6.程国雄,姚谦明,何启,等.神经外科ICU医院内感染临床分析.实用医学杂志.2009,25(9):1468-1469.

7.李梅,胡三莲.神经外科重症监护病房医院感染调查及护理对策.实用诊断与治疗杂志, 2008,22(5): 393-394.

8.郑一,徐明,周建新,等.神经外科患者医院获得性感染的发病与构成分析.北京医学,2008,30(5): 267-269.

9.罗良生,李英斌,张健,等.神经外科医院感染的特点及病原菌耐药性分析.中国临床神经外科杂志,2008,13(10): 600-603.

10.钱树星,龙军,徐宗俊.神经外科重症监护病房常见病原菌的分布与耐药性研究.中华神经医学杂志,2006,5(10):1050-1052.

11.郑少钦,杨应明,陈伟强.神经外科医院感染部位及病原菌的临床分析.中华医院感染学杂志,2004,14(9):999-1001.

12.何礼贤.医院获得性肺炎的发病机制及防治.中华全科医师杂志,2006,5(10): 587-589.

13.杨维,庄鹏.神经外科手术后医院获得性肺炎高危因素分析.中国感染控制杂志,2007,6(5):326-328.

14.何朝辉,孙晓川,支兴刚,等.神经外科重症监护室医院获得性肺炎细菌培养结果分析及防治对策,中国药房,2007,18(2):128-130.

15.靳桂明,董玉梅,余爱荣,等.开颅手术后颅内感染流行病学调查的荟萃分析.中国临床神经外科杂志,2007,12(3):149-151.

16.李光辉,朱德妹,张婴元,等.1995—2004年上海地区部分医院脑脊液分离菌的分布及耐药性.中华医院感染杂志,2007,17:1278-1281.

17.李光辉,张婴元,胡付品,等.2005年至2007年中国CHINET脑脊液的分离菌及其耐药性.中华传染病杂志,2009,27(10):627-632.

18.Oris G B, Scorzolini L, Franchi C, et al. Hospital acquired infection surveillancein a neurosurgical intensive care unit. J Hosp Infect, 2006, 64: 23-29.

19.任玲,周宏,茅一平,等.神经外科手术患者医院感染目标性监测及感染相关危险因素分析.中国感染控制杂志,2006,5(2):120-123.

20.张道培,闫福岭.卒中相关性肺炎及其发病机制.国际脑血管病杂志,2007,15(1):

62-66.

21.周炯,李桂平,王爱,等.颅脑手术部位感染率及危险因素前瞻性研究.中华神经外科杂志,2007,23(10):758-760.

22.徐明,史中华,唐明忠,等.神经外科患者脑脊液细菌流行病学和耐药性10年监测.北京医学,2007, 29(10):583-586.

23.《应用抗菌药物防治外科感染的指导意见》撰写协作组.应用抗菌药物防治外科感染的指导意见(草案)Ⅱ——预防手术部位感染.中华外科杂志.2003,41(7):552-554.

24.McClelland S, Hall W A. Postoperative central nervous system infection: incidence and associated factors in 2111 neurosurgical procedures. Clin Infect Dis, 2007, 45: 55－59.

25.McClelland S. Postoperative intracranial neurosurgery infection rates in North America versus Europe: A systematic analysis. Am J Infect Control, 2008, 36: 570-573.

26.《应用抗菌药物防治外科感染的指导意见》撰写协作组.应用抗菌药物防治外科感染的指导意见(草案)ⅩⅢ——神经外科感染的防治.中华外科杂志,2004,42(13):823-825.

27.Lietard C, Thebaud V, Besson G, et al. Risk factors for neurosurgical site infections: an 18-month prospective survey. J Neurosurg, 2008,109:729-734.

28.徐敏,聂绍发,刘爱萍,等.综合医院外科手术部位感染的监测研究.疾病控制杂志,2005,9(4):358-359.

29.王进,肖永红.2008年Mohnarin脑脊液分离菌耐药性分析.中华医院感染学杂志, 2010,20(16):2405-2408.

30.李耘,吕媛,王珊.2010年度卫生部全国细菌耐药监测报告:脑脊液分离细菌耐药监测.中华医院感染学杂志,2011,21(24):5152-5156.

31.高景阳.细菌性脑膜炎的诊断与治疗.中国抗感染化疗杂志,2001,1(3):187-190.

32.王苏平,赵耿义,王虹.脑脊液置换配合鞘内给药治疗化脓性脑膜炎.中华急诊医学杂志,2007,16(1): 54-56.

33.闵强,韦君武.脑室持续灌洗治疗化脓性脑室炎.中国医师进修杂志,2007,30(12):37-38.

34.李小勇,王忠诚,李银平,等.脑积水脑室腹腔分流相关性脑室炎治疗方案的探讨.中国危重病急救医学,2005,17(9):558-560.

35.Tsona A, Metallidis S, Foroglou N, et al. Linezolid penetration into cerebrospinal fluid and brain tissue. J Chemother,2010,22(1): 17-19.

36.Myrianthefs P, Markantonis S L, Vlachos K, et al. Serum and cerebrospinal fluid concentrations of linezolid in neurosurgical patients. Antimicrob Agents Chemother, 2006, 50(12):3971-3976.

37.Villani P, Regazzi M B, Marubbi F, et al. Cerebrospinal fluid linezolid concentrations in post neurosurgical central nervous system infections. Antimicrob Agents Chemother, 2002, 46

（3）：936-937.

38.Tunkel A R, Hartman B J, Kaplan S L, et al. Practice guidelines for the management of bacterial meningitis. Clin Infect Dis,2004, 39: 1267-1284.

39.肖永红,王进,宋燕,等.2008年度全国细菌耐药监测结果.中华医院感染学杂志, 2010,20(16):2377-83.

40.Zhao J Z, Wang S, Li J S, et al. The perioperative use of ceftriaxone as infection prophylaxis in neurosurgery. Clin Neurol Neurosurg, 1995, 97(4): 285-289.

41.中华医学会外科学分会,《中华外科杂志》编辑委员会.围手术期预防应用抗菌药物指南.中华外科中华杂志,2006,44(23):1594-1596.

42.刘花,刘仲梅,沈玉杰.神经外科医院感染的调查.中华医院感染学杂志,2005,15 (2):149-151.

43.Am Thorac Soci/Infect Dis Soci Am. Guidelines for the management of adults with hospital - acquired, ventilator - associated, and healthcare - associated pneumonia. Am J Respir Crit Care Med,2005, 171: 388-416.

44.中华医学会呼吸学分会.医院获得性感染肺炎诊断和治疗指南.中华结核和呼吸杂志,1999,22(4):201-203.

45.Song J H, the Asian HAP Working Group. Treatment recommendations of hospital - acquired pneumonia in Asian countries: first consensus report by the Asian HAP Working Group. Am J Infect Control. 2008, 36(4 Suppl): S83-S92.

46.中华医学会呼吸病学分会.社区获得性肺炎诊断和治疗指南.中华结核和呼吸杂志, 2006,29(10):651-655.

47.周新.美国2005年院内获得性肺炎诊治指南要点与解读.中国实用内科杂志, 2006,26(4):295-297.

48.汪复,朱德妹,胡付品,等.2009中国CHINET细菌耐药性监测.中国感染与化疗杂志,2010,10(5):325-334.

49.Wunderink R G, Rello J, Cammarata S K, et al. Linezolid vs vancomycin: analysis of two double - blind studies of patients with methicillin - resistant staphylococcus aureus nosocomial pneumonia. Chest, 2003, 124: 1789-1797.

50.Kollef M H, Rello J, Cammarata S K, et al. Clinical cure and survival in Gram - positive ventilator-associated pneumonia: retrospective analysis of two double - blind studies comparing linezolid with vancomycin. Intensive Care Med, 2004, 30(3):388-394.

51.Wunderink R G, Niederman M S, Kollef M H , et al. Linezolid in methicillin - resistant Staphylococcus aureus nosocomial pneumonia: a randomized, controlled study. Clin Infect Dis, 2012, 54(5): 621-629.

专家组名单

共识编写组名单：

鲍圣德(北京大学第一医院神经外科)

杜斌(北京协和医院ICU)

方强(浙江大学附属第一医院ICU)

费舟(第四军医大学附属西京医院神经外科)

冯华(第三军医大学附属西南医院神经外科)

黄峰平(上海复旦大学附属华山医院神经外科)

江基尧(上海交通大学附属仁济医院神经外科)

康德智(福建医科大学附属第一医院神经外科)

雷霆(华中科技大学附属同济医院神经外科)

李新钢(山东大学附属齐鲁医院神经外科)

刘建民(第二军医大学附属长征医院神经外科)

卢亦成(第二军医大学附属长征医院神经外科)

马小军(北京协和医院感染科)

毛颖(上海复旦大学附属华山医院神经外科)

邱海波(东南大学附属中大医院ICU)

沈健康(上海瑞金医院神经外科)

覃铁和(广东省人民医院ICU)

王爱霞(北京协和医院感染科)

王明贵(上海复旦大学附属华山医院感染科)

王宁(首都医科大学附属宣武医院ICU)

王任直(北京协和医院神经外科)

王硕(北京天坛医院神经外科)

王运杰(中国医科大学附属第一医院神经外科)

席修明(首都医科大学附属复兴医院ICU)

徐英春(北京协和医院检验科)

游潮(四川大学华西医院神经外科)

于凯江(哈尔滨医科大学附属第二医院ICU)

袁贤瑞(中南大学附属湘雅医院神经外科)

张建宁(天津医科大学总医院神经外科)

赵继宗(北京天坛医院神经外科)

赵世光(哈尔滨医科大学附属第一医院神经外科)

周定标(中国人民解放军总医院神经外科)

周建新(北京天坛医院ICU)

周良辅(上海复旦大学附属华山医院神经外科)

朱晓江(上海市第一人民医院神经外科)

共识编写秘书组名单：

石广志(北京天坛医院中心ICU)

田永吉(北京天坛医院神经外科)

王强(北京天坛医院中心ICU)

徐明(北京天坛医院中心ICU)

赵元立(北京天坛医院神经外科)

尼莫地平治疗外伤性蛛网膜下腔出血(tSAH)专家共识(2011)

中国神经外科医师协会神经创伤专家委员会
中华创伤学会神经创伤专业组

一、现 状

外伤性蛛网膜下腔出血（traumatic subarachnoid hemorrhage，tSAH）是颅脑损伤死亡和病残的主要原因之一。随着临床医学不断进步，药物治疗颅脑损伤患者的临床循证医学证据不断增加。本共识对2008年《中国颅脑损伤病人脑保护药物治疗指南》关于尼莫地平部分的内容进行更新和补充，以便客观、及时地反映该领域最权威的科学结论，使我国神经外科医生对尼莫地平治疗 tSAH 有更新、更全面的认识，进一步规范tSAH 治疗，以造福广大患者。

2007年科克伦（Cochrane）中心的荟萃分析显示，尼莫地平显著减少动脉性蛛网膜下腔出血（aSAH）后继发缺血症状，使脑血管痉挛所致的死亡和致残相对危险度均明显下降[1]。美国心脏协会（AHA）[2]、加拿大[3]及意大利[4]等多个国家和地区的aSAH诊疗指南中也极力推荐尼莫地平为防治脑血管痉挛（CVS）的首选药物。以往研究显示，tSAH 和 aSAH 具有相似的病理生理机制，均可导致脑血管痉挛，从而造成脑缺血缺氧，最终出现神经功能损害等不良预后。据报道，tSAH 后有高达40%～80%的患者出现脑血管痉挛，60%的患者出现不良预后。鉴于 tSAH 患者同样存在神经元和血管损伤的病理机制，进一步探索和回顾尼莫地平在 tSAH 中的应用价值成为临床的关注和期待。

另一方面，目前临床颅脑损伤治疗药物非常有限。2008年《中国颅脑损伤脑保护药物治疗指南》中，由于 ATP、辅酶A、维生素 B_6 和维生素 C 的临床长期使用无毒副作用、价格低廉和药理学作用而作为临床推荐使用，但也未获得 I 级临床循证医学有效性证据的支持[5]。尼莫地平作为临床广泛使用的神经保护及扩张脑血管药物，在颅脑损伤/tSAH 中的应用一直受到国际研究者的关注，因此回顾以往研究及关注新循证就显得至关重要，以便为临床提供颅脑损伤治疗有价值的参考意见。

二、循证医学证据

欧洲和国际多中心曾对钙离子拮抗剂——尼莫地平治疗颅脑损伤和 tSAH 的有效性

和安全性进行了为期12年、共四期前瞻性随机双盲临床对照研究，统称为HIT研究。以下先简要回顾一下这些研究的主要方法和结果。

（一）HIT 1研究[6]（在英国和芬兰6个中心进行）

1. 目的

探索尼莫地平是否能够减少颅脑损伤后不良预后的发生率并提高生存率。

2. 方法

研究对象为颅脑损伤24 h内的351例患者，入组时对简单指令无应答。其中176例患者接受尼莫地平静脉滴注治疗，开始剂量为1 mg/h，如果用药2 h后无低血压等不良反应，则将给药剂量增至2 mg/h，持续7 d；另有175例患者接受安慰剂治疗。

3. 结果

6个月后，尼莫地平组患者预后良好的比例为53%，而安慰剂组为49%，尼莫地平组获得预后良好的患者比例相对增加8%，但两组之间无统计学显著性差异。

4. 结论

尼莫地平对重型颅脑损伤患者的预后并没有表现出明显作用（即预后良好率比对照组增加＞15%），但HIT 1研究提示尼莫地平对这些患者有一定效果，可能带来临床获益，需要更大样本的进一步研究。

（二）HIT 2研究[7]（在欧洲13个国家21个中心进行）

1. 目的

确定尼莫地平是否能将重型颅脑损伤后6个月的患者预后良好的比例提高10%。

2. 对象

研究对象为颅脑损伤24 h内的852例患者，入组时对简单指令无应答。其中423例接受尼莫地平静脉滴注治疗，开始剂量为1 mg/h，如果用药2 h后无低血压等不良反应，则将给药剂量增至2 mg/h，持续7 d；其他429例接受安慰剂治疗。

3. 结果

6个月后，尼莫地平组患者预后良好的比例为60.5%，而安慰剂组为59.4%，两组之间无统计学差异。但是对于入组研究前CT扫描显示tSAH的患者，发现尼莫地平具有改善预后的作用。在符合治疗方案的SAH患者中，尼莫地平组有44%预后不良，而安慰剂组为61%（$P<0.05$）。

4. 结论

试验虽然否定了尼莫地平可以将预后良好的患者比例提升10%的主要假设，但发现尼莫地平可能有益于某种特定类型的颅脑损伤的治疗。结合tSAH这一亚组结果以及尼莫地平在治疗自发性SAH方面的有效性，为下一步专门针对tSAH患者的研究提供了逻辑基础。

（三）HIT 3研究[8]（在德国21个中心进行）

1. 目的

探索tSAH患者接受尼莫地平治疗是否能降低不良预后的发生率。

2.对象

初始CT扫描中显示tSAH的123例患者被纳入研究。入组标准包括年龄16至70岁，并于颅脑损伤后12 h内进入研究，不考虑患者的意识水平。患者随机分配接受尼莫地平或安慰剂治疗，具体方法为头7～10 d静脉给药（2 mg/h），之后继续口服给药（360 mg/d）至第21天。

3.结果

使用尼莫地平进行治疗的患者在6个月时的预后不良（死亡、植物生存或重残）比率明显低于安慰剂治疗的患者（分别为25%和46%，$P = 0.02$）。如果仅仅考虑符合方案的患者，则尼莫地平治疗组的预后不良相对降低率更高（分别为27%和60%，$P = 0.002$）。与安慰剂相比，尼莫地平组患者的颅内压没有增加。

4.结论

这项多中心试验证实了尼莫地平可有效、安全地改善tSAH患者的预后，降低病死病残率，是颅脑损伤患者药物治疗的一大进步。

（四）HIT 4研究[9]（研究提前中止，未正式发表）

1.目的

进一步在更广泛的tSAH患者中验证尼莫地平治疗的有效性和安全性。

2.对象

这项国际性多中心的HIT 4研究，共涉及13个国家35家医院的592例tSAH患者。

3.结果

中期结果显示，对病死和严重病残率，尼莫地平与安慰剂无显著性差异，因而研究提前中止，结果数据未正式发表。

4.结论

尽管HIT 4研究未能得出预期结果，由于长久以来颅脑损伤治疗药物的发展局限性，尼莫地平仍是临床备受关注的药物，相关的循证医学证据也在不断更新和增加，这就有必要重新全面评估该药治疗tSAH的有效性和安全性。

（五）科克伦(Cochrane)循证医学中心提供的证据

1.对死亡率和病死病残率的影响

2009年科克伦（Cochrane）循证医学中心发表了《钙拮抗剂与急性颅脑损伤》的系统性综述，纳入了6项随机安慰剂对照试验，共包括1862名受试者[10]。对尼莫地平4项HIT研究的汇总分析结果显示，在tSAH亚组患者中尼莫地平组死亡率显著降低（OR 0.59，95%CI为0.37～0.94），总死亡率和重度病残率也显著降低（OR 0.67，95%CI为0.46～0.98）。这提示，尼莫地平对蛛网膜下腔出血的颅脑损伤患者显示出明显的改善预后的益处。

全球最具权威性的科克伦循证医学中心的这项系统性综述结果，为尼莫地平治疗tSAH患者提供了全面、客观的支持证据，它荟萃分析了所有4项HIT研究的数据，主要目的是得到比单一研究更精确的结果估计，排除单一研究结果造成的偏倚。在科克伦荟萃分析中对HIT研究质量进行了评估，结果认为HIT 1～3研究均无偏倚风险，而对HIT 4研究提出质疑，认为其隐蔽分组（Allocation Concealment）可能不够完善。而2006年《柳叶刀神经病学分刊》发表的另一篇系统性综述也对HIT研究方法进行了评估[9]。根据Jadad scale评分，HIT 4研究只有2分，在所有4项HIT研究中质量评分最低。相对于HIT 4研究的局限性，公开数据有限，研究质量不确定，科克伦的荟萃分析结果则更为全面和客观，更能为临床实践提供有价值的指导。

2.对外伤性脑梗死及癫痫的影响

外伤性脑梗死（traumatic cerebral infarction, TCI）是颅脑损伤的严重并发症之一，特别是大面积梗死将加重脑功能的损害。研究显示，TCI的发生率可高达19%，并与不良预后显著相关[11]。HIT 3研究证明，与安慰剂相比尼莫地平治疗可显著降低CT随访脑梗死的发生率（分别为7%和22%，$P = 0.025$）[8]。

癫痫是颅脑损伤的另一个常见并发症，严重影响患者的生活质量。大规模长期随访研究表明，颅脑损伤后癫痫的发生风险增加2.2～7.4倍[12]。HIT 3研究中，尼莫地平组患者tSAH后6个月癫痫的发生率为4%，远低于安慰剂组的13%[8]。

三、尼莫地平治疗tSAH患者的安全性

（一）颅内压（ICP）

颅内压大于20 mmHg（2.7 kPa）并持续超过5分钟称为颅内压增高。颅内压升高是导致颅脑损伤患者死亡的重要原因之一。HIT 3研究表明，与安慰剂相比尼莫地平并不增加tSAH患者颅内压升高的风险[8]。2009年发表的另一项小规模研究也表明尼莫地平对重度颅脑损伤患者的颅内压无不良影响[13]。对照组患者仅接受常规治疗方案，尼莫地平组患者接受常规治疗方案+尼莫地平（静脉输注，第一个2 h为1 mg/h，以后均为2 mg/h，治疗1周）。基线时ICP在两组之间无显著性差异，尼莫地平组和安慰剂组分别为21.8±4.1 mmHg和22.4±5.2 mmHg；治疗后尼莫地平组为9.36±5.4 mmHg，安慰剂组为18.15±10.7 mmHg，两组间有极其显著性差异（$P < 0.001$）。这项研究中，与安慰剂组相比，尼莫地平组患者ICP降低和脑灌注压升高，表明尼莫地平在增加脑血流量的同时还可调节细胞内钙平衡，减轻细胞肿胀和死亡，具备神经保护作用。

（二）再出血

2007年科克伦对尼莫地平治疗动脉瘤性蛛网膜下腔出血（aSAH）的系统性综述表明，尼莫地平不增加再出血的发生率。与安慰剂相比，尼莫地平治疗患者的再出血发生率降低，具有统计学显著性差异，相对危险度为0.75（95%CI为0.57～0.98）[1]。

（三）低血压

2009年科克伦系统性综述也报告了尼莫地平对血压的影响。对HIT 1、HIT 2和HIT 3研究的汇总数据结果显示，尼莫地平组低血压的发生率增加（OR 1.74，95%CI为1.20～2.52）[10]。考虑到临床上对可能产生低血压的顾虑，可以采用尼莫地平剂量递增的阶梯疗法：第一天10 mg（1瓶），第二天20 mg（2瓶），第三天30 mg（3瓶），这可充

分启动机体的血压反馈机制，既达到有效的抗痉挛疗效，又避免低血压的发生。

四、尼莫地平治疗 tSAH 患者的推荐用法

根据 HIT 研究以及临床经验，推荐尼莫地平治疗 tSAH 的用法用量如下：在颅脑损伤发生后24 h 之内开始治疗，建议尼莫地平静脉滴注14 d，后改为口服序贯治疗，总疗程21 d。尼莫地平静脉输注的剂量依体重而定。体重低于70 kg 或血压不稳的病人：起始剂量为0.5 mg/h，如耐受良好，2 h 后可增加至1 mg/h；体重大于70 kg 的病人：起始剂量为1 mg/h，如耐受良好，2 h 后可增加至2 mg/h。每天静脉给药剂量为24～48 mg。口服推荐剂量为60 mg，每4 h 1次。

五、说明

1. 综合目前已有的尼莫地平治疗颅脑损伤/tSAH 循证医学证据，一定程度上支持其可能降低 tSAH 患者的病死病残率，并减少外伤性脑梗死和癫痫的发生率，且安全性良好，不会增加颅内压和再出血的风险。

2. 尼莫地平在脑外伤领域对改善其他终点的探索也正成为国际关注的热点，例如改善颅脑损伤后患者的认知功能以提高其生活质量，期待更多的临床应用研究和循证医学证据。

3. 本共识仅为专家学术性共识意见，仅供我国神经内科、神经外科医师临床参考指导，不属于行业强制性文件。

4. 随着临床循证医学的不断进步，本共识的内容也将进行相应更新。

参考文献

1. Dorhout M S M, Rinkel G J E, Feigin V L, et al. Calcium antagonists for aneurysmal subarachnoid haemorrhage. Cochrane Database Syst Rev, 2007, 18(3): CD000277.

2. Joshua B, Bederson E, Sander C, et al. Guidelines for the Management of Aneurysmal Subarachnoid Hemorrhage: A Statement for Healthcare Professionals from a Special Writing Group of the Stroke Council, American Heart Association. Stroke, 2009, 40: 994-1025.

3. Findlay J M. Current management of aneurysmal subarachnoid hemorrhage guidelines from the Canadian Neurosurgical Society. Can J Neurol Sci,1997, 24: 161-170.

4. Gensini G F, Zaninelli A, Bignamini A A, et al. Italian Guidelines for Stroke Prevention and Management. 2005, March.

5. 中国医师协会神经外科医师分会,中国神经损伤专家委员会.中国颅脑创伤脑保护药物指南.中华神经外科杂志,2008,10: 24.

6. Bailey I, Bell A, Gray J, et al. A trial of the effect of nimodipine on outcome after head injury. Acta Neurochir, 1991, 110: 97-105.

7. The European study group on nimodipine in severe head injury. A multicenter trial of

the efficacy of nimodipine on outcme after severe head injury. J Neurosurg, 1994, 80: 797–804.

8. Albrecht H, Algirdas K. Traumatic subarachnoid hemorrhage and its treatment with nimodipine. J Neurosurg, 1996, 85: 82–89.

9. Mervyn D I, Vergouwen M V, Yvo B W E, et al. Effect of nimodipine on outcome in patients with traumatic subarachnoid haemorrhage: a systematic review. Lancet Neurol, 2006, 5: 1029–1032.

10. Langham J, Goldfrad C, Teasdale G, et al. Calcium channel blockers for acute traumatic brain injury (Review). The Cochrane Library, 2009, Issue 3.

11. Marino R, Gasparotti R, Pinelli L, et al. Post - traumatic cerebral infarction in patients with moderate or severe head trauma. Neurology, 2007, 68: 2160.

12. Christensen J, Pedersen M G, Pedersen C B, et al. Long - term risk of epilepsy after traumatic brain injury in children and young adults: a population - based cohort study. Lancet, 2009, 373: 1105–1110.

13. Aslana A, Gurelik M, Cemekc M, et al. Nimodipine can improve cerebral metabolism and outcome in patients with severe head trauma. Pharmacological Research, 2009, 59: 120–124.

中国中枢神经系统胶质瘤诊断和治疗指南
（2012精简版）

指南编写组

一、前言

《中国中枢神经系统恶性胶质瘤诊断和治疗专家共识》于2009年10月公布以来，深受欢迎。为满足广大临床医务工作者和患者之需，2011年9月编写组经协商，将"共识"更改为"指南"，并增加以下内容：毛细胞型星形胶质瘤、胚胎发育不良性神经上皮瘤、节细胞瘤、节细胞胶质瘤、WHO Ⅱ级胶质瘤（如弥漫性星形胶质瘤、少突胶质瘤和室管膜瘤等）、WHO Ⅲ级及Ⅳ级中的脑胶质瘤病、髓母细胞瘤和幕上神经外胚叶瘤等。本次编写者增加了神经病理专家、神经影像学专家和康复专家。

编写仍保持编写"共识"的程序：

1.多学科专家提出"指南"要解决的问题和范畴。

2.信息专家按问题搜索文献证据，除国外文献外，强调中文文献的搜索。

3.编写组专家阅读文献，按循证医学五级分类，随机对照研究"CONSORT"和指南"AGREE"程序，多人针对某一问题进行磋商，评估文献的证据质量，达成推荐级别，并结合中国国情和实际情况，写出推荐意见。最后由编写组长协调和定稿。

二、概述及处理原则

胶质瘤是最常见的原发性颅内肿瘤。WHO（2007）中枢神经系统肿瘤分类中将胶质瘤分为Ⅰ～Ⅳ级。低级别胶质瘤（WHO Ⅰ～Ⅱ级）常见的有毛细胞型星形细胞瘤、多形性黄色星形细胞瘤和室管膜巨细胞星形细胞瘤等。此外还包括混合型胶质神经元肿瘤，如节细胞胶质瘤、胚胎发育不良性神经上皮肿瘤等。近30年来，恶性脑肿瘤发生率逐年递增。根据美国脑肿瘤注册中心统计，恶性胶质瘤约占原发性恶性脑肿瘤的70%。在恶性胶质瘤中，间变性星形细胞瘤（WHO Ⅲ级）和多形性胶质母细胞瘤（GBM，WHO Ⅳ级）最常见，其中GBM约占所有胶质瘤的50%。

胶质瘤的发病机制尚不明了，目前确定的两个危险因素为暴露于高剂量电离辐射和与罕见综合征相关的高外显率基因遗传突变。因此，关于胶质瘤发病机制的研究热点包括：等位基因的杂合性缺失及基因的遗传性变异、DNA错配修复、细胞信号通路紊乱（如表皮生长因子受体及血小板源性生长因子通路）、PI3K/Akt/PTEN、Ras和P53/RB1通路基因突变以及肿瘤干细胞等研究。

胶质瘤临床表现主要包括颅内压增高表现（如头痛、恶心、呕吐、性格和意识改变等）及神经功能异常（如癫痫、运动和/或感觉障碍等）。主要依靠磁共振成像（MRI）和计算机断层扫描（CT）对胶质瘤做出初步影像学诊断。磁共振波谱图（MRS）、正电子发射断层显影（PET）和单光子发射断层显影（SPECT）有助于鉴别肿瘤复发与放射性坏死。最终，需通过肿瘤切除或活检术获取肿瘤标本并进行明确病理学诊断。形态学变化是病理诊断的基础，分子生物学标记物，如胶质纤维酸性蛋白、异柠檬酸脱氢酶1和Ki-67抗原等对确定分子亚型、个体化治疗及临床预后判断具有重要意义（Ⅰ级证据）。

胶质瘤的治疗是以手术、放疗和化疗为主的综合治疗。手术主张安全、最大范围地切除肿瘤（Ⅱ级证据）。放疗可杀灭或抑制残余肿瘤细胞，延长生存期（Ⅱ级证据）。一些新的放疗技术提高了放疗的效果。替莫唑胺（TMZ）在手术后与放疗同步进行，再应用6个疗程已成为新诊断GBM的标准治疗方案，并可显著提高病人的生存期（Ⅰ级证据）。内源性O6-甲基鸟嘌呤-DNA甲基转移酶（MGMT）甲基化水平及染色体1p/19q杂合性缺失可分别作为GBM和少突胶质细胞瘤化疗敏感及预后好的预测因素（Ⅱ级证据）。异柠檬酸脱氢酶1突变者比野生型预后好（Ⅰ级证据）。

目前，神经影像学及胶质瘤的治疗均取得了一定的进展，但胶质瘤的预后尚不尽如人意。胶质瘤的治疗需要神经外科、放射治疗科、肿瘤科、病理科和康复科等多学科合作，遵循循证医学证据，采取个体化综合治疗，规范和优化治疗方案，以期达到最大治疗效益，延长患者无进展生存期和总生存期，并提高生存质量。

三、影像学诊断

强烈推荐胶质瘤影像学诊断以MRI平扫加增强检查为主，CT为辅。由于水抑制技术（FLAIR）序列在显示病灶及病灶范围方面比T2W更加敏感，建议有条件的单位增加FLAIR序列扫描（Ⅲ级证据）。MRI平扫加增强和其他特殊功能检查如磁共振波谱（MRS）不仅可鉴别胶质瘤与部分非肿瘤病变，而且有助于胶质瘤分级，明确胶质瘤侵犯范围，帮助选择肿瘤立体定向活检区域，并有利于胶质瘤的切除和预后评估（Ⅲ级证据）。

低级别胶质瘤MRI平扫通常表现为T1W稍低信号、T2W及FLAIR稍高信号，增强扫描多不增强或轻度不均匀增强；毛细胞型星形细胞瘤、毛细胞黏液型星形细胞瘤和多形性黄色星形细胞瘤实性部分常明显强化；多形性黄色星形细胞瘤邻近脑膜常可受累并明显强化，约70%可呈现"脑膜尾征"；节细胞瘤和节细胞胶质瘤囊性部分MRI的T1W为低信号、T2W为高信号；实性成分T1W为稍低信号、T2W为稍高信号，T1W增强呈不同程度强化。室管膜瘤呈中等不均匀强化。少突胶质细胞瘤约80%可见结节状、斑片状或簇状钙化，CT检查有利于检出肿瘤内钙化，对术前定性诊断有很大帮助。高级别胶质瘤MRI平扫通常为混杂信号病灶，T1W为等信号或低信号，T2W为不均匀高信号，肿瘤常沿白质纤维束扩散，MRI增强扫描肿瘤呈结节状或不规则"花环状"强化。胶质瘤病多不强化或轻微斑块样强化。髓母细胞瘤大多数为明显均匀的强化，少数呈中等强化。PNET不均一强化、不规则"印戒"样强化，可见沿室管膜播散。

推荐MRI特殊功能检查（MRS、DWI、DTI、PWI及BOLD）、PET和SPECT用于鉴别诊断、术前评估、疗效评价和术后随访。

四、病理诊断及分子生物学标记

强烈推荐严格按照WHO（2007）中枢神经系统肿瘤分类，对胶质瘤进行病理学诊断和分级。为配合胶质瘤患者的治疗、疗效观察及预后判断，酌情进行胶质瘤分子生物学标记：低级别胶质瘤检测IDH1基因突变和染色体1p/19q杂合性缺失对临床预后判断具有重要意义（Ⅰ级证据）。具有向星形胶质细胞分化特征的胶质瘤及60%～70%少突胶质细胞瘤对胶质纤维酸性蛋白呈阳性表达（Ⅰ级证据）。少突胶质细胞特异性核转录因子对鉴别少突胶质细胞瘤及星形细胞来源的胶质瘤具有一定的参考价值。表皮生长因子受体扩增和其变异Ⅲ突变对原发GBM诊断有价值。Ki-67增殖指数与肿瘤的分化程度、浸润或转移及预后有密切关系，是判断肿瘤预后的重要参考指标之一（Ⅰ级证据）。神经元特异核蛋白对判断肿瘤中的神经元成分具有重要意义，主要用于胶质神经元肿瘤及神经细胞瘤的诊断及鉴别诊断。

根据信号传导通路相关的分子生物学标记，可将髓母细胞瘤分成若干分子亚型，如Wnt型、Shh型和非Wnt/Shh型。这种分型对于临床制定优化的治疗方案及判断预后有重要意义（Ⅱ级证据）。

强烈推荐胶质瘤分级七项原则（Ⅰ级证据）：瘤细胞密度；瘤细胞的多形性或非典型性，包括低分化和未分化成分；瘤细胞核的高度异形性或非典型性，出现多核和巨核；高度的核分裂活性；血管内皮细胞增生（出现肾小球样血管增生）；坏死（假栅状坏死）和Ki-67增殖指数升高。由于胶质瘤内存在异质特点，故应在获得最低程度的肿瘤组织标本上做出胶质瘤的病理诊断。

五、手术治疗

强烈推荐以最大范围安全切除肿瘤为手术基本原则（Ⅱ级证据）。安全是指术后神经功能状态KPS>70分。推荐不能安全全切肿瘤者，酌情采用肿瘤部分切除术、开颅活检术或立体定向（或导航下）穿刺活检术，以明确肿瘤的组织病理学诊断。肿瘤切除程度与病人生存时间、对放疗和化疗等敏感有关（Ⅰ级证据）。

强烈推荐对局限于脑叶的胶质瘤争取最大范围安全切除肿瘤（Ⅱ级证据）。基于胶质瘤膨胀、浸润性的生长方式及血供特点，推荐采用显微神经外科技术，以脑沟、脑回为边界，沿肿瘤边缘白质纤维束走向做解剖性切除，以最小限度组织和神经功能损伤获得最大限度肿瘤切除，并明确组织病理学诊断。对于优势半球弥漫浸润性生长、病灶侵及双侧半球、老年患者（>65岁）、术前神经功能状况较差（KPS<70分）、脑内深部或

脑干部位的恶性脑胶质瘤、脑胶质瘤病，推荐酌情采用肿瘤部分切除术、开颅活检术或立体定向（或导航下）穿刺活检。肿瘤部分切除术具有比单纯活检术更高的生存优势。活检主要适用于邻近功能区或位置深在而临床无法手术切除的病灶。活检主要包括立体定向（或导航下）活检和开颅手术活检。立体定向（或导航下）活检适用于位置更加深在的病灶，而开颅活检适用于位置浅表或接近/位于功能区皮质、脑干的病灶。

强烈推荐于手术后<72 h复查MRI，以手术前和手术后影像学检查的容积定量分析为标准，评估胶质瘤切除范围。高级别恶性胶质瘤的MRI的T1W增强扫描是目前公认的影像学诊断"金标准"；低级别恶性胶质瘤宜采用MRI的T2W或FLAIR。在不具备复查MRI条件的单位，推荐于术后<72 h复查CT平扫和增强。

推荐常规神经导航、功能神经导航、术中神经电生理监测技术（例如皮层功能定位和皮层下刺激神经传导束定位）、术中MRI实时影像神经导航（Ⅱ级证据）。推荐荧光引导显微手术，术中B超影像实时定位，术前及术中DTI以明确肿瘤与周围神经束的空间解剖关系，术前及术中BOLD-功能性磁共振以进行皮层功能定位。

六、放射治疗

强烈推荐采用常规分割（1.8～2.0 Gy/次，5次/周）的6～10 MV X射线外照射；不推荐立体定向放射治疗和立体定向/组织间近距离治疗作为术后初始的治疗方式（Ⅱ级证据）；推荐三维适形放疗或调强放疗技术的应用；靶区勾画时需参考术前和术后的影像资料，以MR为主要依据，辅以功能性磁共振和PET-CT的结果，推荐有条件的单位开展CT/MR图像融合进行治疗计划设计。

胶质瘤经TMZ同步放化疗后假性进展的发生率增加，出现假性进展的时间提前，与复发、放射性坏死等鉴别困难，可借助MRS、PET/CT或活检加以鉴别。

（一）高级别胶质瘤（包括GBM、间变星形细胞瘤、间变少突细胞瘤和间变少突星形细胞瘤）

推荐术后尽早开始放疗——肿瘤局部照射标准剂量为60 Gy。GTV为术后MRI T1增强图像显示的残留肿瘤和（或）术腔。CTV1为GTV外扩2 cm，剂量46～50 Gy。CTV2为GTV外扩1 cm，剂量10～14 Gy。对于GBM，强烈推荐TMZ同步放化疗，并随后行6个疗程的TMZ辅助化疗（参见GBM化疗）。

（二）脑胶质瘤病

推荐肿瘤局部照射，剂量50～60 Gy；或全脑照射，剂量40～45 Gy。GTV为MRI的FLAIR或T2加权像上的异常信号区域。CTV为MRI FLAIR或T2加权像上的异常信号区域+外放2～3 cm。

（三）低级别胶质瘤

推荐肿瘤完全切除者，若预后因素属低危者（≤2分）可定期观察；若预后因素属高危者（3～5分）应予以早期放疗。推荐对术后有肿瘤残留者进行早期放疗。GTV为MRI FLAIR或T2加权像上的异常信号区域。CTV为GTV或/和术腔边缘外扩1～2 cm。

强烈推荐低级别胶质瘤放疗的总剂量为45～54 Gy，分次剂量为1.8～2.0 Gy（Ⅰ级证据）。

（四）室管膜瘤

推荐对手术全切者予以观察；部分切除或间变性室管膜瘤者术后全脑放疗；若脊髓MRI和脑脊液脱落细胞检查均阴性者，可暂缓脊髓照射，若上述检查有一项阳性，应加全脊髓照射。使用术前和术后影像来确定局部靶区，通常使用MRI的T1增强像或T2或FLAIR像。GTV为术前肿瘤侵犯的解剖区域和术后MRI信号异常区域。CTV为GTV外扩1～2 cm。推荐颅内肿瘤局部剂量为54～59.4 Gy，全脑全脊髓剂量为30～36 Gy，脊髓肿瘤局部剂量为45 Gy，分次剂量均为1.8～2 Gy。

（五）髓母细胞瘤

除术后<72 h脑增强MRI检查外，推荐术后2～3周或放射治疗前做脊髓增强MRI检查，必要时应在术后>2周做脑积液细胞学检查。患者应该根据复发的危险度（一般风险组和高风险组）分别治疗。全脑全脊髓照射（CSI）+后颅窝推量一般风险组：CSI剂量为30～36 Gy，后颅窝推量至55.8 Gy；或CSI剂量23.4 Gy，后颅凹推量至55.8 Gy，VCR同步化疗并放疗后联合化疗；高风险组：CSI剂量36 Gy，后颅凹推量至55.8 Gy，放疗后联合化疗。

对于小于3岁的低龄患儿，化疗通常是主要的辅助治疗，不建议常规放疗。

七、化学治疗

（一）高级别胶质瘤

对新诊断的GBM患者强烈推荐术后TMZ同步放疗，口服TMZ 75 mg/m²，疗程42 d。放疗结束后4周，TMZ治疗，150 mg/m²，连续用药5 d，28 d为一个疗程，若患者耐受良好，则在以后化疗中剂量增至200 mg/m²，化疗6个疗程（Ⅰ级证据）。根据实际情况，亦可使用ACNU（或其他烷化剂BCNU、CCNU）联合VM26方案（Ⅰ级证据）。对于新诊断的间变性胶质瘤患者，推荐放疗联合TMZ（同GBM）或亚硝脲类如ACNU或PCV方案（洛莫司汀+甲基苄肼+长春新碱）。推荐有条件的单位对高级别胶质瘤患者检测MGMT启动子区甲基化状态、异柠檬酸脱氢酶1/2突变以及1p/19q缺少（Ⅱ级证据）。

（二）低级别胶质瘤

对全切者无高危因素者可以观察；有高危因素者建议放疗和化疗。有残留者推荐放疗和化疗。推荐TMZ作为低级别胶质瘤辅助治疗的首选化疗药物。推荐有条件的单位对低级别胶质瘤患者检测1p/19q缺失，若联合缺失者可先化疗（Ⅱ级证据）。异柠檬酸脱氢酶1突变者比野生型预后好（Ⅰ级证据）。

（三）儿童胶质瘤

对于低级别胶质瘤患者，推荐术后化疗，尤其是不能放疗的婴幼儿；主要方案有长春新碱+卡铂、6-硫鸟嘌呤+丙卡巴肼+洛莫司汀+长春新碱（TPCV方案）、低剂量顺铂+依托泊苷和TMZ。对于高级别胶质瘤患者，推荐PCV方案化疗（长春新碱、CCNU和泼尼松）。推荐有条件的单位在儿童胶质瘤化疗前检测MGMT启动子区甲基化。

（四）室管膜瘤及间变性室管膜瘤

对成人初发室管膜瘤患者的化疗有争议，缺乏循证医学研究。对复发者建议化疗。对间变性室管膜瘤患者，在手术及放射治疗后，可以进行化疗。化疗主要方案包括以铂类为主联合化疗以及依托泊苷、亚硝脲类化疗。

（五）髓母细胞瘤

对于一般风险儿童，推荐术后及放疗后进行化疗（但不能替代放疗），长春新碱+顺铂+CCNU或长春新碱+顺铂+环磷酰胺或长春新碱+VP16+卡铂（环磷酰胺）联合化疗方案。对于评估为高风险儿童推荐手术及放疗后化疗，可选择的化疗方案：长春新碱+顺铂+CCNU联合化疗。<3岁患者推荐术后单独化疗，大剂量冲击化疗可延缓或避免婴幼儿术后的放疗所带来的近期及远期并发症。对于成人患者，在手术和放疗后，常用化疗方案为CCNU、长春新碱及泼尼松。

八、复发肿瘤的治疗与随访

复发肿瘤的治疗，应根据复发部位、肿瘤大小、颅内压情况、病人全身状态以及既往治疗综合考虑。如病人一般状态良好、占位效应明显的局部复发肿瘤，推荐外科手术治疗。对于不适合再手术的病人，可推荐放射治疗和（或）化疗；如果以前接受过放疗不适合再放疗者，则推荐化疗。对于首次治疗中未曾接受TMZ化疗的高级别胶质瘤患者，复发后仍推荐采用标准的TMZ化疗方案。TMZ剂量-强度方案、TMZ与铂类药物合用、依立替康联合贝伐珠单抗，均可推荐用于复发性高级别胶质瘤的治疗。复发性高级别胶质瘤病人可被推荐参加包括分子靶向治疗、基因治疗、免疫治疗等的各种研究性治疗。

强烈推荐对病人进行临床基本情况复查，主要包括全身情况、认知和精神心理状况、神经系统体征及体格检查、必要的实验室检查以及影像学复查。随访过程中，应对由肿瘤引起或治疗相关性的病征进行监测和处理，包括类固醇激素的使用及其副作用、抗癫痫药物的使用及其副作用、放疗和化疗的近期及远期副反应等。

目前无循证医学高级别证据来确定随访的时间及间隔。一般低级别胶质瘤应每3～6个月随访一次，持续5年；以后每年至少随访1次。高级别胶质瘤在放疗结束后2～6周应随访一次，以后每1～3个月随访一次，持续2～3年，再以后随访间隔可适当延长。医生还应该根据肿瘤的组织病理、切除程度和肿瘤残余情况、有无新症状出现、是否参加了临床试验、患者的依从性和健康状态来个体化决定随访间隔。

九、康复治疗

中枢神经系统胶质瘤所致中枢神经受损引起的功能障碍包括：昏迷、疼痛、癫痫、运动功能障碍、感觉功能障碍、抑郁症、焦虑、言语和吞咽功能障碍、认知障碍、视力障碍、精神障碍、二便障碍、日常生活活动能力减退、社会参与能力减退和生活满意度低下等。康复治疗可有效改善患者的功能和生存质量，是非常必要和重要的。建议采用国际上常用的功能评定手段、量表与技术进行功能障碍的评定。康复治疗方法以个体化方案的综合治疗为主，推荐物理治疗（Ⅱ级证据）、作业治疗（Ⅱ级证据），强烈推荐言语治疗、认知障碍治疗（Ⅰ级证据）、康复工程、抗痉挛治疗、康复护理、营养支持、娱乐治疗、镇痛、心理治疗和中国传统医学治疗，并可配合相关的药物治疗。

强烈推荐目前国内推广应用的中枢神经疾患的三级康复治疗模式应用到脑胶质瘤患者的康复中。"一级康复"是指患者早期在医院急诊室或神经外科的早期康复治疗；"二级康复"是指患者在康复病房或康复中心进行的康复治疗；"三级康复"是指在社区或在家中的继续康复治疗（Ⅰ级证据）。

编写者利益告示：《指南》编写得到默沙东（中国）公司的支持和协助。

《指南》编写组名单：

组长：

周良辅（复旦大学附属华山医院神经外科）

王任直（北京协和医院神经外科）

组员（按姓名拼音字母排列）：

鲍圣德（北京大学第一医院神经外科）

陈忠平（中山大学附属肿瘤医院神经外科）

范建中（南方医科大学南方医院康复科）

冯晓源（复旦大学附属华山医院放射科）

傅震（南京医科大学第一附属医院神经外科）

高培毅（首都医科大学附属北京天坛医院神经影像中心）

胡永善（复旦大学附属华山医院康复科）

江涛（首都医科大学附属北京天坛医院神经外科）

雷霆（武汉同济医院神经外科）

李新刚（山东大学齐鲁医院神经外科）

卢亦成（上海长征医院神经外科）

马林（中国人民解放军总医院放疗科）

马文斌（北京协和医院神经外科）

毛颖（复旦大学附属华山医院神经外科）

漆松涛（南方医科大学南方医院神经外科）

邱晓光（首都医科大学附属北京天坛医院放疗科）

盛晓芳（复旦大学附属华山医院伽马医院放疗科）

王茂斌（首都医科大学宣武医院神经外科）

汪寅（复旦大学附属华山医院病理科）

王运杰（中国医科大学附属第一医院神经外科）

吴浩强(香港中文大学医学院神经病理科)

吴劲松(复旦大学附属华山医院神经外科)

吴少雄(中山大学附属肿瘤医院放疗科)

夏廷毅(中国人民解放军总医院放疗科)

杨学军(天津医科大学总医院神经外科)

姚瑜(复旦大学附属华山医院神经外科)

游潮(四川大学华西医院神经外科)

于金明(山东省肿瘤医院放疗科)

袁贤瑞(中南大学湘雅医院神经外科)

赵世光(哈尔滨医科大学第一附属医院神经外科)

张建民(浙江大学医学院附属第二医院神经外科)

章翔(第四军医大学西京医院神经外科)

周定标(中国人民解放军总医院神经外科)

中国脑胶质瘤分子诊疗指南(2014)

一、意义和背景

制订本指南的目的是建立以循证医学为基础的脑胶质瘤分子检测分析体系，描述最普遍的胶质瘤相关的分子改变、潜在的治疗靶点和生物标志物，从而用于指导临床实践并做出治疗选择。对于哪一个（类）患者或者样本需要进行检测，何时检测和如何检测，本指南中也给出了推荐。

临床实践指南（clinical practice guideline，CPG），不同于临床随机对照试验，是在特定的临床条件下经过系统的分析后形成的诊疗指南，能够有效地帮助临床医生做出准确的诊断，并选择合适的治疗方案。

指南应满足：清晰性、有效性、可靠性、可重复性、应用灵活性、多学科融合、有依据性和可作为指导性。临床实践指南的目标是服务临床工作，从而改善患者的临床预后，并为医疗教育提供指导，为疗效评估、专业审核提供依据，为合理治疗和建立临床路径提供帮助。

二、前言

脑胶质瘤是最常见的原发性脑肿瘤，其中一半以上为恶性度最高的胶质母细胞瘤（glioblastoma multiforme，GBM）。GBM患者即使采用了最为积极的治疗手段，中位生存期仍然少于15个月。近年来，神经肿瘤分子病理取得了重大进展，目前已发现一系列有助于脑胶质瘤临床诊断和预后判断的分子标志物。

目前的WHO病理分级仍然依赖形态学进行肿瘤分级，然而，有充分的证据表明，组织特征相同或相似的胶质瘤可以具有不同的分子遗传学背景，导致WHO分级相同的个体间预后有着较大差异。

基于肿瘤遗传学水平的分子病理分型能够更准确地判断临床预后，并且对组织学上较难鉴别的混合性胶质瘤（少突星形细胞瘤和间变性少突星形细胞瘤）还能帮助明确诊断和分级。另外，这些新近发现的分子变异有可能成为未来治疗的新靶点。近10年来，尽管脑胶质瘤的基础和临床研究有了较大突破，但是弥漫性胶质瘤患者预后的改善仍然十分缓慢。

进一步了解胶质瘤的分子生物学特征，通过临床试验明确更多潜在的分子标志物，有望揭开脑胶质瘤病理生理和发病机制的神秘面纱。种族、性别、年龄、生活习惯等临床常见因素，重要的分子标志物的筛选，对临床应用均有深远的意义。

本指南由资深专家参与拟订，可靠性、实用性强，指南中的分子标志物是治疗的靶点、预测因子或判断预后的指标，也能作为制订行业规范的依据。

三、流行病学

胶质瘤占所有原发性中枢神经系统肿瘤的32%，占中枢神经系统恶性肿瘤的81%。恶性胶质瘤的发病率为5/100万～8/100万，5年病死率在全身肿瘤中仅次于胰腺癌和肺癌，位列第3位。世界卫生组织1998年公布的按肿瘤致死率排序，恶性胶质瘤是34岁以下肿瘤患者的第2位死亡原因，是35～54岁患者的第3位死亡原因。

2012年中国肿瘤登记报告指出中国脑及中枢神经系统恶性肿瘤死亡率为3.87/10万，位列十大高病死率肿瘤之第9位。以恶性胶质瘤为代表的中枢神经系统恶性肿瘤造成了巨大的社会经济及家庭负担，一直是当今肿瘤研究的热点。

四、现有的胶质瘤分类系统

胶质瘤是指来源于胶质细胞的肿瘤，本指南中特指来源于星形胶质细胞或少突胶质细胞的肿瘤。根据肿瘤生长方式，胶质瘤可以分为两类：局限性胶质瘤（毛细胞型星形细胞瘤）与弥漫性胶质瘤。

根据WHO中枢神经系统肿瘤分类（2007年，第四版），弥漫性胶质瘤可以分为Ⅱ级、Ⅲ级和Ⅳ级。病理特征：弥漫性星形细胞瘤（WHOⅡ级）具有大量增生的胶质纤维，伴有轻中度核异型和明显活跃的核分裂象。

少突胶质细胞瘤（WHOⅡ级）表现为细胞边界清楚、胞质透明，有位于细胞中央的圆形细胞核，呈蜂巢样排列。间变性少突胶质细胞瘤（WHOⅢ级）表现为明显的细胞核异型性和血管增生。

CBM（多形性胶质母细胞瘤，WHOⅣ级），作为最有侵袭性的胶质瘤，表现为有瘤组织内细胞丰富，瘤细胞大，明显核异型，核分裂象多见，血管内皮细胞增生，可见大量的不成熟血管，可合并大片出血和坏死。

原发的GBM多发生于55岁以上的中老年患者，而继发的GBM多发生于年龄小于55岁患者中，是由低级别胶质瘤发展而来，占CBM的5.0%～10%。WHOⅡ级和WHOⅢ级胶质瘤发展成GBM的时间平均为5年和2年。在分子病理水平上，原发GBM（5.0%）的IDH突变明显低于继发GBM（84.6%）。

五、当前的治疗方法

目前的治疗指南建议对胶质瘤采用手术和（或）放疗和（或）化疗的综合治疗方式。手术推荐最大程度安全切除肿瘤；放疗推荐分次外照射；化疗推荐替莫唑胺（TMZ）化疗。替莫唑胺是相对耐受良好的口服烷化药剂，易通过血脑屏障，在细胞内转化为强效的烷化剂，使鸟嘌呤烷基化，损伤DNA，导致瘤细胞死亡。现有的标准治疗还未达到个体化治疗的水平。

六、胶质瘤分子标志物

常见的胶质瘤分子标志物见表1和表2。

表1　11种胶质瘤分子标志物一览表

分子标志物	生物学功能	检测方法	诊断价值	预后价值	预测价值	推荐监测的级别
IDH1/2突变	增加与G-CIMP亚型相关的2-羟戊二酸的浓度	IHC焦磷酸测序	无	存在IDH1/2突变的患者预后好	如无突变,建议监测MGMT启动子甲基化来预测预后	II、IV
1p/19q联合性缺失	不明确	FISH、微卫星分析	与0形态密切相关,与其他具有透明细胞的脑肿瘤区分	有联合性缺失的患者预后较好	对于有联合性缺失的少突或间变性少突胶质细胞瘤患者,推荐化疗或联合放化疗	II
MGMT启动子甲基化	干扰DNA修复、与IDH1/2突变肿瘤中的G-CIMP相关	MSP或焦磷酸测序	无	对于间变性胶质瘤患者(可能伴有IDH突变)放/化疗有好的疗效	有MGMT启动子甲基化的GBM(可能没有IDH突变)对烷化剂敏感。对老年患者有预测价值	III、IV
EGFR扩增	对细胞的生长、增殖和分化等生理过程有重要作用	FISH	与GBM密切相关	有EGFR扩增、大于60岁的GBM患者预后差	无	IV
EGFRvIII重排	不依赖配体激活	RT-PCR IHC,MLPA	与GBM密切相关	有EGFRvIII重排的患者预后差	如免疫疗法成熟,可尝试疫苗治疗	IV
PTEN突变	使细胞停止分裂并进入凋亡	Sanger测序	不详	对间变性星形细胞瘤是一个判定预后的因子	无	III、IV
TP53突变	诱导癌细胞自杀、防止癌变:基因修复缺陷	Sanger测序	低级别A和继发GBM	不明确	无	II
BRAF融合	激活MAPK信号转导通路	FISH,RT-PCR	与PA密切相关	不明确	可能的靶向治疗靶点	I
BRAF点突变	激活MAPK信号转导通路	针对BRAF V600E的IHC焦磷酸测序	PA	不明确	可能的靶向治疗靶点	I、II(PXA)
Ki-67	细胞增殖相关的核抗原	HIC	判断恶性程度和分级	对于低级别弥漫性胶质瘤是一个预测预后的可靠指标	无	II、III、IV
MiR-181d	直接靶点为MGMT	ISH	不详	对于GBM是一个预测预后的可靠指标	MiR-181d的表达状态预测替莫唑胺的敏感性	IV

表2　分子标志物与胶质瘤病理类型

分子标志物	胶质瘤病理类型(%)						
	PCA	PXA	DA	O/OA	AA	AO/AOA	GBM
IDH1/2突变	0	0	70~80	70~80	50~70	50~80	5~10
1p/19q联合性缺失	0	0	15	30~60	15	50~80	<5
MGMT启动子甲基化	<10	10~20	40~50	60~80	50	70	35
EGFR扩增	0	0	0	0	17	17	50~60
EGFRvⅢ重排	0	0	0	0	0	0	25~30
PTEN突变	0	0	0	0	0		26~34(原发)
TP53突变	0	0	50~60	40	36	17	25~37(原发)70(继发)
BRAF融合	50~70	极少	极少	极少	极少	极少	极少
BRAF点突变	10	60~70	极少	极少	极少	极少	3~5
Ki-67	低	低	低	低	高	高	高
MiR-181d	0	0	0	0	0	0	0

注:A:星形细胞瘤;PCA:毛细胞型星形细胞瘤(WHO Ⅰ级);PXA:多形性黄色瘤型星形细胞瘤(WHO Ⅱ级);DA:弥漫性星形细胞瘤(WHO Ⅱ级);O:少突胶质细胞瘤(WHO Ⅱ级);OA:少突星形细胞瘤(WHO Ⅱ级);AA:间变性星形细胞瘤(WHO Ⅱ级);AO:间变性少突胶质细胞瘤(WHOⅢ级);AOA:间变性少突星形细胞瘤(WHOⅢ级);GBM:胶质母细胞瘤(WHO Ⅳ级);FISH:荧光原位杂交;MSP:甲基化特异性PCR;RT-PCR:定时定量PCR;MLPA:多重探针依赖式扩增技术;IHC:免疫组织化学。毛细胞型星形细胞瘤患者中有约15%会发生神经纤维瘤蛋白1基因的突变。

(一)IDH突变

1.背景

异柠檬酸脱氢酶(isocitrate dehydrogenase,IDH)是三羧酸循环中的一种关键性限速酶,催化异柠檬酸(isocitrate)氧化脱羧生成α-酮戊二酸(α-KC)及CO_2,为细胞新陈代谢提供能量和生物合成的前体物质。IDH基因家族有三种异构酶(IDH1、IDH2和IDH3)。

IDH1催化反应生成的产物包括α-KC和还原型辅酶Ⅱ(NADPH),NADPH作为体内还原性氢的供体一方面参与了细胞抵御氧化应激反应;另一方面还参与了不饱和脂肪酸的氧化过程。

α-酮戊二酸可能与胶质瘤的发生有关。IDH1和IDH2的突变在原发性GBM中发生率很低(5.0%),但是在继发性GBM和WHOⅡ级、Ⅲ级胶质瘤(星形细胞瘤、少突胶质细胞瘤、少突星形细胞瘤、间变性星形细胞瘤、间变性少突胶质细胞瘤)中发生率很高,分别为84.6%、83.3%、80.4%、100%、69.2%和86.1%。

IDH1/2突变发生在胶质瘤形成的早期,随后根据星形细胞或少突胶质细胞的谱系分化不同可以分别伴随TP53基因突变或1p/19q杂合性缺失。在继发性GBM和低级别弥漫性胶质瘤中，IDH1/2突变与TP53基因突变、染色体1p/19q杂合性缺失以及06-甲基鸟嘌呤-DNA-甲基转移酶（MGMT）启动子区甲基化状态呈正相关关系；在原发性GBM中，IDH1基因的突变与10号染色体缺失和ECFR扩增呈负相关关系。

IDH1/2突变独立于常规预后指标包括染色体1p/19q状态及MCMT基因启动子甲基化，与较长的无进展生存期有关。IDH1/2突变通常发生在年轻成年人和青少年弥漫性胶质瘤患者中。

超过90%的IDH基因突变为IDH1突变（以R132类型最为常见），其余的为IDH2突变，IDH2突变发生在同源的密码子（密码子172），至今未有IDH3突变的报道。含有IDH基因突变的高级别胶质瘤有显著较好的预后。IDH突变状态对胶质瘤预后的影响被认为优于组织学分级。

IDH1/2突变对间变性星形细胞瘤和GBM的预后有很强的预测价值：IDH1/2突变的间变性星形细胞瘤和GBM的生存期分别为65个月与20个月，而IDH1/2野生型的间变性星形细胞瘤和GBM的生存期仅为31个月与15个月。虽然IDH突变对高级别胶质瘤的预后有很强的预测价值，但是对于低级别弥漫性胶质瘤预后的作用还不明确。

IDH1（R132H）突变占IDH总突变的90%以上，它是由IDH1基因第395位的鸟嘌呤突变为腺嘌呤（CGT→CAT），进而导致编码蛋白中第132位精氨酸（R）被组氨酸（H）取代所造成的。

IDH1的这种突变多发生于青年患者和继发性GBM患者，并且发生突变与患者的总生存率呈正相关关系，野生型IDH1患者平均存活时间仅1.1年，而突变型IDH1患者平均存活时间则长达3.8年。IDH1突变在胶质瘤中具有普遍性，针对IDH突变蛋白的抗体已经成为检测IDH突变情况的常规手段。

考虑到突变体特异性抗体的可靠性，可以用免疫组织化学方法评估IDH（R132H）蛋白表达，若结果显示阳性，可以看作存在突变；若结果显示阴性，可以进一步检测132和172氨基酸的IDH1和IDH2序列来排除突变。此外，IDH突变在GBM年轻患者发生率较高，建议50岁以下的GBM患者首选检测。

2.实验室检测方法

在基因水平，可采用焦磷酸测序；在蛋白质水平，可采用免疫组织化学法。推荐使用焦磷酸测序。

3.建议

在各级别胶质瘤中，相对于IDH野生型，IDH突变型的患者预后较好。IDH突变状态可辅助诊断胶质瘤。

(二)MGMT启动子甲基化

1.背景

06-甲基鸟嘌呤-DNA-甲基转移酶（06-methylguanine-DNA methyltransferase, MGMT）定位于10q26,编码一种修复06-甲基鸟嘌呤的酶。其启动子包括富含97个CG

二核苷酸（cpG位点）的cpG岛。在正常组织中，cpG位点一般都处在非甲基化状态。

cpG位点甲基化会导致染色质结构改变，从而阻止转录因子结合，导致基因的沉默。MGMT主要分布于细胞质，DNA损伤后才转移到细胞核。

在细胞核中，MGMT可以使烷化剂作用下形成的06位甲基化鸟嘌呤去甲基化，有效地修复DNA损伤，同时自身不可逆失活为烷基化MGMT。MGMT一个分子只能修复一个烷基加合物，因此，MGMT被称为"自杀"酶。细胞的修复能力取决于MGMT在细胞内的含量和合成速率，而MGMT基因启动子甲基化可以导致基因沉默和抑制蛋白合成，阻碍DNA的修复。

MGMT启动子甲基化在少突胶质细胞瘤中发生率为60%～80%，在混合性少突星形细胞瘤中发生率为60%～70%，在GBM中发生率为20%～45%，在间变性星形细胞瘤中发生率为40%～50%，在毛细胞型星形细胞瘤中发生率为20%～30%。

在继发性GBM和低级别弥漫性胶质瘤中，MGMT启动子甲基化状态与IDH基因突变和1p/19q缺失的状态呈正相关关系。复发胶质瘤样本中MGMT启动子甲基化水平较第一次手术样本多有明显的增加，但胶质瘤患者的中位生存期只受初治胶质瘤中MGMT启动子甲基化状态的影响。在TCGA（癌症图谱研究网络）进行的一项大样本、多中心的原发性GBM研究中，存在MGMT甲基化的GBM患者放化疗后基因组发生了大量的突变，其中包括错配修复（MMR）基因突变，而MCMT蛋白无法修复突变。

高级别胶质瘤放疗联合TMZ同步化疗后，影像学上常常出现和肿瘤进展酷似的假性进展，MCMT甲基化者假性进展的发生率明显高于非甲基化者，同时假性进展的出现提示预后较好。具有MGMT启动子甲基化的胶质瘤患者对化疗、放疗敏感，生存期较长。

对于70岁以上GBM患者，若KPS评分低于70分，在可耐受的情况下应用替莫唑胺治疗可延缓复发并延长总生存期，改善生存质量；若同时伴有MGMT启动子甲基化，则替莫唑胺效果更佳。老年GBM患者中MGMT基因启动子甲基化发生率高，单纯放疗联合辅助化疗可以延长生存期，而无MGMT基因启动子甲基化的老年患者辅助化疗并没有延长生存期。

2.实验室检测方法

焦磷酸测序或甲基化特异性PCR是评估MGMT启动子甲基化状态的最佳选择。用免疫组织化学检测MGMT蛋白表达从而推测MGMT启动子区甲基化状态并不可靠。推荐焦磷酸测序的方法。

3.建议

MGMT启动子甲基化提示GBM患者预后较好。对于年龄>70岁的老年患者，如果有MGMT启动子甲基化，放疗联合辅助化疗或单纯化疗可以延长生存期，改善生活质量；无MGMT启动子甲基化的老年患者不建议辅助化疗。

（三）染色体1p/19q缺失

1.背景

染色体1p/19q联合性缺失（codeletion）是指1号染色体短臂和19号染色体长臂同时缺失，最早发现于少突胶质细胞瘤样本中。1p/19q联合性缺失在少突胶质细胞瘤中的发生率为80%～90%，在间变性少突胶质细胞瘤中发生率为50%～70%，在弥漫性星形细胞瘤中发生率为15%，而在胶质母细胞瘤中发生率仅为5.0%。

具有1p/19q联合性缺失的少突胶质细胞瘤患者通常伴随着IDH基因的突变、MGMT启动子甲基化和G-CpG岛甲基化表型（G-CIMP），但是与TP53突变相互独立发生。目前认为1p/19q联合性缺失是少突胶质细胞瘤的分子特征，是其诊断性分子标志物。

通常对疑似少突胶质细胞瘤或混合性少突星形细胞瘤均应进行1p/19q联合性缺失的检测，从而协助组织学的诊断，1p/19q缺失可以帮助区分混合性少突星形细胞瘤更倾向于少突还是星形，这对于治疗选择有一定的意义。存在1p/19q联合性缺失的少突胶质细胞瘤生长速度较慢，并对化疗敏感。

目前的治疗指南对少突胶质细胞瘤均推荐检测1p/19q联合性缺失的状态，用替莫唑胺或单纯放疗治疗1p/19q联合性缺失的少突胶质细胞瘤的患者均会延长无进展生存期，仅有1p缺失的患者进行单一治疗也会延长无进展生存期。

一项1000例病例的大规模的国际临床回顾性研究表明，对1p/19q联合性缺失的间变性少突胶质细胞瘤患者进行替莫唑胺（TMZ）单纯化疗和PCV联合放化疗，PCV化疗方案（甲基苄肼+洛莫司汀+长春新碱）比TMZ化疗方案对肿瘤控制更好，但是否能够延长存活期并不明确。

对于伴有1p/19q联合性缺失、无症状的少突胶质细胞瘤患者，肿瘤生长缓慢并且总生存期长，一部分医师选择了临床观察。而对于有症状的患者，治疗效果较好，治疗后能改善症状、提高生活质量。

2.实验室检测方法

实验室检测1p/19q状态的方法包括荧光原位杂交、基于杂合性缺失分析的聚合酶链式反应（PCR）和阵列比较基因组杂交（CGH）。推荐采用荧光原位杂交技术。

3.建议

对于有1p/19q联合缺失的少突或间变性少突胶质细胞瘤患者，推荐化疗或联合放化疗。

（四）EGFR扩增和EGFRvⅢ重排

1.背景

表皮生长因子受体（epidermal growth factorreceptor，EGFR）基因定位于染色体7p12，编码一种跨膜酪氨酸激酶受体（EGFR/Erb/Herl）。

EGFR编码蛋白有三个功能结构域：分别是细胞外段的氨基酸结合区、跨膜区和细胞内段的酪氨酸激酶区。EGFR与EGF、TGF-a或双调蛋白（amphiregulin，AR）结合后使酪氨酸激酶磷酸化，进一步激活胞内下游信号通路——促分裂原活化蛋白激酶

（MAPK）和磷脂酰肌醇3激酶（PI3K），从而促进细胞增殖、迁移。

EGFR扩增在许多癌症中的发生并不普遍，而在脑胶质瘤中却有很高的发生率，并常常伴随编码蛋白的过表达。

间变性星形细胞瘤中EGFR扩增的发生率为17%，GBM中的发生率为50%～60%，TCGA的经典型与Phillips增殖型和间质型的发生率高达94%。组织学上，小细胞GBM中GFAP表达很低，从形态学上难以和高级别的少突胶质细胞瘤相鉴别。

由于小细胞GBM中EGFR扩增很普遍，据此能鉴别诊断小细胞GBM与高级别的少突胶质细胞瘤。对于临床症状和神经影像学提示诊断为GBM的患者，由于取材的局限导致组织病例学上不能充分地证明是GBM，针对EGFR扩增进行检测就能确诊或排除GBM的诊断。

FISH可以确定地检测EGFR扩增，所以可作为判定肿瘤级别的一个备选指标。在临床上，大于60岁的CBM患者伴随EGFR扩增提示预后不良。存在ECFR扩增的肿瘤可以伴发其他EGFR基因的改变，最常见的是外显子2—7框内缺失形成的EGFRvⅢ重排，EGFRvⅢ重排在GBM患者的发生率为20%～30%。EGFR的扩增会导致EGFRvⅢ成为截断体蛋白，从而不能绑定配体的短胞外区。

由于降解能力受损和激酶活性增加，EGFRvⅢ重排能够激活下游信号转导通路。EGFRvⅢ重排是否与预后相关还存在着争议，但是长期来看，有EGFRvⅢ重排的患者预后有差的趋势。至今EGFR的靶向治疗对治疗GBM还没有明显的疗效，然而EGFRvⅢ重排给我们提供了一个靶向治疗的平台，多个二期临床试验已经发现针对EGFRvⅢ重排的疫苗能够改善患者的预后。

现在，三期临床试验（Clinical Trials. gov，No.NCT01480479）正在进行。对于EGFRvⅢ重排阳性的GBM患者，可通过监测外周血EGFRvⅢ重排来观察治疗反应并能监测是否复发。未来针对于EGFRvⅢ重排的疫苗有望改善EGFRvⅢ重排阳性患者的预后。

2.实验室检测方法

EGFR扩增：荧光原位杂交；EGFRvⅢ重排：实时定量PCR，免疫组织化学法，多重探针依赖式扩增技术。推荐使用荧光原位杂交检测EGFR重排。

3.建议

有EGFR扩增的大于60岁的GBM患者预后差，诊断方面的意义表现在两方面：对小细胞GBM的诊断；辅助判定活检组织的病理结果。

（五）PTEN突变

1.背景

磷酸酯酶与张力蛋白同源物（phosphatase and tensin homolog，PTEN）定位于染色体10q23.3，是蛋白质酪氨酸磷酸酶（protein tyrosine phosphatases，PTP）基因家族成员，其蛋白产物为含有一酪蛋白磷酸酶的功能区和约175个氨基酸的与骨架蛋白tenasin、auxilin同源的区域。

PTEN是重要的抑癌基因，于1997年首次被报道，是迄今发现的第一个具有双特异磷酸酶活性的抑癌基因，也是继TP53基因后另一个较为广泛地与肿瘤发生关系密切的基因。PTEN蛋白是磷酸酶，它使蛋白质去磷酸化而发挥作用。

PTEN参与信号通路的转导，在细胞生长、分裂的速度过快或者分裂不受控制时，能够调控细胞分裂周期，使细胞停止分裂并诱导凋亡，这些功能可以阻止细胞的异常增殖进而限制肿瘤的形成。PTEN还可以辅助抑制细胞转移、细胞与周围基质的黏附和血管发生等功能。

此外，它在维持细胞遗传信息的稳定性上也可能具有重要作用。PTEN是众多肿瘤预后的评价指标，研究其作用机制对肿瘤的诊断及其基因治疗具有重要意义。PTEN参与了RTK/PI3K通路，86%的GBM患者会有包括PTEN基因缺失和突变的RTK/PI3K通路基因的改变。在原发性GBM中PTEN的点突变率为26%～34%。间变性星形细胞瘤中突变率（18%）明显少于GBM中。有PTEN突变的间变性星形细胞瘤患者预后较差。

2.实验室检测方法

对外显子区域进行PCR、Sanger测序检测PTEN突变。

3.建议

建议对WHO Ⅲ级和Ⅳ级的胶质瘤样本检测PTEN的突变。有PTEN突变的间变性星形细胞瘤患者预后较差。

（六）TP53基因突变

1.背景

TP53为抑癌基因，定位于染色体17p13.1，编码蛋白称为p53蛋白或p53肿瘤蛋白。p53蛋白能调节细胞周期和避免细胞癌变发生。超过50%的人类肿瘤涉及TP53基因突变的发生。TP53基因突变在低级别星形细胞瘤中发生率为50%～60%，在少突胶质细胞瘤中发生率很低，在混合性少突星形细胞瘤中发生率为40%，在继发性GBM中发生率为70%，在原发性GBM中发生率为25%～37%。

在低级别星形细胞瘤和继发性GBM中，TP53基因突变多在胶质瘤形成早期发生，而在原发性GBM中，TP53基因突变多在胶质瘤形成后期发生，主要是由于基因组的不稳定性增加导致。在弥漫性胶质瘤患者中TP53基因突变是生存率降低的原因。对低级别胶质瘤而言，TP53基因突变提示预后较差，但是对GBM而言并没有预测价值。

目前p53蛋白的表达已被作为诊断GBM的生物标志物，可通过福尔马林固定、石蜡包埋的组织定期免疫组织化学检测。然而，其免疫组织化学检测的结果必须结合详尽的临床信息进行分析，因为无证据证明基因突变和蛋白的过度表达具有相关性，蛋白的过度表达并不能用来推断TP53基因突变状态。p53在未来有可能成为药物靶点，提高肿瘤细胞对化疗的敏感性，这还有待进一步的研究。

2.实验室检测方法

对外显子区域进行PCR、Sanger测序检测TP53基因突变。

3.建议

TP53基因突变在低级别星形细胞瘤和继发GBM中发生率高。有TP53基因突变的低级别胶质瘤预后较差。

(七)BRAF融合和点突变

1.背景

BRAF基因位于7q34，长约190 kb。BRAF基因编码一种丝氨酸/苏氨酸特异性激酶（serine/theronine specific kinase）。BRAF基因是RAF家族的成员之一，RAF家族还包括ARAF和RAFl（CRAF）基因，是RAS/RAF/MEK/ERK/MAPK通路重要的转导因子，参与调控细胞内多种生物学事件，如细胞生长、分化和凋亡等。

BRAF蛋白由783个氨基酸组成，功能上从N端到C端依次为RAS结合区、富半胱氨酸区（Cys）、甘氨酸环（Cloop）和激活区。

在绝大多数组织和细胞类型中，BRAF是MEK/ERK最为关键的激活因子。它主要有CR1、CR2和CR3三个保守区。其中CR1区含RBD区（Ras-binding domain，RAS蛋白结合区）和富半胱氨酸区（Cys）；CR3区为激酶结构域，含甘氨酸环（Cloop），为ATP结合位点和激活区，该区T598和S601两个位点的磷酸化对BRAF蛋白的激活至关重要。BRAF蛋白的主要磷酸化位点为S364、S428、T439、T598和S601。

BRAF蛋白的完全活化需要T598和S601两个位点的磷酸化，这两个位点氨基酸的置换将导致激酶持续性激活。此外，这两个位点的磷酸化对于ERK的BRAF诱导性激活以及NIH3rl3的转化亦很重要。BRAF基因的串联重复导致了基因的融合，如KIAA1549-BRAF和FAM13IB-BRAF（少见）。

KIAA1549-BRAF融合在毛细胞型星形细胞瘤中高发（50%～70%），而在其他级别胶质瘤或其他肿瘤中极为少见。KIAA1549-BRAF融合是一个重要的诊断标志物，由于毛细胞型细胞瘤也存在微血管的增生，在组织学上难以与GBM区分，如果检测有KIAA1549-BRAF融合则高度提示为毛细胞型星形细胞瘤。

在各个级别的胶质瘤中，均检测到了BRAF发生在Va1600Glu位点的错义突变。通过针对该种突变的特异性抗体的免疫组织化学检测发现，多形性黄色瘤型星形细胞瘤中约有60%～70%发生该突变，是突变最多的一种星形细胞瘤。

BRAF突变在毛细胞型星形细胞瘤中发生率为10%，其他胶质瘤中少见。针对Va1600Glu突变的药物，如威罗菲尼（vemurafenib），为存在BRAF突变的胶质瘤的治疗提供了新的治疗方式。

2.实验室检测方法

KIAA1549-BRAF基因融合：荧光原位杂交，实时定量PCR；BRAF Va1600Glu突变：免疫组织化学法，焦磷酸测序。

3.建议

KIAA1549-BRAF融合基因和BRAF Va1600Glu突变与毛细胞型星形细胞瘤密切相关，具有很强的诊断价值，是靶向治疗的标志物。

（八）Ki-67

1.背景

Ki-67是一种增殖细胞相关的核抗原，其功能与有丝分裂密切相关，在细胞增殖中是不可缺少的。Ki-67作为标记细胞增殖状态的抗原，其染色阳性说明癌细胞增殖活跃。Ki-67蛋白存在于所有的有活性的细胞周期中（G1，S，G2，M），而不存在于静止期（G0）。

Ki-67已经作为判定增殖细胞数比例的指标。然而至今为止，并没有确定的阈值作为评定肿瘤级别的指标。Ki-67表达水平均能较客观地反映脑肿瘤的增殖速度和恶性程度，但WHO指南至今仍旧根据有丝分裂的活性来区别Ⅱ级和Ⅲ级的肿瘤。

现在多使用免疫组织化学技术检测Ki-67蛋白，这在病理诊断中已获得普遍认可，在许多肿瘤中，Ki-67阳性标记指数对于区别良恶性、确定分级都有参考价值。

总体说来，Ki-67阳性标记指数越高，则恶性程度（分级）越高，预后越差。在不同肿瘤中，其良恶性之间、不同级别之间，阳性标记指数总有一些重叠交叉，而且不同研究者所得的结果还常有相当大的差别，很难一概而论。

一般主张选择肿瘤细胞丰富、阳性细胞（定位于细胞核）较多的热点区域，选择至少10个高倍视野，计算这些视野内肿瘤细胞中阳性细胞的平均值，作为Ki-67阳性标记指数。在胶质瘤中，高级别胶质瘤的Ki-67代表的阳性标记指数明显高于低级别胶质瘤。

早期及近期研究揭示Ki-67和磷酸化组蛋白H3在弥漫性脑胶质瘤中有预后价值，尤其是低级别弥漫性胶质瘤。在间变性少突胶质细胞瘤中，Ki-67是一个重要的单因素分析预后指标，而不是多因素分析预后指标。

2.实验室检测方法

免疫组织化学。

3.建议

对于低级别弥漫性胶质瘤是一个预测预后的可靠指标。

（九）miR-18ld

1.背景

微小RNA（miRNAs）是在真核生物中发现的一类内源性的具有调控功能的非编码RNA，约20～25个核苷酸。成熟的miRNAs可以降解靶mRNA或者阻遏靶mRNA的翻译。miRNAs参与了各种各样的调节途径，包括发育、病毒防御、造血过程、器官形成、细胞增殖和凋亡、脂肪代谢等等。miRNAs可以担任抑癌基因或癌基因，与肿瘤的恶性进展有着密切的联系。

中国胶质瘤基因组图谱计划（Chinese Glioma Genome Atlas，CGGA）与美国波士顿贝斯医疗中心合作研究发现：与正常脑组织相比，胶质瘤中的miR-18ld表达明显下调，尤其是在GBM中，这个结果在TCGA和独立样本中也得到了证实，miR-18ld连同其他4个miRNA一同可以预测GBM患者的预后。miR-18ld能够抑制胶质瘤的增殖、促进细胞周期停滞并促进凋亡。已证明miR-18ld有多个靶基因，与肿瘤相关的靶点包括KRAS、BCL-2和MGMT。

miR-18ld能够负调控MGMT mRNA的翻译，从而使其表达下调，同时在肿瘤样本中miR-18ld与MGMT的表达呈负相关。miR-18ld高表达的患者组的中位生存期明显比低表达的组群长；表达上调的miR-18ld能够增加GBM对替莫唑胺的敏感性，部分的原因是miR-18ld下调MGMT的作用。

MGMT有修复DNA损伤的功能，而替莫唑胺能够促进GBM的DNA损伤，miR-18ld通过下调MGMT达到了提高GBM对替莫唑胺敏感性的作用。miR-18ld对于替莫唑胺治疗效果是一个预测因子。同时，miR-18ld的其他靶基因的作用也参与其抗肿瘤作用机制。在GBM中miR-18ld高表达提示预后较好。

2.实验室检测方法

原位杂交。

3.建议

miR-18ld对于GBM是一个预测预后的可靠指标。临床检测miR-18ld的表达水平能提示GBM患者对TMZ化疗的敏感性。

七、根据特定基因分类的胶质瘤亚型

胶质瘤分子基因表达研究的进一步开展，将为胶质瘤分类与新型分子治疗靶点的寻找提供更多的依据。Phillips等在一项107例胶质瘤（WHO Ⅲ和Ⅳ级）的研究中，用35个基因将胶质瘤分为三个亚型：前神经元型、增殖型和间质型。

前神经元型表达神经发生相关的基因，具有完整的PTEN、正常的EGFR和Notch信号通路，常发生在40岁左右的人群中，有较好的预后。

增殖型与间质型肿瘤分别表达细胞增殖和血管生成／间质相关的基因，如10号染色体的缺失；7号染色体的扩增；PTEN基因的缺失；正常或扩增的EGFR基因和Akt的活化。常发生在年龄稍大的人群中（>50岁），有不良的预后。

Verhaak等在分析了癌症基因图谱计划（The Cancer Genome Atlas，TCGA）中202例GBM的表达谱后，利用了840个基因，将GBM分为四个亚型：前神经元型、神经元型、经典型和间质型。

前神经元型的发生率较低，有少突胶质细胞的特性，主要发生在继发性GBM年轻患者中，其主要特点是IDH突变、TP53基因突变和1p/19q杂合性缺失、PDGFR-A改变、10号染色体缺失和7号染色体扩增。

神经元型表现为表达神经元相关基因，包含有星形细胞和少突细胞，其主要特点是ECFR扩增（26%），它的表达模式和正常脑组织样本是最相似的。

经典型表达了神经前体和干细胞的标志物，具有星形细胞的特性，其特点是7号染色体扩增和10号染色体缺失（93%）；EGFR扩增（95%）；TP53缺失；激活的Notch和Shh（Sonic hedge hogsignaling）信号通路；PTEN缺失（23%）和EGFRvⅢ重排（23%）。

间质型具有培养的星形细胞瘤的特点，包括 PTEN 缺失（32%）、NFI 基因突变（37%）、坏死和炎性反应的增加。

中国脑胶质瘤基因组图谱计划（Chinese Glioma Genome Atlas，CCGA）共利用了225 例脑胶质瘤的样本进行了分子亚分型，将脑胶质瘤分为了三个亚型（G1、G2 和 G3）。

G1 亚型包含了极度高发的 IDH 突变，主要见于年轻的患者，有良好的预后。而相对于 G1 亚型，G3 亚型预后较差，主要见于年老的患者，包含了非常低的 IDH 突变率。G2 亚型的临床特点介于 G1 亚型和 G3 亚型之间，但是 1p/19q 的缺失在 G2 亚型中在比 G1 亚型中和 C3 亚型中的发生率要高。上述分型使用 TCGA 和 Rembrandt 的数据库验证得到了相似的结果。

八、胶质瘤分子诊断的质控

分子遗传学和分子生物学的技术进展，将胶质瘤的诊治水准提升到了分子水平，同时也对肿瘤样本的质量提出了更高的要求。因此，肿瘤样本的质量控制是包括胶质瘤在内的所有肿瘤临床样本分子诊断过程中的基本环节。根据胶质瘤术程长、易复发、异质性高等特点，在进行分子诊断检测之前，应当从以下几个方面进行质控。

（一）标准操作程序（standard operation procedure，SOP）和临床实践指南（clinical practice guideline，CPG）

一旦胶质瘤样本离开患者身体，由于缺乏必需的生存环境，必然发生组织降解，使其内部的生物分子发生降解，导致生物信息改变，甚至丢失，从而降低样本的可利用价值。样本降解的速度与很多因素有关，需要检测的目的生物分子对致降解因素的易感性也各不相同。

因而，严格执行 SOP 与 CPG，在分子诊断中将人为影响和环境因素的作用降到最低，才能最大限度地维持所检分子的完整性，确保胶质瘤分子诊断的准确性。

（二）个体化分析

需要指出的是患者自身体质、肿瘤血运分布、肿瘤细胞组成等个体因素对单个胶质瘤标本降解速度的影响不尽相同。因此，在临床操作中，应当对每例患者样本的取材方法、冷冻时间、保存运输条件等诸多分子诊断前数据做个体化分析。

推荐对各例样本进行降解程度评估，用以校正分子诊断结果。对经历放、化疗的患者，做分子诊断时应当考虑放、化疗等因素对所检分子的影响，并区别放、化疗因素造成胶质瘤的继发性分子变化。

（三）推荐的精细化的分子诊断

首先，考虑到胶质瘤的异质性，不宜将整块肿瘤组织一同匀浆进行分子分析；而应当对每例待检样本进行病理切片和组织学观察。根据组织形态学特点，必要时应当在显微镜下（石蜡切片）或冰冻切片机上（冰冻切片）对细胞进行选择性收集（selective tissue dissection）。

本版本提出的胶质瘤分子诊断指南是在基因水平（包括 DNA、mRNA 和 miRNA）所做的定性分析，无法获知具有基因分子特征的细胞在所检胶质瘤组织中的比例和分布情况，因而在根据这些基因特征选择治疗方案和预后分析时可能出现偏差。

为了提高胶质瘤分子诊断水准、最终实现精确精准治疗的目的，适时研发并优化以 RNA、蛋白质为标准的定量分子诊断手段，条件允许的时候利用诸如靶向蛋白定量质谱之类的先进技术手段对胶质瘤进行量化的分子诊断，是胶质瘤分子诊断的最终目标与方向。

专家组名单

《中国脑胶质瘤分子诊疗指南（2014）》编写组成员名单：

马文斌（中国医学科学院北京协和医院神经外科）

于士柱（天津医科大学总医院 天津市神经病学研究所神经肿瘤研究室）

王任直（中国协和医科大学北京协和医院神经外科）

王伟民（广州军区广州总医院神经外科）

王洪军（哈尔滨医科大学附属第二医院神经外科）

王永志（首都医科大学附属北京天坛医院神经外科 北京市神经外科研究所）

王政（首都医科大学附属北京天坛医院神经外科 北京市神经外科研究所）

王引言（首都医科大学附属北京天坛医院神经外科 北京市神经外科研究所）

毛颖（复旦大学附属华山医院神经外科）

毛庆（四川大学华西医院神经外科）

尤永平（南京医科大学第一附属医院神经外科）

史之峰（复旦大学附属华山医院神经外科）

白红民（广州军区广州总医院神经外科）

李文斌（北京市世纪坛医院神经肿瘤内科）

李学军（中南大学湘雅医院神经外科35病区）

李桂林（北京市神经外科研究所神经病理科）

吴安华（中国医科大学附属第一医院神经外科）

陈凌（解放军总医院神经外科 全军神经外科研究所）

陈忠平（中山大学附属肿瘤医院神经外科）

邱晓光（首都医科大学附属北京天坛医院放疗科）

杨学军（天津医科大学总医院神经外科）

周良辅（复旦大学附属华山医院神经外科）

周定标（解放军总医院神经外科）

林毅（中国医科大学附属第一医院神经外科）

赵继宗（首都医科大学附属北京天坛医院神经外科）

康春生（天津医科大学总医院神经外科 天津市神经病学研究所神经肿瘤实验室）

姚坤(首都医科大学北京三博脑科医院病理科)

蒋传路(哈尔滨医科大学附属第二医院神经外科)

秦智勇(复旦大学附属华山医院神经外科)

赛克(中山大学附属肿瘤医院神经外科)

樊小龙(北京师范大学生命科学院神经科学和脑发育实验室)

颜伟(南京医科大学第一附属医院神经外科)

分子诊疗指南的参与人员和机构

1.《中国脑胶质瘤分子诊疗指南》制定的团队

组长：

江涛 毛颖

副组长：

马文斌 杨学军 陈忠平

制定小组：

王伟民 蒋传路 吴安华 康春生 尤永平 李学军 陈凌 邱晓光 李文斌 秦志勇

学术指导：

赵继宗 周良辅 周定标 王任直。

2.文献、资料收集和入组评估小组

王洪军 颜伟 林毅 王永志 王政 王引言 姚坤 史之峰

3.指南起草小组

江涛 毛颖 马文斌 杨学军 陈忠平 毛庆 蒋传路 吴安华 康春生 尤永平 李学军 陈凌 邱晓光

4.指南修改小组

江涛 毛颖 马文斌 杨学军 陈忠平 毛庆 蒋传路 吴安华 康春生 尤永平 李学军 陈凌 邱晓光 王伟民 李文斌 赛克 白红民

5.评定、监督小组

李桂林 于士柱 樊小龙 Clark Chen(美国加利福尼亚大学神经肿瘤转化和应用中心) MinLi(美国德州大学医学院神经外科)

组织机构的共同认证：

北京市神经外科研究所

首都医科大学附属北京天坛医院

复旦大学附属上海华山医院

哈尔滨医科大学附属第二医院

天津医科大学总医院

南京医科大学第一附属医院

中南大学湘雅医院

四川大学华西医院

中山大学附属肿瘤医院

广州军区广州总医院

中国协和医科大学北京协和医院

中国医科大学附属第一医院

中国脑胶质瘤协作组（CGCG）

中国脑胶质瘤基因组图谱计划（CGGA）

文章摘自:《中华神经外科杂志》2014年5月第30卷第5期第435—444页。

Karnofsky(KPS)评分法:

100:正常,无症状及体征,无疾病证据;

90:能正常活动,但有轻微症状及体征;

80:勉强可进行正常活动,有某些症状或体征;

70:生活可自理,但不能维持正常生活或工作;

60:有时需人扶助,但大多数时间可自理,不能从事正常工作;

50:需要一定的帮助和护理,以及给予药物治疗;

40:生活不能自理,需特别照顾及治疗;

30:生活严重不能自理,有住院指征,尚不到病重;

20:病重,完全失去自理能力,需住院给予积极支持治疗;

10:病危,临近死亡;

0:死亡。

中国垂体腺瘤外科治疗专家共识(2015)

近年来，随着社会经济水平和人们健康意识的提高，垂体腺瘤的发现率逐年增高。由于垂体腺瘤不仅具有肿瘤的各种特性，又可以引起内分泌功能的异常（包括不孕、不育），给患者、家庭及社会带来很大的不良影响。垂体腺瘤是良性肿瘤，近年来发现率逐年增高，由于医疗水平参差不齐，医务人员对疾病的认识和处理亦存在很大差异，严重影响了垂体腺瘤患者的预后。

为了提高垂体腺瘤外科治疗水平，中国垂体腺瘤协作组组织多位垂体腺瘤相关专家和学者撰写了《中国垂体腺瘤外科治疗专家共识（2015）》,希望通过共识，提高对垂体腺瘤外科治疗的认识，规范垂体腺瘤外科治疗的行为，为中国垂体腺瘤外科的发展做出贡献。

一、垂体腺瘤概论

垂体腺瘤发病率在颅内肿瘤中排第2位，约占颅内肿瘤的15%，人口发病率为8.2/万～14.7/万，尸体解剖的发现率为20%～30%。

（一）分类

1.根据激素分泌类型分为：功能性垂体腺瘤（包括催乳素腺瘤、生长激素腺瘤、促甲状腺激素腺瘤、促肾上腺皮质激素腺瘤、促性腺激素腺瘤及混合性垂体腺瘤）和无功能性垂体腺瘤。

2.根据肿瘤大小分为：微腺瘤（直径<25 px）、大腺瘤（直径为25～75 px）和巨大腺瘤（直径>75 px）。

3.结合影像学分类、术中所见和病理学分为侵袭性垂体腺瘤和非侵袭性垂体腺瘤。

4.不典型垂体腺瘤：Ki-67>3%、P53染色广泛阳性、细胞核异型性，临床上以上3点有2点符合可诊断为不典型垂体腺瘤。

（二）主要临床表现

1.头痛；

2.视力视野障碍；

3.肿瘤压迫邻近组织引起的其他相应症状；

4.功能性垂体腺瘤的相应症状、体征。

（三）诊断

1.相应的临床表现。

2.内分泌学检查

（1）催乳素腺瘤

催乳素>150 μg/L并排除其他特殊原因引起的高催乳素血症。血清催乳素<150 μg/L，须结合具体情况谨慎诊断。

（2）生长激素腺瘤

不建议用单纯随机生长激素水平诊断，应行葡萄糖生长激素抑制试验。如果负荷后血清生长激素谷值<1.0 μg/L，可以排除垂体生长激素腺瘤。同时需要测定血清类胰岛素因子（IGF-1）。当患者血清IGF-1水平高于与年龄和性别相匹配的正常值时，判断为异常。

（3）库欣病

血皮质醇昼夜节律消失、促肾上腺皮质激素（ACTH）正常或轻度升高、24 h尿游离皮质醇（UFC）升高。库欣病患者经典小剂量地塞米松抑制实验（LDDST）不能被抑制，大剂量地塞米松抑制实验（HDDST）能被抑制。有条件的医院进行岩下窦静脉取血测定ACTH水平有助于提高库欣病和异位ACTH综合征的鉴别诊断。

（4）促甲状腺激素腺瘤

血浆甲状腺素水平升高，TSH水平多数增高，少数在正常范围。

3.鞍区增强磁共振或动态磁共振扫描：鞍区发现明确腺瘤。部分库欣病患者MRI可能阴性。

二、垂体腺瘤手术治疗指征

垂体腺瘤手术治疗目的包括：切除肿瘤缓解视力下降等周围结构长期受压产生的临床症状；纠正内分泌功能紊乱；保留正常垂体功能；明确肿瘤组织学。

（一）手术指征

1.经鼻蝶入路手术

（1）存在症状的垂体腺瘤卒中。

（2）垂体腺瘤的占位效应引起压迫症状，可表现为视神经、动眼神经等邻近脑神经等受压症状以及垂体受压引起的垂体功能低下，排除催乳素腺瘤后应首选手术治疗。

（3）难以耐受药物不良反应或对药物治疗产生抵抗的催乳素腺瘤及其他高分泌功能的垂体腺瘤（主要为ACTH瘤、CH瘤）。

（4）垂体部分切除和（或）病变活体组织检查术。垂体部起源且存在严重内分泌功能表现（尤其是垂体性ACTH明显增高）的病变可行垂体探查或部分切除手术；垂体部病变术前不能判断性质但需治疗者，可行活体组织检查明确其性质。

（5）经鼻蝶手术的选择还需考虑以下几个因素：瘤体的高度；病变形状；瘤体的质地与血供情况；鞍隔面是否光滑完整；颅内及海绵窦侵袭的范围大小；鼻窦发育与鼻腔

病理情况；患者全身状况及手术意愿。

2.开颅垂体腺瘤切除手术

不能行经蝶窦入路手术者；鼻腔感染患者。

3.联合入路手术

肿瘤主体位于鞍内、鞍上、鞍旁，呈"哑铃"形。

（二）禁忌证

1.经鼻蝶入路手术

垂体激素病理性分泌亢进导致系统功能严重障碍或者垂体功能低下导致患者全身状况不佳为手术相对禁忌，应积极改善患者的全身状况后手术。

（1）活动性颅内或者鼻腔、蝶窦感染，可待感染控制后再手术。

（2）全身状况差不能耐受手术。

（3）病变主要位于鞍上或呈"哑铃形"。

（4）残余或复发肿瘤无明显症状且手术难以全部切除者。

2.开颅垂体腺瘤切除手术

（1）垂体微腺瘤。

（2）有明显的垂体功能低下者，需先纠正再行手术治疗。

三、围手术期病情的评估和处理

1.对围手术期患者的评估和治疗包括：

（1）手术适应证、手术时机和手术方式的选择。

（2）术前、术后垂体激素异常导致的并发症或患者原有内科疾病的治疗。

（3）术前、术后腺垂体功能的评价及激素水平的调整和治疗。

（4）术前、术后水、电解质平衡的调整。

（5）围手术期病情的宣传教育等方面。

建议三级以上医院由经验丰富的垂体腺瘤治疗方面的多学科协作团队或小组来共同参与制定治疗方案。

2.围手术期处理要着重关注以下方面：

（1）并发心血管病变，包括肢端肥大性心肌病、心功能不全、心律失常等，术前、术后需经心血管内科会诊给予强心利尿、血管紧张素转换酶抑制剂和β受体阻滞剂治疗等治疗；如果垂体生长激素腺瘤患者术前已发现明确心脏病损，即使其心功能可以耐受手术，也要先使用中长效生长抑素类药物，改善其心脏病变，再予手术治疗。

对于合并高血压、糖尿病的患者，手术前后均应给予相应的对症处理，积极控制血压和血糖。垂体腺瘤尤其是生长激素腺瘤合并呼吸睡眠暂停综合征（OSAS）的患者麻醉风险高，术前应请麻醉师和心血管科医生会诊，在围麻醉期应及时调整麻醉深度，酌情给予心血管活性药物，防止血流动力学剧烈波动，降低围麻醉期心血管意外的发生率。

（2）术后水、电解质失衡和尿崩症的处理：对垂体腺瘤术后患者应常规记录24 h出入液量，监测血电解质和尿相对密度。如果术后即出现尿崩症症状，根据出入量和电解质情况必要时给予抗利尿激素等治疗。

（3）围手术期的激素替代治疗：垂体腺瘤患者术前需进行腺垂体功能的评估，包括甲状腺轴、肾上腺轴、性腺轴、生长激素、IGF-I等激素水平的测定。对于存在继发性甲状腺功能减低和继发性肾上腺皮质功能减低者，需要给予生理替代量的治疗。垂体腺瘤患者手术当日补充应激剂量的糖皮质激素（库欣病除外），术后调整糖皮质激素的剂量以维持患者的正常生命体征和水、电解质平衡，并逐渐降低糖皮质激素的剂量至生理替代剂量。垂体腺瘤患者术后应规范随诊进行临床评估及垂体功能评价，以调整激素替代治疗剂量，部分患者需要终身腺垂体激素替代治疗。

四、手术室条件及人员培训

（一）显微镜、内镜及器械

具备神经外科手术显微镜或内镜系统和垂体腺瘤经蝶或开颅手术多种显微操作器械。

（二）监测系统

术中C形臂或神经导航设备。

（三）人员培训

具备颅底显微操作训练的基础并参加垂体腺瘤显微操作培训班，在上级大夫指导下做过50例以上的类似手术。内镜手术操作人员要具备神经内镜操作的解剖训练并持有准入证，在上级大夫指导下做过50例以上的内镜下操作。

五、手术治疗

（一）经鼻蝶入路手术

1.手术原则

（1）充分的术前准备。

（2）术中定位。

（3）切除肿瘤，更好地保护垂体功能。

（4）做好鞍底及脑脊液漏的修补。解剖生理复位。

2.手术方法

（1）显微镜下经鼻蝶入路手术

术前准备：抗生素溶液滴鼻、修剪鼻毛；体位：仰卧位，根据肿瘤生长方向适当调整头后仰的角度；经鼻中隔黏膜下沿中线进入，暴露蝶窦前壁及蝶窦开口，打开蝶窦前壁后处理蝶窦黏膜，暴露鞍底骨质；高速磨钻打开鞍底骨质后，定位后剪开鞍底硬脑膜，暴露肿瘤后沿一定顺序用环形刮匙、吸引器、肿瘤钳切除肿瘤；瘤腔用止血材料适度填塞，如明胶海绵、流体明胶、再生氧化纤维素（速即纱）等，小骨片、纤维蛋白黏合剂等重建鞍底（必要时使用自身筋膜、肌肉或脂肪等进行修补），鼻中隔及黏膜复位，鼻腔适度填塞。

（2）神经内镜下经鼻蝶入路手术

①内镜进入选定的鼻孔（常规经右侧），在鼻中隔的外侧可见下鼻甲。用浸有肾上腺素稀释液（1 mg 肾上腺素/10 ml 生理盐水）的棉片依次填塞在下鼻道（下鼻甲与鼻中隔之间）、中鼻道及上鼻道，使得鼻道间隙明显扩大后，将内镜沿鼻道进入到蝶筛隐窝，可发现蝶窦开口。确定蝶窦开口可依据在后鼻孔的上缘，沿着鼻中隔向蝶筛隐窝前行 0.8～1.5 cm。

②在中鼻甲根部下缘向上 1 cm。

③沿蝶窦开口前缘向内侧在蝶窦前壁及鼻中隔的筛骨垂直板上做弧形切开，将黏膜瓣翻向后鼻孔（近中鼻甲根部有蝶腭动脉分支），显露蝶窦前壁。

④用高速磨钻磨除蝶窦前壁骨质及蝶窦腔内分隔，充分暴露鞍底。可见 OCR（颈内动脉-视神经隐窝）、视神经管隆起、颈内动脉隆起、斜坡隐窝、蝶骨平台等解剖标志。充分打开鞍底骨质。穿刺后切开鞍底硬膜，可以采用沿肿瘤假包膜分离或者采用刮匙和吸引等方式切除肿瘤。切除肿瘤后采用可靠方法进行鞍底重建，蝶窦前壁黏膜瓣及鼻甲予以复位后撤镜。

⑤术后处理：其他同经鼻显微手术。

（二）开颅手术

1.经额下入路的手术方法

（1）头皮切口：多采用发际内冠状切口。

（2）颅骨骨瓣：一般做右侧额骨骨瓣，前方尽量靠近前颅底。

（3）肿瘤显露：星状切开硬脑膜，前方与眶上平齐。沿蝶骨嵴侧裂锐性切开蛛网膜，释放脑脊液，降低颅内压。探查同侧视神经和颈内动脉，显露视交叉前方的肿瘤。

（4）肿瘤切除：电凝并穿刺肿瘤，切开肿瘤假包膜，先行囊内分块切除肿瘤。游离肿瘤周边，逐步切除肿瘤。对于复发的肿瘤，术中注意不要损伤肿瘤周边的穿支动脉和垂体柄。

2.经翼点入路的手术方法

（1）皮瓣及骨瓣：翼点入路的皮肤切口尽量在发际线内。骨瓣靠近颅底，蝶骨嵴尽可能磨除，以便减轻对额叶的牵拉。

（2）肿瘤显露：锐性切开侧裂池，释放脑脊液。牵开额叶显露视神经和颈内动脉。从视交叉前后、视神经-颈内动脉和颈内动脉外间隙探查，从而显露肿瘤主体。

（3）肿瘤切除方法同上。

3.联合入路的手术方法

以上各种入路联合内窥镜或显微镜经鼻蝶手术。

六、术中特殊情况处理

（一）术中出血

1.海绵间窦出血

术中遇到海绵间窦出血，可选用止血材料进行止血。如出血难以控制，可考虑使用经蝶窦手术专用枪状钛夹钳夹闭止血。

2.海绵窦出血

吸引器充分吸引保持术野清晰，尽快切除肿瘤后，局部填塞适量止血材料及棉片压迫止血，但需避免损伤窦内神经及血栓形成。

3.鞍上出血

如垂体大腺瘤向鞍上侵袭，与Willis动脉环粘连，术中牵拉、刮除肿瘤时可能会造成出血，严重者需压迫后转介入或开颅手术治疗。

4.颈内动脉及其分支出血

因颈内动脉解剖变异或肿瘤包绕颈内动脉生长，手术中可能会造成颈内动脉损伤，引起术中大出血，甚至危及患者生命。此时，应立即更换粗吸引器，保持术野清晰，迅速找到出血点，如破口不大，可用止血材料、人工脑膜及棉片等进行压迫止血，如破口较大则局部填塞压迫止血后转介入治疗。这类患者术后均需血管造影检查以排除假性动脉瘤。

5.脑内血肿

开颅手术时由于脑压板过度牵拉、损伤额叶可出现脑内血肿；巨大垂体腺瘤只能部分切除时易发生残瘤卒中，故术后应注意观察患者神志、瞳孔变化，一旦病情恶化立即行CT检查，及时发现血肿及时处理，必要时再次开颅清除血肿和减压。此外，开颅手术时提倡开展无脑压板手术治疗。

6.术中止血方法及材料的选择

对于垂体腺瘤手术，术中止血非常关键，止血不彻底可以影响患者功能，甚至生命。术中静脉出血时，可以采用棉片压迫止血及双极电凝电灼止血的方法。如果海绵间窦或海绵窦出血难以彻底止血，可以选用止血材料止血，如明胶海绵、流体明胶、再生氧化纤维素（速即纱）等。如果是瘤腔内动脉出血，除压迫止血外，需同时行数字减影脑血管造影（DSA），明确出血动脉和部位，必要时通过介入治疗的方法止血。

（二）术中脑脊液漏

1.术中鞍隔破裂的原因

（1）受肿瘤的压迫，鞍隔往往菲薄透明，仅存一层蛛网膜，刮除上部肿瘤时，极易造成鞍隔的破裂；

（2）肿瘤刮除过程中，鞍隔下降不均匀，出现皱褶，在刮除皱褶中的肿瘤时容易破裂；

（3）在试图切除周边肿瘤时容易损伤鞍隔的颅底附着点；

（4）鞍隔前部的附着点较低，鞍隔塌陷后，该部位容易出现脑脊液的渗漏或鞍底硬膜切口过高，切开鞍底时直接将鞍隔切开；

（5）伴有空蝶鞍的垂体腺瘤患者有时鞍隔菲薄甚至阙如。

2.术中减少脑脊液漏发生的注意要点

（1）术中要注意鞍底开窗位置不宜过高，鞍底硬膜切口上缘应距离鞍隔附着缘有一定距离；

（2）搔刮肿瘤时应尽量轻柔，特别是刮除鞍上和鞍隔皱褶内的残留肿瘤时；

（3）术中注意发现鞍上蛛网膜及其深部呈灰蓝色的鞍上池。

3.脑脊液漏修补方法

（1）对破口小、术中仅见脑脊液渗出者，用明胶海绵填塞鞍内，然后用干燥人工硬膜或明胶海绵加纤维蛋白黏合剂封闭鞍底硬膜。

（2）破口大者需要用自体筋膜或肌肉填塞漏口，再用干燥人工硬膜加纤维蛋白黏合剂封闭鞍底硬膜，术毕常规行腰大池置管引流。

术中脑脊液漏修补成功的判断标准：以纤维蛋白黏合剂封闭鞍底前在高倍显微镜或内镜下未发现有明确的脑脊液渗出为标准。

（三）额叶挫伤

额叶挫伤常发生在开颅额下入路手术，由于脑压板过度牵拉额底所致。术后应注意观察患者神志、瞳孔变化，一旦病情恶化立即行CT检查，及时发现血肿和挫伤灶，及时处理，必要时开颅除血肿和减压。

（四）视神经及颈内动脉损伤

开颅手术在视交叉、视神经间歇中切除肿瘤，经蝶窦入路手术凿除鞍底损伤视神经管或用刮匙、吸引器切除鞍上部分肿瘤时可能损伤视神经，特别是术前视力微弱的患者，术后会出现视力下降甚至失明。预防只能靠娴熟的显微技术和轻柔的手术操作，治疗上不需再次手术，可用神经营养药、血管扩张药和高压氧治疗。

颈内动脉损伤处理见上文。

七、术后并发症的处理

（一）术后出血

表现为术后数小时内出现头痛伴视力急剧下降，甚至意识障碍、高热、尿崩症等下丘脑紊乱症状。应立即复查CT，若发现鞍区或脑内出血，要采取积极的方式，必要时再次经蝶或开颅手术清除血肿。

（二）术后视力下降

常见原因是术区出血；鞍内填塞物过紧；急性空泡蝶鞍；视神经血管痉挛导致急性视神经缺血等原因也可以致视力下降。术后密切观察病情，一旦出现视功能障碍应尽早复查CT，发现出血应尽早手术治疗。

（三）术后感染

多继发于脑脊液漏患者。常见临床表现包括：体温超过38℃或低于36℃。有明确的脑膜刺激征、相关的颅内压增高症状或临床影像学证据。腰椎穿刺脑脊液检查可见白细胞总数>500×10⁶/L甚至1000×10⁶/L，多核>0.80，糖<4.5 mmol/L，细菌涂片阳性发现，脑脊液细菌学培养阳性。

同时酌情增加真菌、肿瘤、结核及病毒的检查以利于鉴别诊断。经验性用药选择能通过血脑屏障的抗生素。根据病原学及药敏结果，及时调整治疗方案。治疗尽可能采用静脉途径，一般不推荐腰穿鞘内注射给药，必需时可增加脑室内途径。合并多重细菌感染或者合并多系统感染时可联合用药。一般建议使用能够耐受的药物说明中最大药物剂量以及长程治疗（2～8周或更长）。

（四）中枢性尿崩症

如果截至出院时未发生尿崩症，应在术后第7天复查血钠水平。如出院时尿崩情况仍未缓解，可选用适当药物治疗至症状消失。

（五）垂体功能低下

术后第12周行内分泌学评估，如果发现任何垂体-靶腺功能不足，都应给予内分泌替代治疗。

八、病理学及分子标志物检测

采用免疫组织化学方法，根据激素表型和转录因子的表达情况对垂体腺瘤进行临床病理学分类在我国切实可行，应予以推广。

绝大多数垂体腺瘤属良性肿瘤，单一的卵圆形细胞形态，细胞核圆形或卵圆形，染色质纤细，核分裂象罕见，中等量胞质，Ki-67标记指数通常<3%；如细胞形态有异形，细胞核仁清晰，核分裂象易见，Ki-67标记指数>3%，p53蛋白呈阳性表达，诊断"非典型"垂体腺瘤；如垂体腺瘤细胞有侵犯鼻腔黏膜下组织、颅底软组织或骨组织的证据，可诊断"侵袭性"垂体腺瘤；如发生转移（脑、脊髓或全身其他部位）可诊断垂体癌。

最近发现：FGF及其受体FGFR与垂体腺瘤的侵袭性密切相关；MMP9和PTTG在侵袭性垂体腺瘤中呈高表达。

垂体腺瘤相关的分子遗传学研究发现：GADD45与无功能垂体腺瘤密切相关；IGFBP5、MY05A在侵袭性垂体腺瘤中有过度表达，但仅有MY05A在蛋白水平上有过度表达；ADAMTS6、CRMPI、PTTG、CCNBI、AURKB和CENPE的过度表达，认为与PRL腺瘤复发或进展相关。

此外，对于有遗传倾向的家族性患者、垂体巨大腺瘤、罕见的多激素腺瘤和不能分类垂体腺瘤的年轻患者建议检测MENI和AIP基因。

九、手术疗效评估和随访

治愈标准和随访：

1.生长激素腺瘤：随机生长激素水平<1 μg/L，IGF-I水平降至与性别、年龄相匹配

正常范围为治愈标准。

2.RL腺瘤：没有多巴胺受体激动剂等治疗情况下，女性PRL<20 μg/L，男性PRL<15 μg/L，术后第1天PRL<10 μg/L提示预后良好。

3.ACTH腺瘤：术后2 d内血皮质醇<20 μg/L，24 h尿游离皮质醇和ACTH水平在正常范围或低于正常水平（UFC）。术后3～6个月内血皮质醇、24 h尿游离皮质醇和ACTH在正常范围或低于正常水平，临床症状消失或缓解。

4.TSH腺瘤术后2 d内TSH、游离T3和游离T4水平降至正常。

5.促性腺激素腺瘤术后2 d内FSH和LH水平降至正常。

6.无功能腺瘤术后3～6个月MRI检查无肿瘤残留。对于功能性腺瘤，术后激素水平恢复正常持续6个月以上为治愈基线；术后3～4个月进行首次MRI检查，之后根据激素水平和病情需要3～6个月复查，达到治愈标准时MRI检查可每年复查1次。

十、影像学评估

影像学在垂体腺瘤的诊断、鉴别诊断以及术后残留、并发症及复发的评价上有重要的地位。目前磁共振成像为垂体病变首选的影像学检查方法，部分需要鉴别诊断的情况下可以选择加做CT检查。需要进行薄层（层厚≤3 mm）的鞍区冠状位及矢状位成像，成像序列上至少包括T1加权像和T2加权像，对于怀疑垂体腺瘤的病例，应进行对比剂增强的垂体MRI检查，对于怀疑是微腺瘤的病例，MRI设备技术条件允许的情况下应进行动态增强的垂体MRI检查。

垂体腺瘤的术后随诊，常规应在术后早期（1周内）进行1次垂体增强MRI检查，作为基线的判断。术后3个月进行1次复查，此后根据临床情况决定影像复查的间隔及观察的期限。垂体腺瘤的放疗前后应有垂体增强MRI检查，放疗后的复查间隔及观察的时限参照肿瘤放疗的基本要求。

十一、辅助治疗

（一）放射治疗指征,伽马刀治疗指征

放射治疗是垂体腺瘤的辅助治疗手段，包括：常规放疗 Radiotherapy（RT）、立体定向放射外科/放射治疗 StereotacticRadiosurgery（SRS）/Radiotherapy（SRT）。

RT、SRS/SRT治疗垂体腺瘤的指征：

1.手术后残留或复发者；

2.侵袭性生长或恶性者；

3.催乳素腺瘤药物无效或患者不能耐受不良反应者，同时，不能或不愿接受手术治疗者；

4.有生长趋势或累及海绵窦的小型无功能腺瘤可首选SRS；

5.因其他疾患不适宜接受手术或药物治疗者；

6.体积大的侵袭性的、手术后反复复发的，或恶性垂体腺瘤适合选择RT，包括调强放疗（IMRT）、图像引导的放疗（IGRT）等。

小型的、与视神经有一定间隔的或累及海绵窦的垂体腺瘤更适宜选择一次性的SRS治疗。介于以上两者之间的病变，可以考虑SRT治疗。如果患者需要尽快解除肿瘤压迫、恢复异常激素水平引发的严重临床症状，不适宜首选任何形式的放射治疗。

（二）药物治疗指征

1.病理学证实为催乳素腺瘤或催乳素为主的混合性腺瘤，如术后PRL水平仍高于正常值，且伴有相应症状者，需要接受多巴胺受体激动剂治疗。

2.生长激素腺瘤术后生长激素水平或IGF-I水平仍未缓解者，且MRI提示肿瘤残留（尤其是残留肿瘤位于海绵窦者），可以接受生长抑素类似物治疗，对伴有PRL阳性的混合腺瘤，也可以尝试接受多巴胺激动剂治疗。

3.ACTH腺瘤如术后未缓解者，可选用生长抑素类似物或针对高皮质醇血症的药物治疗。

十二、随访

术后第1天及出院时行垂体激素检测及其他相关检查，如视力、视野等，详细记录患者症状、体征变化。推荐早期（术后1周）垂体增强MRI检查。患者出院时，强调健康教育，嘱咐长期随访对其病情控制及提高生存质量的重要性，并给予随访卡，告知随访流程。患者每年将接受随访问卷调查，若有地址、电话变动，及时告知随访医师。

术后第6～12周进行垂体激素及相关检测，以评估垂体及各靶腺功能。对于有垂体功能紊乱的患者给予相应的激素替代治疗，对于有并发症的患者随诊相应的检查项目。术后3个月复查垂体MRI，评估术后影像学变化，同时记录患者症状、体征变化。对于垂体功能紊乱需激素替代治疗的患者，应每月随访其症状、体征变化及激素水平，记录其变化，及时调整替代治疗。

患者病情平稳后，可每3个月评估垂体及各靶腺功能，根据随诊结果，调整激素替代治疗。有些患者需要终生激素替代治疗。根据术后3个月随访结果，在术后6个月选择性复查垂体激素水平和垂体MRI等相关检查。对于控制良好的患者，术后每年复查垂体激素及相关检查，根据患者病情控制程度复查垂体MRI；对有并发症的患者应每年进行1次并发症的评估。术后5年以后适当延长随访间隔时间，推荐终身随访。

十三、小结

本共识系统地介绍了垂体腺瘤诊断、治疗及术后随访等有关垂体腺瘤外科治疗方面的原则，重点论述了外科手术治疗指征、围手术期处理、手术方式选择及各种并发症的预防和处理。由于垂体腺瘤的复杂性和多样性，治疗过程中仍会遇到各种问题，希望在有条件的医院建立以神经外科、内分泌科、妇产科、放射科及放疗科等多科人员组成的垂体腺瘤会诊中心，共同商定治疗方案；广大患者及家属也应到这些垂体腺瘤诊治中心医院进行治疗，以期获得最佳疗效。

专家组名单

王任直　周良辅　周定标　金自孟　任祖渊　苏长保　惠国桢　章翔　张亚卓　李士其　王海军　姚勇　贾旺　王镛斐　吴哲褒　于春江　周涛　康军　张宏伟　贾桂军　辛兵　连伟　冯铭　邓侃　赵曜　卞留贯　张大键　毛志刚　漆松涛　潘军　王伟民　雷霆　刘志雄　姜曙　蔡博文　王宁　赵刚　赵兴利　高宇飞　张建民　吴群　王茂德　康德智　鲁小杰　徐淑军　张庭荣　夏鹤春　韩国强　邓志峰　赵建农　顾锋　朱慧娟　龚凤英　李益明　姚斌　郁琦　华克勤　王世宣　刘阿力　张福泉　潘力　王恩敏　徐德生　冯逢　朱朝辉　耿道颖　李桂林　钟定荣　汪寅　张宏冰　单广良

本文摘自《中华医学杂志》2015年2月3日第95卷第5期第324—329页。

中国垂体催乳素腺瘤诊治共识(2014)

中国垂体腺瘤协作组

催乳素（PRI）腺瘤是最常见的功能性垂体腺瘤，约占成人垂体功能性腺瘤的40%～45%，以20～50岁的女性患者多见，成人患者男女比例约为1∶10。规范化的诊断和治疗垂体催乳素腺瘤对恢复和维持正常腺垂体功能、预防肿瘤复发等具有重要的意义。

一、临床表现

垂体催乳素腺瘤的主要临床表现为性腺功能减退及其继发症状，可因发病年龄、性别、持续时间及催乳素增高程度的不同而有所差异；还可有垂体占位产生的局部压迫症状；垂体混合腺瘤或多发内分泌腺瘤病患者，还可出现其他激素水平增高相应的临床表现。

（一）高催乳素血症临床表现

1.性腺功能减退

青春期前起病的患者可表现为原发性性腺功能减退，即女孩原发性闭经，男孩无青春期发育，睾丸容积小。育龄期女性多有月经周期的改变，出现不同程度的月经稀少甚至闭经，通常影响排卵，引起不孕。血清雌激素水平低落可引起乳腺萎缩、阴毛脱落、外阴萎缩、阴道分泌物减少、骨质疏松等症状。男性患者雄激素水平下降可导致性欲减退、阳痿、射精量及精子数目减少、不育及骨质疏松等。因男性患者症状隐匿且特异性低，常被忽视导致就诊时间晚。

2.泌乳

女性高催乳素血症患者中30%～80%发生自发或触发泌乳，出现性功能低下后由于雌激素水平低下，泌乳的发生率也降低。男性患者可有轻度乳腺发育，少数患者也可出现泌乳。

3.体重增加

具体病因不清，可能与钠水潴留、脂肪分化异常、性功能低下及下丘脑功能异常等有关。

（二）肿瘤局部压迫症状

多见于垂体催乳素大腺瘤。最常见的局部压迫症状是头痛、视野缺损（最常见为双颞侧偏盲)。若肿瘤向两侧生长，可包绕海绵窦，影响第Ⅲ、Ⅳ、Ⅵ对脑神经及第Ⅴ对脑神经眼支功能，引起眼睑下垂、瞳孔对光反射消失、复视、眼球运动障碍、面部疼痛等。若肿瘤破坏蝶窦或筛窦骨质还可出现脑脊液漏。大腺瘤压迫正常垂体组织还可引起其他垂体前叶功能受损表现，如甲状腺功能减退或肾上腺皮质功能减退等。

(三)多激素混合腺瘤或多发内分泌腺瘤病症状

合并分泌生长激素、促甲状腺激素、促肾上腺皮质激素等的催乳素混合腺瘤可伴有其他垂体前叶激素分泌过多表现，如肢端肥大症、甲状腺功能亢进、库欣综合征等。此外，垂体瘤还可是多发内分泌腺瘤病(MEN)，特别是MEN-Ⅰ型的表现之一，故要注意有无胰腺神经内分泌肿瘤、甲状旁腺功能亢进等其他内分泌腺体功能异常表现。

(四)垂体卒中

垂体催乳素腺瘤可能发生垂体卒中，一般发生于大腺瘤。急性垂体卒中可表现为剧烈头痛，常伴恶心、呕吐，严重者可有急性视神经障碍、眼睑下垂及其他颅神经症状，甚至昏迷。但也有许多为无症状的垂体卒中。

二、诊断

典型临床表现结合高催乳素血症的实验室检查与鞍区影像学检查，可做出催乳素腺瘤诊断。

(一)高催乳素血症

对疑诊垂体催乳素腺瘤的患者，静脉取血测催乳素的要求是：正常进食早餐(种类为碳水化合物，避免摄入蛋白质和脂肪类食物)，于上午10：30—11：00休息0.5 h后静脉穿刺取血。如果血清催乳素 > 100 μg/L，并排除其他特殊原因引起的高催乳素血症，则支持催乳素腺瘤的诊断。如血清催乳素 < 100 μg/L，须结合具体情况谨慎诊断。

(二)鞍区影像学检查

鞍区MRI增强影像有助于垂体腺瘤的发现，动态增强成像有助于垂体微腺瘤的发现。

三、鉴别诊断

(一)病理性高催乳素血症

多见于下丘脑-垂体疾病，以垂体催乳素腺瘤最为多见。此外，其他下丘脑-垂体肿瘤、浸润性或炎症性疾病、结节病、肉芽肿以及外伤、放射性损伤等均是由于下丘脑多巴胺生成障碍或阻断垂体门脉血流致使多巴胺等PIF不能到达腺垂体所致。由于PRL释放因子(PRF)增多引起高PRL血症的情况见于原发性甲状腺功能减退、应激刺激。慢性肾衰竭患者由于肾小球滤过清除催乳素障碍而导致高催乳素血症。肝硬化患者由于雌激素及催乳素在肝脏的灭活障碍致血催乳素升高。

(二)生理性高催乳素血症

主要发生于妊娠、乳头刺激或应激的时候。在妊娠期间，催乳素的水平呈逐步升高趋势，至分娩时达高峰，但升高的幅度因人而异，其升高原因与孕期的高雌激素水平有关。

(三)药物性高催乳素血症

很多常用药物可引起催乳素水平升高，如多巴胺受体拮抗剂、含雌激素的口服避孕药、某些抗高血压药、阿片制剂及 H_2 受体阻滞剂等。其中多巴胺受体拮抗剂是一些具有安定、镇静或镇吐作用以及抗抑郁、抗精神病类药物，在常用剂量时催乳素水平一般不超过 100 μg/L；氯丙嗪和甲氧氯普胺（胃复安）的作用最强，25 mg 氯丙嗪可使正常人血清催乳素水平增加 5～7 倍。长期应用胃复安治疗时，催乳素水平可升高 15 倍以上。

四、垂体催乳素腺瘤的药物治疗

(一)药物治疗适应证

对不同大小的垂体催乳素腺瘤，其治疗的目的是不一样的。对催乳素微腺瘤患者，治疗的目的是控制 PRL 水平，保留性腺功能和性功能；对催乳素大或者巨大腺瘤患者，除了控制 PRL 水平、保留垂体功能之外，还要控制和缩小肿瘤体积，改善临床症状，防止复发。

垂体催乳素腺瘤首选多巴胺激动剂（DA）治疗，推荐的治疗方案见图1。

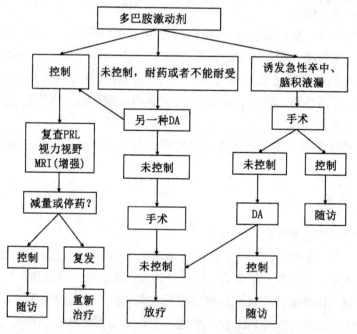

图 1　推荐 PRL 腺瘤的治疗流程

药物治疗的适应证包括：不孕不育；肿瘤引起神经系统症状（尤其是视力缺失）；烦人的泌乳；长期的性腺功能低下；青春期发育改变；预防妇女由于性腺功能低下引起的骨质疏松。轻度的高催乳素血症、月经规则、想怀孕的妇女需要治疗。

（二）药物选择

多巴胺激动剂（DA）为PRL腺瘤患者的首选药物，目前主要有溴隐亭（BRC）和卡麦角林（CAB），其他还有培高利特（pergolide）和喹高利特（quinagolide）。药物能使绝大多数病人PRL水平正常和肿瘤体积显著缩小，而且药物治疗适用于各种大小的肿瘤。由于培高利特和喹高利特较少使用，因此本共识不作推荐。

1.溴隐亭

服用方法：溴隐亭（2.5 mg/片）治疗的初始剂量为0.625～1.55 mg/d，建议晚上睡前跟点心口服。每周间隔增加1.25 mg直至达到2片/d或3片/d。通过缓慢加量计划和睡前跟点心同服的方法来减少上消化道不适和直立性低血压的不良反应。7.5 mg/d为有效治疗剂量，如果肿瘤体积和PRL控制不理想，则可以逐步加量至15 mg/d。继续加量并不能进一步改善治疗效果。因此，不建议15 mg/d以上的大剂量，而是建议改为卡麦角林治疗。由于溴隐亭已经证实安全有效，且价格相对便宜，在我国大部分医疗部门可以提供，因此溴隐亭为我国推荐治疗催乳素腺瘤的首选药物。

2.卡麦角林

服用方法：0.5 mg/片的初始治疗剂量为：每周0.25～0.5 mg，剂量每月增加0.25～0.5 mg直到PRL正常，很少需要剂量超过每周3 mg。对比溴隐亭，卡麦角林服用更方便，患者的耐受性更好，对溴隐亭耐药的患者可选用卡麦角林治疗。

3.药物不良反应

溴隐亭的不良反应包括：头痛、头晕；恶心、呕吐、消化性溃疡等消化道症状；鼻腔充血；便秘；体位性低血压，严重的患者甚至会出现休克表现；乏力；焦虑；抑郁；酒精不能耐受；药物诱发垂体瘤卒中。卡麦角林的不良反应同溴隐亭，消化道不良反应比溴隐亭轻，其他包括精神疾病、潜在的心脏瓣膜病。

（三）催乳素微腺瘤治疗

临床上治疗PRL微腺瘤的首要目的是保留性腺功能和生育功能，而药物治疗能显著有效地达到这一目的，即药物能有效地控制PRL水平，而且经过长期有效的DA治疗，微腺瘤经常缩小，有时会消失。由于只有5%～10%的微腺瘤进展为大腺瘤，因此，控制肿瘤体积不是药物治疗的首要目的，对于不想生育的妇女可以不接受DA治疗。停经的妇女可以接受雌激素治疗，但应该对PRL水平进行定期评价，包括复查动态强化MRI以观察肿瘤大小变化。

（四）催乳素大腺瘤和巨大腺瘤治疗

对于催乳素大（或者巨大）腺瘤患者，除控制PRL水平、保留垂体功能之外，还要缩小肿瘤体积以改善临床症状。除了急性肿瘤卒中诱发视力急剧下降需要急诊手术减压之外，DA仍然是绝大多数催乳素大（或者巨大）腺瘤患者的首选药物。对于敏感病例，开始药物治疗后1或2周内即可以使PRL水平迅速下降，同时肿瘤明显缩小，视力改善。DA治疗通常能有效恢复视觉功能，其效果与外科行视交叉减压手术相当。所以，视野缺失的大腺瘤患者不再被认为是神经外科急症。但在一些耐药病例，药物治疗几个月肿瘤体积也不会明显缩小。肿瘤的持续缩小乃至消失需要几个月或甚至几年的时间。药物治疗后定期的 MRI 复查是需要的，开始治疗后的 3 个月复查 1 次，之后半年复查 1 次，以后可以间隔长一些。治疗的目的是 PRL 水平尽量控制在正常水平，为了能最大限度地缩小肿瘤体积甚至促使肿瘤消失，最好是降低 PRL 水平到可能的最低值。即便 PRL 水平下降到正常范围，仍需服用足量的 DA 以进一步缩小肿瘤体积。当 PRL 水平保持正常至少两年，肿瘤体积缩小超过 50% 时，才考虑 DA 逐步减量，因为在这一阶段，低剂量能维持稳定的 PRL 水平和肿瘤大小。然而，停止治疗可导致肿瘤的增大和高催乳素血症的复发。基于这一原因，对大 PRL（或者巨大）腺瘤患者药物减量或停用后必须进行严密随访。

五、垂体催乳素腺瘤的外科治疗

垂体催乳素腺瘤选择手术治疗需根据以下情况综合判断：肿瘤大小、血催乳素水平、全身情况、药物治疗反应、患者的意愿以及对生育的要求。微腺瘤占垂体催乳素腺瘤大部分，且绝大多数不会生长，所以手术干预通常不作为首选。

（一）外科治疗目的

1.迅速缓解内分泌异常，血催乳素降至正常范围。

2.保留正常垂体功能。

3.尽可能减少肿瘤复发。

（二）手术方式

绝大多数手术可以采用经鼻蝶窦入路，只有少数耐药的侵袭型巨大垂体腺瘤需要开颅手术。近年来，随着神经导航及内镜等仪器设备的发展及手术微创技术水平的提高，经验丰富的手术团队可以使经鼻蝶窦入路手术更精确、更安全、损伤更小、并发症更少。因此，经鼻蝶窦入路手术也是垂体催乳素腺瘤患者除药物治疗之外的另一选择。

（三）手术适应证

1.垂体微腺瘤经药物治疗 3～6 个月无效或效果欠佳者。

2.药物治疗反应较大，不能耐受者。

3.巨大垂体腺瘤伴有明显视路压迫，药物治疗无法控制血催乳素和缩小肿瘤体积。或经药物治疗 3～12 个月后，血催乳素水平降至正常，但肿瘤体积仍没有变化，需考虑垂体无功能腺瘤可能。

4.侵袭性垂体腺瘤伴有脑脊液鼻漏，或药物治疗后出现脑脊液鼻漏者。

5.带瘤生存的心理承受能力不足或拒绝长期服用药物治疗者。

6.药物治疗或其他原因引致垂体瘤卒中，表现剧烈头痛和急剧视力减退者。

7.垂体大腺瘤伴囊变，药物治疗通常无法缩小肿瘤体积者。

8.经验丰富的术者认为有较高手术全切除预期，且充分考虑到患者手术的意愿。

（四）手术禁忌证

手术几乎没有绝对禁忌证，相对禁忌证绝大多数与全身状态差及脏器功能障碍相关。对于这些患者，应在手术治疗之前进行治疗，改善全身情况。

（五）手术效果

手术疗效与手术者的经验、肿瘤的大小、侵袭程度及病程有关。微腺瘤的手术效果较大腺瘤好。在多数大的垂体治疗中心，60%～90%的微腺瘤患者术后催乳素水平可达到正常，大腺瘤患者达到正常的比例则较低，约为50%，而巨大侵袭型垂体瘤的术后生化缓解率几乎为零。术前血催乳素水平与术后缓解率呈负相关，可作为判断手术预后的参考指标，患者术前血催乳素 < 200 μg/L 的术后缓解率明显高于术前血催乳素 > 200 μg/L 的患者。多巴胺激动剂能使部分肿瘤纤维化，但是否增加手术的困难和风险，尚存争议。近来有作者认为术前药物治疗可以提高肿瘤全切除率。术后催乳素水平正常的患者中，长期观察有0%～40%患者会出现复发。影响复发判断的因素是术后缓解标准、随访时间和垂体微腺瘤所占比例。术后5年复发率约为20%。术后第1天的血PRL水平能比较准确地反映预后情况，可以作为手术疗效的评价指标之一。

有术者报道，术后即刻催乳素水平降至10 μg/L 以下者，术后5年未见复发。垂体大腺瘤复发率明显高于微腺瘤。术后轻度催乳素升高者，也可能与垂体柄偏移或手术损伤垂体柄导致的垂体柄效应有关系，而不一定表示肿瘤残留或复发。

（六）手术并发症

经鼻蝶窦手术的内分泌并发症包括垂体前叶功能低下、一过性或持续性尿崩以及抗利尿激素（ADH）分泌不当，术后持续性垂体前叶功能减退的发生率与肿瘤体积大小呈负相关。其他并发症包括视神经的损伤、周围神经血管的损伤、脑脊液鼻漏、鼻中隔穿孔、鼻窦炎、颅底骨折等，其中罕见的并发症包括颈动脉海绵窦段的损伤等，可危及生命。但是，近年来，有经验术者的垂体瘤手术并发症发生率逐年下降。垂体微腺瘤的手术并发症发生率总体不超过5%，死亡率 < 1%，并发症多为一过性尿崩。虽然开颅手术的并发症发生率高，但耐药的巨大垂体腺瘤毕竟是少数，手术目的为尽可能缩小肿瘤体积，而非全切肿瘤。推荐患者到有丰富垂体瘤手术经验的医院完成手术，这样可以减少手术并发症，保留残存垂体功能，提高手术疗效。

六、垂体催乳素腺瘤的放疗

垂体催乳素腺瘤的放疗包括外照射放疗（external beam radio therapy, EBRT）和立体定向放射外科（stereotactic radio surgery, SRS）治疗。

（一）适应证

由于多巴胺激动剂药物治疗对催乳素腺瘤有良好疗效，且手术切除肿瘤或减压能够快速缓解占位性效应和临床症状，因此多数情况下，EBRT 和 SRS 仅作为药物无效、不耐受，手术后残留、复发，或一些侵袭性、恶性催乳素腺瘤患者的选择。

（二）方法与剂量学

目前，EBRT 包括调强放疗（Intensity-modulated Radio Therapy, IMRT）和影像引导的放疗（Image-guided Radio Therapy, IGRT）等技术，可以实现治疗的影像定位和靶区

塑形。一般治疗总剂量为45～54 Gy，1.8～2 Gy/d，每周治疗5 d，持续5～6周。用于较大的或侵袭性生长的肿瘤。

SRS是放射治疗的一种特殊形式，在立体定向头架的引导下，一次性高剂量射线，或大分割（≤5次）精准聚焦照射在靶区上，更有效地杀死肿瘤细胞。最常见的设备包括伽马刀，改良的直线加速器和质子束设备。单次剂量的SRS，一般对体积较小的肿瘤，靶区周边12～16 Gy的剂量，足以控制肿瘤生长。达到高催乳素正常化需要更高剂量，对小型分泌型腺瘤周边剂量可高达20～35 Gy，并有一定的疗效潜伏期。

（三）疗效评价

无论EBRT还是SRS，单纯控制肿瘤生长可达到89%～100%；高催乳激素水平正常化仅约30%。报道使高分泌激素水平正常化的疗效潜伏期为数月至数年，SRS较EBRT的为短。

（四）合并药物治疗的问题

理论上，药物治疗对肿瘤细胞有保护作用，可能影响射线作用的发挥。在放射治疗前1～2个月最好停止使用激素抑制药物，放射治疗1周后，再继续使用这些药物。

（五）不良反应

常规放疗在治疗后10～20年中，垂体功能低下的累加风险可超过50%，甚至有100%的报道。GKRS后新的垂体功能低下发生率约为0～33%，发生高峰为4～5年。对视神经损伤的概率为1%～2%。放疗后远期的脑血管病、神经认知障碍不可忽视。

七、垂体催乳素腺瘤患者的妊娠相关处理

基本的原则是将胎儿对药物的暴露限制在尽可能少的时间内。溴隐亭对胎儿安全性较高，垂体催乳素腺瘤妇女应用溴隐亭治疗，怀孕后自发流产、胎死宫内、胎儿畸形等发生率与正常妇女妊娠的产科异常相近；催乳素微腺瘤患者怀孕后瘤体较少增长，而大腺瘤患者怀孕后瘤体增长可能性达25%以上。在妊娠前有微腺瘤的患者，催乳素水平降至正常，恢复规律月经后可以妊娠。但由于黄体功能维持的需要，应在孕12周后停药；对于有生育要求的大腺瘤妇女，需在溴隐亭治疗腺瘤缩小后方可允许妊娠，妊娠期间，推荐全程用药。正常人怀孕后PRL水平逐渐升高，但最高不超过400 μg/L。对孕前垂体催乳素腺瘤的患者主要应注意临床表现，如出现视野缺损、头痛、视力下降，特别是视野缺损或海绵窦综合征，如出现肿瘤卒中应立即加用溴隐亭，若1周内不见好转，应考虑手术治疗并尽早终止妊娠（妊娠接近足月时）。

八、垂体催乳素腺瘤患者的哺乳期用药

没有证据支持哺乳会刺激肿瘤生长。对于有哺乳意愿的妇女，除非妊娠诱导的肿瘤生长需要治疗，一般要到患者想结束哺乳时再使用多巴胺激动剂。

九、垂体催乳素腺瘤患者的不孕不育相关治疗

（一）女性催乳素腺瘤患者的不孕相关治疗

催乳素水平正常后仍无排卵者，可采用氯米芬或来曲唑等口服促排卵药物促排卵，但应注意口服促排卵药只适用于下丘脑－垂体轴有一定功能的患者，即单用孕激素可以有撤退出血者，垂体大腺瘤或手术破坏垂体组织较严重者无效。

低促性腺激素者的促性腺激素促排卵：垂体腺瘤压迫或术后腺垂体组织遭破坏、功能受损而导致低促性腺激素性闭经的患者，可用外源性人促性腺激素（Gn）促排卵。Gn分为人垂体促性腺激素和人绒毛膜促性腺激素（hCG）。人垂体促性腺素又分为卵泡刺激素（FSH）和黄体生成素（LH）。不孕治疗时，可采用人绝经后尿促性腺激素（HMG）促进卵泡成熟后以HCG诱发排卵。

（二）男性催乳素腺瘤患者不育的相关治疗

垂体乳素腺瘤经药物治疗，血PRL水平降到正常后，男性下丘脑－垂体－性腺轴的功能异常一般可以恢复正常，勃起功能障碍和性欲低下明显改善，生精能力也逐渐恢复。部分患者因垂体瘤压迫或手术损伤导致促性腺激素细胞功能障碍，在血清PRL水平下降后睾酮水平仍不能恢复正常，应该同时进行雄激素补充治疗以恢复和保持男性第二性征或用促性腺激素治疗恢复生育功能。

专家组名单

《中国垂体催乳素腺瘤诊治共识（2014）》编写组成员名单（按姓氏笔画顺序排列）：

于春江(首都医科大学三博脑科医院神经外科)

王世宣(华中科技大学同济医学院附属同济医院妇科)

王伟民(广州军区总医院神经外科)

王任直(中国医学科学院北京协和医学院北京协和医院神经外科)

王海军(中山大学附属第一医院神经外科)

王恩敏(复旦大学附属华山医院神经外科)

王镛斐(复旦大学附属华山医院神经外科)

王茂德(西安交通大学第一医院神经外科)

毛志刚(中山大学附属第一医院神经外科)

邓志峰(南昌大学第二附属医院神经外科)

卞留贯(复旦大学附属瑞金医院神经外科)

宁光(上海交通大学医学院附属瑞金医院内分泌科)

冯逢(中国医学科学院北京协和医学院北京协和医院放射科)

刘阿力(首都医科大学附属天坛医院神经外科)

刘志雄(中南大学附属湘雅医院神经外科)

华克勤(复旦大学附属妇产科医院妇科)

任祖渊(中国医学科学院北京协和医学院北京协和医院神经外科)

朱朝晖(中国医学科学院北京协和医学院北京协和医院核医学科)

朱惠娟(中国医学科学院北京协和医学院北京协和医院内分泌科)

李士其(复旦大学附属华山医院神经外科)

李桂林(首都医科大学附属北京天坛医院病理科)

李益明(复旦大学附属华山医院内分泌科)

张大建(天津医科大学总医院神经外科)

张福泉(中国医学科学院北京协和医学院北京协和医院放疗科)

张亚卓(首都医科大学附属天坛医院神经外科)

张宏冰(中国协和医科大学基础医学院)

张宏伟(首都医科大学三博脑科医院神经外科)

张建民(浙江大学医学院附属第二医院神经外科)

张庭荣(新疆医科大学第一附属医院神经外科)

苏长保(中国医学科学院北京协和医学院北京协和医院神经外科)

连伟(中国医学科学院北京协和医学院北京协和医院神经外科)

吴哲褒(上海交通大学医学院附属瑞金医院)

汪寅(复旦大学附属华山医院病理科)

吴群(浙江大学医学院附属第二医院神经外科)

单广良(中国协和医科大学流行病学与卫生统计学系)

金自孟(中国医学科学院北京协和医学院北京协和医院内分泌科)

幸兵(中国医学科学院北京协和医学院北京协和医院神经外科)

周良辅(复旦大学附属华山医院神经外科)

周定标(解放军总医院神经外科)

周涛(解放军总医院神经外科)

郁琦(中国医学科学院北京协和医学院北京协和医院妇产科)

赵刚(吉林大学第一医院神经外科)

赵兴利(吉林大学中日联谊医院神经外科)

赵建农(海南省人民医院神经外科)

赵耀(复旦大学附属华山医院神经外科)

钟定荣(中国医学科学院北京协和医学院北京协和医院病理科)

姚勇(中国医学科学院北京协和医学院北京协和医院神经外科)

姚斌(中山大学附属第三医院内分泌科)

姜曙(四川大学华西医院神经外科)

高宁飞(吉林大学中日联谊医院神经外科)

贾旺(首都医科大学附属天坛医院神经外科)

贾桂军（首都医科大学附属天坛医院神经外科）

徐淑军（山东大学齐鲁医院神经外科）

徐德生（天津医科大学第二医院神经外科）

顾锋（中国医学科学院北京协和医学院北京协和医院内分泌科）

耿道颖（复旦大学附属华山医院放射科）

夏鹤春（宁夏医科大学总医院神经外科）

龚凤英（中国医学科学院北京协和医学院北京协和医院内分泌科）

康军（首都医科大学附属北京同仁医院神经外科）

鲁晓杰（无锡市第二人民医院神经外科）

章翔（第四军医大学西京医院神经外科）

康德智（福建医科大学附属第一医院神经外科）

惠国祯（苏州大学附属第一医院神经外科）

韩国强（贵州省人民医院神经外科）

雷霆（华中科技大学同济医学院附属同济医院神经外科）

漆松涛（南方医科大学附属南方医院神经外科）

蔡博文（四川大学华西医院神经外科）

潘力（复旦大学附属华山医院神经外科）

潘军（南方医科大学附属南方医院神经外科）

《中国垂体催乳素腺瘤诊治共识（2014）》编写组执行秘书：

姚勇　朱惠娟　吴哲褒　郁琦　王镛斐　刘阿力　贾旺　吴群　毛志刚　王海军
刘阳

中国肢端肥大症诊治指南(2013)

中华医学会内分泌学分会
中华医学会神经外科学分会
中国垂体腺瘤协助组

一、前言

肢端肥大症(acromegaly,以下简称"肢大")是一种起病隐匿的慢性进展性内分泌疾病,患者就诊时病程可能已达数年甚至10年以上。肢大的主要病因是体内产生过量生长激素(GH)。95%以上的肢大患者是由分泌GH的垂体腺瘤所致。长期过度分泌的GH可导致全身软组织、骨和软骨过度增生,引起面容改变、手足肥大、皮肤粗厚、内脏增大、骨关节病变以及睡眠呼吸暂停综合征等。此外,垂体肿瘤压迫症状、糖尿病、高血压、心脑血管疾病、呼吸系统疾病以及结肠癌等恶性肿瘤发生率也会相应增加,这些代谢紊乱性疾病和并发症严重影响患者健康和生存质量。临床上,诊断和治疗的延误会使这些并发症发生率明显增加。本诊治指南旨在总结、吸取我国现有的肢大诊疗经验,结合国内外最新循证医学证据,提高我国医生对肢大的认识,倡导规范化的肢大诊断和治疗管理模式。

二、诊断

(一)肢大的诊断

容貌改变、头痛和视力视野障碍等相关临床表现通常是肢大患者就诊的主要原因,肢大的诊断通常在收集相关临床信息后,通过血清GH和胰岛素样生长因子(IGF-1)测定、影像学检查以及相关并发症的检查最终明确。极少数肢大患者是由于单基因缺陷导致,如多发性内分泌腺瘤1型(MEN-1)、McCune-Albright综合征和Carney综合征等,需要进一步对相关并发疾病进行筛查和诊断。

(二)临床表现

肢大有特征性外貌,如面容丑陋、鼻大唇厚、手足增大、皮肤增厚、多汗和皮脂腺分泌过多,随着病程延长更有头形变长、眉弓突出、前额斜长、下颌前突、有齿疏和反咬合、枕骨粗隆增大后突、前额和头皮多皱褶、桶状胸和驼背等。

其他临床表现有:

(1)垂体腺瘤压迫、侵犯周围组织引起的头痛、视觉功能障碍、颅内压增高、腺垂体功能减低和垂体卒中；

（2）胰岛素抵抗、糖耐量减低、糖尿病及其急性或慢性并发症；

（3）心脑血管系统受累：高血压、心肌肥厚、心脏扩大、心律不齐、心功能减退、动脉粥样硬化、冠心病、脑梗死和脑出血等；

（4）呼吸系统受累：舌肥大、语音低沉、通气障碍、喘鸣、打鼾和睡眠呼吸暂停、呼吸道感染；

（5）骨关节受累：滑膜组织和关节软骨增生、肥大性骨关节病、髋和膝关节功能受损；

（6）女性闭经、泌乳、不育，男性性功能障碍；

（7）结肠息肉、结肠癌、甲状腺癌、肺癌等疾病发生率可能增加。

当患者没有明显的肢大特征性表现，而出现2个或2个以上的下述症状时，需考虑肢大的可能并进行筛查：新发糖尿病、多发关节疼痛、新发或难以控制的高血压、心室肥大或收缩舒张功能障碍等心脏疾病、乏力、头疼、腕管综合征、睡眠呼吸暂停综合征、多汗、视力下降、结肠息肉和进展性下颌突出。

（三）实验室检查

1. 血清 GH 的测定

病情活动期的肢大患者血清 GH 持续升高且不被高血糖所抑制。因此肢大患者的诊断，不仅要看空腹或随机的 GH 水平，主要是通过用葡萄糖负荷后观察血清 GH 是否被抑制到正常来判断。空腹或随机血清 GH < 2.5 μg/L 时可判断为 GH 正常；若≥2.5 μg/L 时需要进行口服葡萄糖耐量试验（OGTT）确定诊断。通常使用口服75 g 葡萄糖进行 OGTT，分别在 0 min、30 min、60 min、90 min 及 120 min 分别取血测定血糖及 GH，如果 OGTT 试验中 GH 谷值 < 1 μg/L，判断为被正常抑制。已确诊糖尿病的患者可用75 g 馒头餐替代葡萄糖做 OGTT。建议选用灵敏度≤0.05 μg/L 的 GH 检测方法。

2. 血清 IGF-1 的测定

GH 的作用主要经 IGF-1 介导来完成，血清 IGF-1 水平与肢大患者病情活动的相关性较血清 GH 更密切。活动期肢大患者血清 IGF-1 水平升高。由于 IGF-1 水平的正常范围与年龄和性别显著相关，因此测定结果应与年龄和性别相匹配的正常值范围（正常均值±2 个标准差）对照。当患者血清 IGF-1 水平高于与年龄和性别相匹配的正常值范围时，判断为血清 IGF-1 水平升高。

（四）影像学检查

头颅 MRI 和 CT 扫描可了解垂体 GH 腺瘤大小和腺瘤与邻近组织关系，MRI 优于 CT。高分辨薄分层、增强扫描及动态增强 MRI 扫描等技术可提高垂体微腺瘤的检出率。对大腺瘤采用这些技术可了解腺瘤有无侵袭性生长，是否压迫和累及视交叉（鞍旁或鞍下等）。

（五）其他垂体功能的评估

应行血催乳素（PRL）、卵泡刺激素（FSH）、黄体生成激素（LH）、促甲状腺激素

（TSH）、促肾上腺皮质激素（ACTH）水平及其相应靶腺功能测定。如患者有显著的多尿、烦渴多饮等症状要评估垂体后叶功能。

（六）视力视野检查

观察治疗前视力视野改变，同时作为治疗效果的评价指标之一。

（七）肢大并发症的诊断

肢大患者定性诊断后应进行血压、血脂、心电图、心脏彩超、呼吸睡眠功能的检测；根据临床表现可以选择甲状腺超声、肠镜等检查。根据患者的临床表现、实验室检查以及影像学检查，通过综合分析做出肢大的诊断，同时要对患者的病情活动性、各系统急慢性并发症及治疗后病情活动性的控制情况做出明确的判断。

三、治疗

（一）肢大的治疗目标

1. 将血清GH控制到随机GH < 2.5 μg/L，OGTT血清GH谷值 < 1 μg/L；

2. 使血清IGF-1下降至与年龄和性别相匹配的正常范围内；

3. 消除或者缩小垂体肿瘤并防止其复发；

4. 消除或减轻临床症状及并发症，特别是心脑血管、呼吸系统和代谢方面，并对并发症进行有效的监控；

5. 尽可能地保留垂体内分泌功能，已有腺垂体功能减退的患者应做相应靶腺激素的替代治疗。

肢大治疗后随机GH值 < 2.5 μg/L，OGTT GH谷值 < 1 μg/L时，患者生存率与正常人群相似。手术、放射治疗和药物治疗都是达到上述治疗目标可以选择的方法。但是，要同时兼顾疗效的最大化及垂体功能的保护，上述3种治疗方法均各有利弊，因此，应根据患者的具体情况设计个体化治疗方案。

（二）肢大的治疗方法

1. 手术治疗

手术切除肿瘤是垂体GH腺瘤患者的首选治疗方法。对于微腺瘤患者，以及局灶生长、具有潜在手术治愈可能的垂体大腺瘤患者，推荐将手术作为一线治疗方案，因为手术可以长期有效控制肿瘤，并使相关的生化指标正常化。经鼻蝶手术切除垂体腺瘤对肢大患者安全有效，与其他手术方法（如开颅手术）相比，并发症更少，死亡率更低。

（1）手术方法

垂体腺瘤的手术方法主要是经鼻蝶腺瘤切除术，开颅手术只在少数情况下采用。对于新诊断的肢大患者，传统显微手术的总体治愈率为57.3%，分别是微腺瘤80% ～ 91%、大腺瘤40% ～ 52%。内镜下经鼻蝶手术是对传统显微手术的有益补充，适合切除中、小型腺瘤，也适用于部分大腺瘤，可以帮助提高手术治愈率。手术应由经验丰富的神经外科医生实施。部分患者可在术前使用生长抑素类似物治疗，以提高手术疗效。神经导航和术中核磁共振技术可以提高手术切除率。

（2）病理诊断

垂体性的 GH 过度分泌以腺瘤为主，病理类型有致密颗粒型或稀疏颗粒型 GH 细胞腺瘤或增生、GH 和 PRL 混合细胞腺瘤、嗜酸干细胞腺瘤及多激素分泌细胞腺瘤等。Ki-67 等免疫组化染色有助于了解腺瘤细胞的增殖能力。

（3）手术治疗的优势

凡确诊的患者原则上皆适于手术治疗。有严重急性肿瘤压迫症状（如视功能进行性下降或复视）及垂体功能减退的患者应及早接受手术治疗。大多数病例由经验丰富的术者施行手术可一次性治愈。对于微腺瘤患者，推荐将手术作为首选的治疗手段。对于有较高治愈机会（未侵犯海绵窦）的大腺瘤患者，推荐将手术作为主要的治疗手段。对于手术不能治愈且有局部压迫症状的大腺瘤患者，可以进行部分切除手术，以改善其对后续药物治疗或者放疗的反应。成功的手术可以立即降低血清 GH，缓解肿瘤压迫。手术治疗的另一个优势是可以获得组织标本进行病理诊断和科学研究。

影响手术效果的主要因素有：

①肿瘤体积、质地和侵袭性；

②术前 GH 和 IGF-1（大量研究资料表明，术前 GH 和 IGF-1 水平与手术疗效呈负相关）。

未侵袭海绵窦且术前 GH 和 IGF-1 水平仅略高于正常的微腺瘤，手术治愈可以达到 80% 以上，而侵犯海绵窦或术前 GH > 200 μg/L 的肿瘤获得治愈的可能性极小。

（4）手术治疗并发症

虽然目前手术治疗肢大已取得了长足的进步，但仍然存在一定的风险和问题，如可能引起垂体前、后叶功能减退，损伤颅内重要神经、血管和脑组织，引起视神经功能障碍、脑脊液鼻漏或脑膜炎。垂体 GH 腺瘤患者接受全身麻醉的风险明显高于其他类型的垂体瘤。有充分证据表明，术者的手术经验与手术治愈率、并发症发生率以及病死率相关，并发症发生率在有经验的神经外科医生中为 3%～10%。因此，垂体腺瘤的手术应在拥有相应学科专家小组的诊疗中心完成，以达到最理想的手术疗效。这个小组应该包括内分泌学、神经外科学、放射外科学、神经病理学和放射影像学等学科的专家。

（5）术前生长抑素类似物（SSA）治疗

术前药物治疗的作用一直存在相当多的争议，特别是使用 SSA。目前国内外的一些研究表明，术前使用 SSA 3～6 个月可以提高术后缓解率，尤其是对大腺瘤患者。但仍然需要进一步高质量的多中心、前瞻性研究来证实术前使用 SSA 的疗效，同时确定哪一类型的患者可能受益于术前使用 SSA。

目前认为可能从术前药物治疗获益的患者有：

①尚未出现严重视路压迫症状的垂体大腺瘤；

②术前存在因肿瘤引起的全身并发症，无法即刻接受手术；

③术前 GH 和 IGF-1 明显升高。

术前使用 SSA 可以减轻心肺并发症及麻醉相关风险。

肢大患者可能会出现心血管疾病、肺功能不全、代谢紊乱等并发症，这些并发症使得患者处于较高的麻醉和手术风险中。因此，控制这些并发症或许可降低手术风险，提高手术效果。

有研究报道高达30%的肢大患者麻醉时插管困难，20%～80%的患者因口咽肿胀和巨舌症导致睡眠呼吸暂停综合征。此类患者SSA治疗几天后可显著减轻软组织肿胀，并且有研究表明奥曲肽治疗6个月后，睡眠呼吸暂停消失。因此，预测术前SSA治疗可能会减少插管相关的并发症。然而，这仍然需要进一步试验来获得更高质量的证据支持。

肢大患者也有合并心脏疾患的风险，包括左心室肥厚、每搏输出量和心脏指数增加、心肌病、晚期患者射血分数降低或心衰。国内外研究发现：SSA治疗能够明显改善心血管功能，包括降低心率、收缩压、舒张压，减少左心室后壁厚度、室间隔厚度，增加射血分数，延长活动耐受时间等。

2. 药物治疗

治疗肢大的药物包括生长抑素受体配基（SRL）即SSA、多巴胺受体激动剂（DA）、GH受体拮抗剂，主要用于术后疾病未缓解患者的辅助治疗。对于预期手术无法完全切除的大腺瘤且无肿瘤压迫症状的患者、不适合接受手术的患者（包括：全身情况较差，难以承受手术风险的患者；因气道问题麻醉风险较高的患者；有严重的肢大全身表现如心肌病、重度高血压和未能控制的糖尿病等的患者）、不愿意接受技术治疗的患者，也可以首选药物治疗。SSA是药物治疗中的首选。

（1）SSA生长抑素（SST）

由前体加工成两种生物活性形式，即SST-14和SST-28。天然的SST其血浆半衰期不足3 min，合成的SST类似物（奥曲肽、奥曲肽长效缓释剂LAR、兰瑞肽）可以模拟SST的生理作用、抑制GH过度分泌。

生长抑素类似物在肢大治疗中的5个阶段发挥作用：

①一线治疗：适用于预期手术无法完全切除的大腺瘤且无肿瘤压迫症状的患者、不愿意接受手术以及不适合接受手术的患者，包括：全身情况较差，难以承受手术的风险；因气道问题麻醉风险较高的患者；有严重的肢大全身表现（包括心肌病、重度高血压和未能控制的糖尿病等）的患者。

②手术前治疗：对有严重并发症、基本情况较差的患者，如明显呼吸功能障碍、心功能不全以及代谢紊乱严重的患者，术前药物治疗可降低血清GH、IGF-1水平，结合相关内科治疗可以改善心肺功能以降低麻醉和手术风险，同时可缩小肿瘤体积，故有可能改善手术效果，如前所述，术前使用SSA可以提高大腺瘤患者的术后缓解率。

③肿瘤切除后残余肿瘤的辅助治疗。研究表明，如果以OGTT GH谷值 < 1.0 μg/L为治愈目标，则约10%的微腺瘤和55%的大腺瘤患者手术后需要辅助治疗。

因此推荐：

①术后OGTT GH谷值 < 1.0 μg/L且IGF-1在正常范围内患者定期随访。

②术后 OGTT GH 谷值 > 1.0 μg/L，或 IGF-1 升高，或者仍有明显的肢大症状如头痛等，应接受 SSA 治疗，至少使用 3 个月，根据 GH、IGF-1 的变化决定是否长期治疗或联合放射治疗。

③放疗后的过渡治疗：由于放疗后血清 GH 和 IGF-1 水平下降缓慢，所以在放疗充分发挥作用之前的等待期，可以用 SSA 进行过渡期的治疗。

④并发症治疗：SSA 治疗可改善高血压、心功能不全、呼吸功能障碍等肢大相关并发症。

SSA 的疗效：

①缩小肿瘤体积：接受 SSA 治疗后超过 97% 患者的肿瘤生长得到控制。

②控制血清 GH 和 IGF-1 水平：SSA 可以使大约 55% 患者的 GH 和 IGF-1 水平正常，药物疗效与肿瘤体积和 GH 高分泌的水平呈负相关关系。

③改善临床症状：SSA 通过有效控制 GH、IGF-1，缩小肿瘤体积，从而全面控制肢大症状，例如 SSA 可明显改善肢大常见的 5 个症状：头痛、疲劳、多汗、腕管痛、感觉异常。

④控制并发症：如前所述，SSA 可以带来明显的心血管获益，改善呼吸功能障碍，甚至接受 SSA 治疗后左心室肥厚、睡眠呼吸暂停综合征会消失。

SSA 的不良反应主要为注射部位反应和胃肠道症状，一般为轻至中度，因不良反应停止用药的比例非常小。10% ~ 20% 的患者注射局部出现不适、红斑或肿胀，疼痛和瘙痒。5% ~ 15% 的患者有胃肠道症状，如腹泻、腹痛、腹胀、脂肪泻、恶心和呕吐，但通常是一过性的。长期使用 SSA 可以使胆囊淤泥或胆结石发病率增加，通常没有症状，没有显著临床意义，一般不需要手术干预，可定期超声检测。少见的不良反应还包括脱发、心动过缓和便秘。

（2）多巴胺受体激动剂

多巴胺受体激动剂可以通过下丘脑的多巴胺受体而抑制 GH 的释放。常用的多巴胺受体激动剂包括麦角衍生物溴隐停和卡麦角林，其最大优点是可以口服，并且相对便宜。GH 水平轻中度升高的患者使用这类药物，有 10% ~ 20% 的患者 GH 和 IGF-1 降至满意水平，其剂量是治疗 PRL 瘤的 2 ~ 4 倍。多巴胺受体激动剂的副反应包括胃肠道不适、直立性低血压、头痛、鼻塞和便秘等。目前国内仅有第一代多巴胺受体激动剂溴隐停，该药适合用于 GH 水平轻度升高而由于其他原因未能使用 SSA 的患者。

（3）药物联合治疗

联合使用作用机制不同的药物，可能会起到协同作用。对 SSA 治疗有部分反应的患者，联合多巴胺受体激动剂治疗可以进一步降低 GH 或 IGF-1 水平。

3. 放射和放射外科治疗

（1）放疗的地位

考虑到血清 GH 水平下降缓慢及垂体功能低下等并发症，放疗通常不作为垂体 GH 腺瘤的首选治疗方案，而最常用于术后病情缓解不全以及残留和复发肿瘤的辅助治疗。

手术后仍存在 GH 高分泌状态的患者可进行放疗。不能手术的患者，放疗也可作为选择的治疗方法。

（2）放射外科治疗

传统的分次放疗通常需要 6 个月至 2 年才能起效，部分需要 5 ～ 15 年才能完全发挥作用，过去用于控制肿瘤生长和达到生化缓解的目的。最近，有研究观察了对垂体残余瘤灶进行大剂量定向放疗（单次或多次）的效果。这些方法包括立体定向放射外科治疗（伽马刀及 X 射线刀）和质子束治疗。就疗效及并发症的研究结果显示，立体定向放射治疗及立体定向放射外科治疗（如伽马刀）较传统放疗缓解病情更快。有研究表明，12 个月时 GH 正常的患者能达到 40%，但由于其对视力的影响，并非所有患者都适合接受放射外科治疗。一般来讲，立体定向放射外科治疗主要用于中小直径残留或复发肿瘤以及不能耐受或拒绝手术治疗的患者。肿瘤与视交叉或视神经距离最好大于 5 mm，以避免视力损害。其次，放射外科需要特别注意对生育的影响。文献报道的肢大复发率为 2% ～ 14%。不推荐已接受成功手术且血清 GH 水平正常的患者进行预防性放疗。但每例患者都应至少 5 年内每 6 ～ 12 个月常规进行随访评估，以及时发现任何复发迹象，必要时立即给予治疗。

（3）放疗和放射外科治疗的并发症

最常见的并发症为垂体前叶功能受损，发生率为 30% 左右，通常需要激素替代治疗。长期随访研究显示，传统放疗垂体功能受损的发生率较高。少见的并发症还有视力受损、放射性脑坏死和放射野继发恶性肿瘤。特别是对于有脑血管疾病和器质性脑病的患者，放疗潜在的神经精神作用以及继发性肿瘤的发生率尚须进一步研究。传统放疗的缺点还包括 GH 水平下降缓慢。

（三）治疗流程

肢大的治疗流程中最重要的是需要结合当地垂体瘤治疗中心和患者的实际情况，制定个性化的治疗方案。需要考虑的因素有：

（1）当地是否具备内分泌科、神经外科、放疗科和影像学专家组成的治疗小组；

（2）患者的肿瘤内分泌活跃程度和视力受损的程度；

（3）患者就诊时的肢大相关并发症状态；

（4）患者的治疗诉求；

（5）患者是否能承受检查和长期治疗的费用等等。

应该因地区因人而异地选择治疗方案。所有治疗方案应以力争将 GH 分泌控制在正常水平为最终目的。在争取获得生化指标的控制和缓解肿瘤压迫效应的同时，治疗小组应该为每一位患者权衡风险和利益、治疗禁忌证和副反应。须考虑的因素包括疾病的严重程度、肿瘤对周围结构的压迫效应、潜在的远期垂体损害，特别是对于年轻的生育期患者，应充分考虑垂体功能的保全。

流程图（图 1）中多数患者将手术作为一线治疗，如果手术未能治愈，则可接受药物治疗。如果最大剂量的 SSA 或 DA 仍不能充分地控制病情，则应根据疾病的临床活动性和生化指标，考虑进行放疗，或者再次手术。在选择手术的部分患者中，如果需要缩小肿瘤体积以降低手术难度，提高手术全切除机会，或者改善肢大并发症，尤其是心脏和呼吸系统的严重并发症可以提前使用SSA治疗12～24周，创造手术条件。也有部分患者可首先使用SSA药物治疗，如果血清GH和IGF-1生化指标仍异常，联合使用DA治疗治疗。

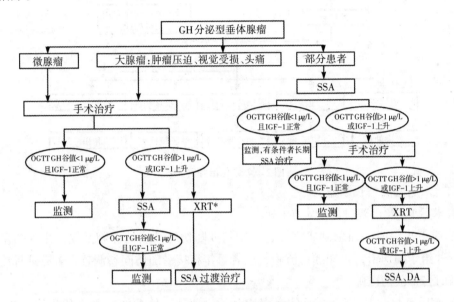

图1 垂体生长激素腺瘤推荐治疗流程

DA：多巴胺受体激动剂；IGF-1：胰岛素样生长因子-1；SSA：生长抑素类似物；RT：放疗。部分患者：预期手术无法完全切除的大腺瘤且无肿瘤压迫症状的患者，不适合接受手术的患者或不愿意做手术的患者。RT：对术后有残留病灶的患者，药物治疗是首选；若选择放疗，则应考虑患者的年龄、生育状态、垂体功能、接受长期药物治疗的意愿等因素

四、诊治规范

(一)诊治流程

患者初诊时，首先应该做定性诊断，如血清随机GH值、OGTT GH和IGF-1检测，同时应做定位诊断（鞍区MRI或CT）。另外，还应该对垂体功能进行全面评估，如血PRL、FSH、LH、肾上腺素（E2）、ACTH、皮质醇（F）、促甲状腺激素（TSH）、三碘甲状腺原氨酸（T3）、甲状腺素（T4）等，同时进行并发症评估。

经综合评判采取个体化的治疗方案（手术、药物或放疗）（见图1、图2）。

治疗后，每3～6个月应定期随访，重新评价垂体功能，必要时做鞍区影像学检查。无论病情是否控制良好，都应该终身随访。推荐常规每年检查1次，适时调整治疗方案及相关并发症的处理。垂体GH腺瘤的并发症可由肿瘤局部压迫、血清GH和IGF-1水平过高以及其他垂体激素分泌减少引起。为了降低心血管疾病、呼吸系统疾病和恶性肿瘤导致的病死率，应积极控制危险因素和早期筛查，使肢大并发症的管理规范化。

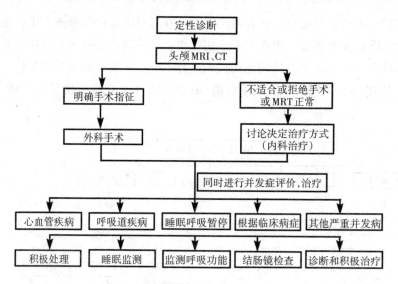

图2　个体化治疗方案

(二)术后监测与长期随访

1.术后1 d及出院时,测定血GH。

2.患者出院时,强调健康宣教,告知长期随访对其病情控制及提高生存质量的重要性,并给予随访卡,告知随访流程,患者每年将接受随访问卷调查,若有地址电话变动时及时告知随访医师。

3.术后第6~12周进行垂体激素检测,以评估垂体功能和激素替代治疗的需要,对于有并发症的患者随访相应的检查项目。

4.术后3个月复查OGTT GH试验、IGF-1,并复查垂体增强MRI。

5.根据术后3个月随访结果,在术后6个月选择性复查OGTT GH、IGF-1和垂体MRI等。

6.对于控制良好的患者,术后每年复查1次OGTT GH试验及IGF-1,术后每年根据患者病情控制的程度复查鞍区MRI;对于有并发症的患者应每年进行1次并发症的评估(见表1)。

表1　肢大术后不同时间随访项目

临床	评估	血清GH[(1)]	血IGF-1	垂体MRI[(2)]	并发症评估
3~6个月	√	√	√	√	√
1年	√	√	√	√	√
2年	√	√	√	√	√
3年	√	√	√	√	√
4年	√	√	√	√	√
5年	√	√	√	√	√
终身随诊[(3)]	√	√	√	√	√

注:(1)有条件的医院需进行OGTT GH测定,否则至少也要进行随机GH测定;(2)处于活动期的患者,可按需进行MRI检查;(3)术后5年以后,适当延长随访间隔时间,应终身随访。

由于肢大是一种比较少见的慢性疾病，涉及多个学科、领域，容易延误诊断及治疗，因此会造成患者的并发症和病死率相应增加。因此，肢大的治疗方案最好由一个专家小组制定，根据每例患者的具体情况，权衡利弊，制定个体化治疗方案，以达到最理想的治疗效果。这个治疗小组应包括内分泌学、神经外科学、放射治疗学、放射诊断学和病理学等方面的专家。结合我国的实际情况，尽可能规范和提高肢大的诊治水平，提高治愈率，降低并发症和病死率是一项非常重要的工作，需要多学科的专家协作完成。

本指南编写组成员（按姓氏拼音排序）：

顾锋（北京协和医院内分泌科）

贾桂军（首都医科大学附属天坛医院神经外科）

贾旺（首都医科大学附属天坛医院神经外科）

潘力（复旦大学附属华山医院神经外科）

王镛斐（复旦大学附属华山医院神经外科）

吴哲褒（温州大学第一附属医院神经外科）

姚勇（北京协和医院神经外科）

朱慧娟（北京协和医院内分泌科）

库欣综合征专家共识(2011年)

中华医学会内分泌学分会

为规范库欣综合征的诊断和治疗，中华医学会内分泌学分会肾上腺学组参考2003年以来发表在JCEM上的共识、指南及meta分析，完成了专家共识的初稿后，联合垂体学组于2011年2月和4月分别召开两次学组会，进行充分讨论后修改定稿，并在2011年内分泌学年会上解读，现予以公布。

一、定义

库欣综合征（Cushing syndrome，CS）又称皮质醇增多症，过去曾译为柯兴综合征，是由于多种病因引起肾上腺皮质长期分泌过量皮质醇所产生的一组症候群，也称为内源性库欣综合征；而长期应用外源性肾上腺糖皮质激素或饮用大量酒精饮料引起的类似库欣综合征的临床表现，称为外源性库欣综合征、药源性库欣综合征或类库欣综合征。本共识主要讨论内源性库欣综合征。近年来将仅有实验室检查异常而无明显临床表现的类型称为亚临床库欣综合征。

二、发病率及死亡率

欧洲数据显示库欣综合征的年发病率为2/100万人～3/100万人，男女比例约为1∶3，国内尚缺乏大规模流行病学数据。在某些特殊人群如2型糖尿病、骨质疏松和肾上腺意外瘤患者中，亚临床库欣综合征的比例较高。库欣综合征患者的死亡率较正常人群高4倍，因其最重要和最常见的并发症为高血压、糖尿病、骨质疏松及代谢综合征，故增加了心血管疾病的危险性，导致库欣综合征患者的大多数死因为心、脑血管事件或严重感染。但当高皮质醇血症缓解后，其标准化的死亡率（SMR）与年龄匹配的普通人群相当，而治疗后仍存在持续性中度皮质醇增多症的患者，与普通人群相比，SMR增加3.8～5倍。

三、库欣综合征的病因分类

内源性库欣综合征分为ACTH依赖性和ACTH非依赖性两类，如表1所示。库欣综合征临床表现谱很广，常见的典型症状和体征见表2。当临床表现典型时，库欣综合征易被诊断，但轻症患者的诊断则有一定难度。少数症状和体征具有鉴别诊断意义，如新发皮肤紫纹、多血质、近端肌无力、非创伤性皮肤瘀斑和与年龄不相称的骨质疏松等；而库欣综合征儿童常伴有生长发育停滞的临床表现。

表1　库欣综合征的病因分类及相对患病率

病因分类	患病率
一、内源性库欣综合征	
1.ACTH依赖性库欣综合征	
垂体性库欣综合征	60%～70%
异位ACTH综合征	15%～20%
异位CRH综合征	罕见
2.ACTH非依赖性库欣综合征	
肾上腺皮质腺瘤	10%～20%
肾上腺皮质腺癌	2%～3%
ACTH非依赖性大结节增生	2%～3%
原发性色素结节性肾上腺病	罕见
二、外源性库欣综合征	
1.假库欣综合征	
大量饮酒	
抑郁症	
肥胖症	
2.药源性库欣综合征	

表2　库欣综合征的症状和体征

症状和体征	频率(%)	症状和体征	频率(%)
向心性肥胖	79～97	紫纹	51～71
多血质	50～94	水肿	28～60
糖耐量受损	39～90	背痛、病理性骨折	40～50
乏力及近端肌病	29～90	多饮、多尿	25～44
高血压	74～87	肾结石	15～19
心理异常	31～86	色素沉着	4～16
皮肤瘀斑	23～84	头痛	0～47
女子多毛	64～81	突眼	0～33
月经稀少或闭经	55～80	皮肤真菌感染	0～30
阳痿	55～80	腹痛	0～21
痤疮、皮肤油腻	26～80		

其他由皮质醇增多所致的肥胖、抑郁、糖尿病、高血压或月经不规律等也常见于普通人群中，因此，库欣综合征与非库欣综合征患者的临床表现有部分重叠。此外，下丘脑-垂体-肾上腺轴（HPA轴）的过度反应也会出现类库欣综合征的表现，因此生理性和病理性的高皮质醇血症之间也存在重叠。心理性疾病如抑郁症、焦虑症和强迫症，控制不佳的糖尿病、酗酒等可产生疑似库欣综合征的检查结果。

四、库欣综合征的检查

（一）筛查对象

对疑诊库欣综合征的患者，应仔细询问近期内有无使用肾上腺糖皮质激素病史，包括口服、直肠用、吸入、外用或注射，尤其是含有糖皮质激素的外用软膏、中药甘草和关节腔内或神经髓鞘内注射剂等，以除外医源性（药源性）库欣综合征的可能。

推荐对以下人群进行库欣综合征的筛查：

（1）年轻患者出现骨质疏松、高血压等与年龄不相称的临床表现；

（2）具有库欣综合征的临床表现，且进行性加重，特别是有典型症状如肌病、多血质、紫纹、瘀斑和皮肤变薄的患者；

（3）体重增加而身高百分比下降，生长停滞的肥胖儿童；

（4）肾上腺意外瘤患者。

（二）库欣综合征的定性检查（一）

1. 初步检查

对高度怀疑库欣综合征的患者，应同时进行下述至少两项试验。由于库欣综合征患者体内皮质醇浓度可有波动，我们推荐至少测定2次尿或唾液皮质醇水平以提高测定结果的可信度。

（1）测定24 h尿游离皮质醇（24 h urine free cortisol，24 h UFC）

留取24 h的全部尿量进行皮质醇水平检测，应先对患者进行正确留取尿标本的书面或口头指导：即第1天早上排尿弃去，从此时开始计时留尿，将全天24 h的每一次尿均收集在同一个容器内，直至第2天早上的同一时间为止，记录测定的24 h总尿量，混匀后留取约5～10 ml尿液送检。收集尿标本的容器内应先加入防腐剂并置于阴凉处；告知患者不要过多饮水；在留尿期间避免使用包括外用软膏在内的任何剂型的肾上腺糖皮质激素类药物。因UFC在库欣综合征患者变异很大，故至少应该检测2次24 h UFC。1970年开始将UFC测定用于库欣综合征诊断，因测定的是游离态的皮质醇，故不受皮质醇结合球蛋白（conisol binding globulin，CBG）浓度的影响。推荐使用各实验室的正常上限作为阳性标准，因为大多数儿童患者的体重接近成人体重（>45 kg），故成人的24 h UFC的正常范围也适用于儿童患者。

点评：饮水量过多（≥5 L/d）、任何增加皮质醇分泌的生理或病理状态都会使UFC升高而出现假阳性结果；在中、重度肾功能不全患者，GFR<60 ml/min时可出现UFC明显降低的假阴性结果。周期性库欣综合征患者的病情休止期及一些轻症患者的UFC水

平可以正常，但此时测定唾液皮质醇水平则更有诊断价值。

（2）午夜唾液皮质醇测定

用被动流涎法使唾液流进塑料管，或在口腔内放置一个棉塞（salivette）让患者咀嚼1～2 min后再采集唾液，建议使用后一方法。唾液在室温或冷藏后仍能稳定数周，并易邮寄至指定的实验室。甘草或烟草中含有17-羟类固醇脱氢酶2抑制剂——甘草酸，可使唾液皮质醇水平假性升高，因此，采集唾液前要避免吸烟。为了避免应激状态，应让患者在家中安静状态下采集唾液。因唾液中只存在游离状态的皮质醇，并与血中游离皮质醇浓度平行，且不受唾液流率的影响，故唾液皮质醇水平的昼夜节律改变和午夜皮质醇低谷消失是库欣综合征患者较稳定的生化改变，但各实验室应建立自己的正常值范围。

点评：文献报道测定午夜0：00唾液皮质醇用于诊断库欣综合征的敏感性为92%～100%、特异性为93%～100%，其在成人的诊断准确性与UFC相同。患抑郁症、值夜班者和罹患严重疾病患者的皮质醇昼夜节律也可有改变，需进行鉴别。采用不同的检测方法如质谱分析法替代放射免疫法（RIA），则特异性由85%增至92%。

（3）血清皮质醇昼夜节律检测

库欣综合征患者血清皮质醇昼夜节律发生改变，但检测血清皮质醇昼夜节律需要患者住院48 h或更长时间，以避免因住院应激而引起假阳性反应。检查时需测定8：00、16：00和午夜0：00的血清皮质醇水平，但午夜行静脉抽血时必须在唤醒患者后1～3 min内完成并避免多次穿刺的刺激，或通过静脉内预置保留导管采血，以尽量保持患者于安静睡眠状态。幼儿的皮质醇浓度低谷可在午夜前出现。对临床高度怀疑库欣综合征，而UFC水平正常且可被小剂量地塞米松（DST）抑制的患者，如睡眠状态下0：00血清皮质醇>1.8 μg/dl（50 nmol/L；敏感性100%，特异性20%）或清醒状态下血清皮质醇>7.5 μg/dl（207 nmol/L；敏感性>96%，特异性87%）则提示库欣综合征的可能性较大。

点评：如将睡眠状态下0：00血清皮质醇切点提高至>7.5 μg/dl（207 nmol/L），则特异性增至87%；而将清醒状态下0：00血清皮质醇>7.5 μg/dl（207 nmol/L）的标准用于肥胖患者时，特异性仅为83%；如将切点提高至8.3～12 μg/dl（229～331 nmol/L），则敏感性为90%～92%，特异性为96%。因此，各研究中心应制定自己实验室的诊断切点值。

2.进一步检查

当初步检查结果异常时，则应进行过夜或经典小剂量地塞米松抑制试验来进行库欣综合征确诊。

（1）1 mg过夜地塞米松抑制试验（dexamethasone suppression test，DST）

需要2天时间，第1天晨8：00取血（对照）后，于次日0：00口服地塞米松1 mg，晨8：00再次取血（服药后），标本保存待测定血清皮质醇水平。既往将服药后血清皮质醇水平切点值定为<5 μg/dl（140 nmol/L），可使15%的库欣病患者被误判为假阴性。目前采用更低的切点值1.8 μg/dl（50 nmol/L），则其敏感性>95%，特异性约为80%；若切点值升至5 μg/dl（140 nmol/L），其特异性>95%。该项检查是为了得到更高的敏感性，避免漏诊，故推荐将服药后8：00的血清皮质醇水平正常切点值定为1.8 μg/dl（50 nmol/L）。

点评：过夜DST是一项简单的检查，可以在门诊进行。但需保证患者按时服药。目前在不同研究中心常采用不同剂量地塞米松，但服用更高剂量的地塞米松（1.5 mg或2 mg）并未显著增加诊断的准确性，故目前最常用1 mg地塞米松进行试验。此外，推荐各研究中心根据自己的实验方法和数据制定合适的切点。

因患者对地塞米松的吸收和代谢率不同可影响DST的结果，一些药物亦可通过CYP3A4诱导肝酶、加速清除地塞米松而降低其血浓度，而肝、肾衰竭患者的地塞米松清除率降低：上述情况均会影响DST结果（表3）。

表3　干扰库欣综合征诊断性检查的药物

药物	作用部位	作用机制
邻对苯二氯乙烷(米托坦)	肾上腺皮质	3β-羟脱氢酶阻滞剂,诱导束状带、网状带
氨鲁米特	肾上腺皮质	3β-羟脱氢酶及11β-羟化酶阻滞剂
美替拉酮(甲吡酮)	肾上腺皮质	11β-羟化酶阻滞剂
酮康唑	肾上腺皮质	细胞色素P450依赖性酶,主要是11β-羟化酶阻滞剂
依托咪酯	肾上腺皮质	细胞色素P450依赖性酶,主要是11β-羟化酶阻滞剂,可静脉滴注,起效快

（2）经典小剂量DST（low-dose dexamethasone suppression test，LDDST）

口服地塞米松0.5 mg，每6小时1次，连续2天，服药前和服药第2天分别留24 h尿量测定UFC或尿17-羟类固醇（17-OHCS），也可服药前后测定血清皮质醇进行比较。对于体重<40 kg的儿童，地塞米松剂量调整为30 pg·kg^{-1}·d^{-1}，分次给药。因该试验较1 mg DST的特异性高，在对患者进行充分指导后，可在门诊进行，故也可将LDDST作为筛选检查。正常人口服地塞米松第2天，24 h UFC<27 nmol/L（10 μg/L）或尿17-OHCS<6.9 nmol/L（2.5 μg/L）；血清皮质醇<1.8 μg/dl（50 nmol/L），该切点值也同样适用于体重>40 kg的儿童。

点评：抑郁症、酗酒、肥胖和糖尿病患者，HPA轴活性增强，故LDDST较单次测定UFC更适于这些病例。表3列出的影响地塞米松代谢的药物和疾病同样也影响LDDST的结果判断。应用尿17-OHCS或UFC做测定指标的敏感性和特异性约为70%～80%；应用血清皮质醇做测定指标时，成人患者敏感性>95%，儿童患者敏感性为94%。

需指出，因尿17-羟类固醇、随机血皮质醇水平、胰岛素耐量试验的诊断准确性太低，故不推荐用于库欣综合征的初步检查使用。当库欣综合征定性诊断确立后，则需进行库欣综合征病因检查或定位诊断。

（三）库欣综合征的定性检查（二）

1.血浆促肾上腺皮质激素（adrenocoticotropin，ACTH）浓度

为避免ACTH被血浆蛋白酶迅速降解，需用预冷的EDTA试管收集血浆标本，取血后置于冰水中立即送至实验室低温离心，应用免疫放射分析法测定ACTH浓度，该测定方法的最小可测值<10 pg/ml（2 pmol/L）。测定ACTH可用于库欣综合征患者的病因诊断，即鉴别ACTH依赖性库欣综合征和ACTH非依赖性库欣综合征。如8：00—9：00的ACTH<10 pg/ml（2 pmoL/L）则提示为ACTH非依赖性库欣综合征；但某些肾上腺性库欣综合征患者的皮质醇水平升高不明显，不能抑制ACTH至上述水平；如ACTH>20 pg/ml（4 pmoL/L）则提示为ACTH依赖性库欣综合征。

点评：如AGTH浓度为10～20 pg/ml（2～4 pmol/L）时，建议进行促肾上腺皮质激素释放激素（CRH）兴奋试验测定ACTH。显性（overt）异位ACTH综合征患者的ACTH水平高于库欣综合征，但库欣综合征和隐性（occult）异位ACTH综合征患者之间的ACTH水平存在重叠，则难以区分这两种疾病。

2.大剂量DST

目前有几种大剂量DST的方法：（1）口服地塞米松2 mg，每6小时1次，服药2天，即8 mg/d×2 d的经典大剂量DST，于服药前和服药第2天测定24 h UFC或尿17-OHCS；（2）单次1：3服8 mg地塞米松的过夜大剂量DST；（3）静脉注射地塞米松4～7 mg的大剂量DST法。后两种方法于用药前、后测定血清皮质醇水平进行比较。

该检查主要用于鉴别库欣综合征和异位ACTH综合征，如用药后24 hUFC、24 h尿17-OHCS或血皮质醇水平被抑制超过对照值的50%则提示为库欣综合征，反之提示为异位ACTH综合征。大剂量DST诊断库欣综合征的敏感性为60%～80%，特异性较高；如将切点定为抑制率超过80%，则特异性<100%。

点评：大剂量肾上腺糖皮质激素能抑制80%～90%库欣综合征的垂体腺瘤分泌ACTH，而异位ACTH综合征对此负反馈抑制不敏感。但某些分化较好的神经内分泌肿瘤如支气管类癌、胸腺类癌和胰腺类癌可能会与库欣综合征类似，对此负反馈抑制较敏感。而肾上腺性库欣综合征的皮质醇分泌为自主性，且ACTH水平已被明显抑制。故大剂量地塞米松不抑制升高的皮质醇水平。

3.促肾上腺皮质激素释放激素（CRH）兴奋试验

静脉注射合成的羊或人CRH 1 μg/kg或100 pg，于用药前（0 min）和用药后15 min、30 min、45 min、60 min、120 min分别取血测定ACTH和皮质醇水平。注射剂量取决于所使用的CRH类型（人或羊）、用于判断的指标（ACTH比基线升高35%～50%，而皮质醇升高14%～20%）和判断的时间（ACTH在15～30 min；皮质醇在15～45 min）。如结果阳性提示为库欣综合征；而肾上腺性库欣综合征患者通常对CRH无反应，其ACTH和皮质醇水平不升高。

点评：CRH兴奋试验主要用于库欣综合征与异位ACTH综合征的鉴别，但结果有重叠。绝大部分库综合征病患者在注射CRH后10～15 min呈阳性反应，仅少数异位ACTH

综合征（如支气管类癌）患者对CRH有反应，其诊断特异性<100%，故该项试验需联合其他检查来进行综合判断。

4.去氨加压素（DDAVP）兴奋试验

DDAVP是V2和V3-血管加压素受体激动剂，静脉注射10 μg，于用药前及用药后取血测定血ACTH和皮质醇水平，其取血时间间隔同CRH兴奋试验。应用DDAVP后血皮质醇升高≥20%，血ACTH升高≥35%则判断为阳性。

点评：该试验是CRH兴奋试验的替代试验，因DDAVP容易获得且价格便宜，无显著不良反应；但20%～50%的异位ACTH综合征患者也对DDAVP有反应。故该检查的诊断敏感性及特异性均低于CRH兴奋试验。

五、影像学检查

（一）鞍区磁共振显像（MRI）

推荐对所有ACTH依赖性库欣综合征患者进行垂体增强MRI检查或垂体动态增强MRI检查。

点评：该检查可显示60%库欣综合征患者的垂体腺瘤；对临床表现典型及各项功能试验均支持库欣综合征诊断的患者，如检出垂体病灶（>6 mm）则可确诊，不需再做进一步检查。但在正常人群中MRI检出垂体瘤的比例亦有10%，判断结果时需注意。

（二）肾上腺影像学检查

肾上腺影像学检查包括B超、CT、MRI，对诊断ACTH非依赖性库欣综合征患者有很重要的意义。推荐首选双侧肾上腺CT薄层（2～3 mm）增强扫描，有条件的医院可行三维重建以更清晰地显示肾上腺病变的立体形态。

点评：肾上腺B超对显示肾上腺肿瘤有定位诊断意义，库欣综合征的肾上腺腺瘤直径>1.5 cm，而皮质癌体积更大，均易被B超检出。因其操作简便、价廉、对患者无损伤，目前已在各级医院普及，故可做初筛，但敏感性较低。

肾上腺CT薄层扫描或MRI可发现绝大部分肾上腺肿瘤；单侧肾上腺腺瘤或腺癌因自主分泌大量皮质醇，反馈抑制垂体分泌ACTH，故CT或MRI显示肿瘤同侧和对侧；肾上腺细小、甚至萎缩；ACTH依赖性库欣综合征的双侧肾上腺呈现不同程度的弥漫性或结节性增粗增大；ACTH非依赖性大结节增生（ACTH-independent macronodular adrenal hyperplasia，AIMAH）患者双侧肾上腺也明显增大，有单个或多个大小不等的结节；或双侧肾上腺弥漫性增大、单侧肾上腺大结节等；半数原发性色素结节性肾上腺病（primary pigmented nodular adrenal disease，PPNAD）患者肾上腺大小形态正常，典型病例的CT表现为串珠样结节改变。

（三）双侧岩下窦插管取血（bilateral inferior petrosal sinus sampling，BIPSS）

BIPSS是创伤性介入检查，建议只在经验丰富的医疗中心由有经验的放射科医师进行。经股静脉、下腔静脉插管至双侧岩下窦后，可应用数字减影血管成像术证实插管位置是否正确和岩下窦解剖结构是否正常。在静脉注射羊或人CRH（1 μg/kg或100 pg）

前和后3～5 min时（必要时可至10 min）在双侧岩下窦、外周静脉同时取血放入置于冰水中预冷的EDTA试管，立即送检测定ACTH。ACTH依赖性库欣综合征患者如临床、生化、影像学检查结果不一致或难以鉴别库欣综合征和异位ACTH综合征时，建议行BIPSS以鉴别ACTH来源。岩下窦（IPS）与外周（P）血浆ACTH比值在基线状态≥2和CRH刺激后>3则提示库欣综合征，反之则为异位ACTH综合征。

点评：应在患者皮质醇水平升高提示肿瘤活跃分泌ACTH时进行检查，避免在疾病静止期进行；技术因素的影响和静脉回流的异常可导致库欣综合征患者出现假阴性结果。在经验丰富的医疗中心，BIPSS诊断库欣综合征的敏感性为95%～99%，特异性为95%～99%，术后并发症如深静脉血栓、肺栓塞或脑干血管损伤很少见。虽然BIPSS对垂体微腺瘤的左右侧定位意义存在争议；近年来也有使用海绵窦或颈静脉的不同静脉取血位置，但BIPPS仍是确诊库欣综合征的金指标。

六、异位ACTH综合征病灶定位的特殊检查

（一）胸部影像学检查

约90%的异位ACTH肿瘤在肺或纵隔内，因此，胸部X射线、CT扫描等影像学检查有助于发现异位ACTH综合征的胸部原发肿瘤。

（二）生长抑素受体显像

异位ACTH综合征肿瘤有表达丰富的生长抑素受体，虽然生长抑素受体显像可用于异位ACTH综合征的肿瘤定位，但曲肽生长抑素受体显像对其肿瘤定位的敏感性为30%～80%。

（三）正电子发射体层扫描(positron emission tomography, PET)

PET用于库欣综合征的研究较少，且存在争议。

七、特殊人群的检查

（一）妊娠

正常妊娠足月时UFC可增高3倍，与库欣综合征妇女有重叠；如在妊娠中晚期UFC高于正常上限3倍即可提示库欣综合征。正常孕妇血清皮质醇存在昼夜节律，孕期地塞米松对血清和尿皮质醇的抑制作用减弱，可能会增加DST的假阳性结果。故库欣综合征妇女妊娠时推荐应用UFC，而不推荐地塞米松抑制试验。

（二）癫痫

抗癫痫药物如苯妥英钠、苯巴比妥和卡马西平可通过CYP3A4诱导肝酶对地塞米松的清除增加而导致DST假阳性，而改用对肝酶无诱导作用的药物可避免这种情况。推荐在癫痫患者中用午夜唾液或血清皮质醇测定来排除库欣综合征。

（三）肾衰竭

肾衰竭患者存在皮质醇昼夜节律，故正常的午夜皮质醇水平或对1 mg DST反应正常可排除库欣综合征，对严重肾衰竭的患者筛查时建议用1 mg过夜地塞米松抑制试验

而不是UFC。

（四）周期性库欣综合征

周期性库欣综合征在静止期DST可为正常反应，但UFC或唾液皮质醇测定可显示周期性，对疑诊周期性库欣综合征的患者推荐使用UFC或午夜唾液皮质醇而不是DST，并应长期随访及反复检查。

（五）肾上腺意外瘤

肾上腺意外瘤患者多表现为亚临床库欣综合征，其皮质醇水平升高的幅度较小，UFC可能正常，故应选择1 mg DST或午夜血清或者唾液皮质醇作为敏感的检查方法。

八、库欣综合征的治疗

（一）治疗目标及缓解和治愈标准

治疗目标为：患者症状和体征改善、激素水平及生化指标恢复正常或接近正常、下丘脑–垂体–肾上腺轴（HPA轴）恢复正常、长期控制防止复发。缓解和治愈标准见表4。

表4　术后血皮质醇、24 h尿游离皮质醇水平与病情缓解的关系

血清皮质醇（8:00）	24 h尿游离皮质醇	是否缓解
<2 μg/dl(50 nmol/L)	<20 μg	治愈(10年复发率约10%)
2～5 μg/dl(50～140 nmol/L)	20～100 μg	缓解,继续观察,不需要加用肾上腺皮质激素治疗
>5 μg/dl(140nmol/L)持续6周	高于正常值上限	需要进一步评价是否缓解,复发率增高

（二）库欣综合征的治疗

库欣综合征多由单个ACTH分泌瘤引起，弥漫性增生很少见，首选治疗方法是由经验丰富的神经外科医师行选择性经蝶或经颅垂体腺瘤摘除术。患者术后可能出现激素撤退症状，需补充生理剂量的肾上腺糖皮质激素直到下丘脑–垂体–肾上腺（HPA）轴恢复正常；对于症状严重者，可短期静脉内使用超生理剂量的肾上腺糖皮质激素治疗。建议在术后第1周内停用肾上腺糖皮质激素或改用小剂量地塞米松，测定上午的血清皮质醇浓度以评估手术效果（表4）。如停用激素，必须密切观察患者是否出现肾上腺皮质功能不全症状。

垂体微腺瘤患者的术后缓解率为65%～90%、复发率5年为5%～10%、10年为10%～20%；年龄≤25岁的患者复发风险高。垂体大腺瘤或肿瘤侵入硬脑膜者手术成功率较低。大腺瘤患者的术后缓解率<65%，复发率为12%～45%，而且复发时间（16个月）较微腺瘤患者（49个月）早。

（三）手术后未缓解患者的处理

1.外科治疗

术后如影像学检查发现有残存肿瘤则应再次手术，但因首次手术后，血清皮质醇水平仍可继续下降，故再次手术前需要观察4～6周以评估手术是否必要。再次腺瘤摘除

术和垂体切除术引起垂体功能不全的风险分别为5%、50%。

2.放射治疗

分次体外照射治疗或立体定向放射治疗后3～5年内可使约50%～60%患者的高皮质醇血症得到控制，但可能在短期控制后复发，也可发生垂体功能减低，故需进行长期随访。垂体照射后再次发生肿瘤的风险为1%～2%。

3.双侧肾上腺切除术

双侧肾上腺切除术是快速控制高皮质醇血症的有效方法，采用腹腔镜微创肾上腺切除术可减少患者的手术创伤，但手术会造成永久性肾上腺皮质功能减退而终身需用肾上腺糖皮质激素及盐皮质激素替代治疗。由于术后有发生Nelson综合征的风险，术前需常规进行垂体MRI扫描和血浆ACTH水平测定以确定是否存在垂体ACTH腺瘤。

（四）库欣综合征的药物治疗

1.类固醇合成抑制剂

可抑制皮质醇合成，但对肿瘤无直接治疗作用，也不能恢复HPA轴的正常功能。常用药物见表5，甲吡酮和酮康唑的疗效和耐受性较好，故较常用；但酮康唑可轻度短暂升高肝酶及可致男性性功能减退；甲吡酮可致女性多毛；故男性可先用甲吡酮，女性宜选用酮康唑。米托坦有特异的抗肾上腺作用，能长期有效控制大多数ACTH依赖性库欣综合征患者的症状，但药物起效慢，有消化系统和神经系统的不良反应，须严密监测药物浓度。

2.糖皮质激素受体拮抗剂——米非司酮（RU486）

米非司酮（RU486）有拮抗肾上腺糖皮质激素及抑制21-羟化酶活性的作用，适用于无法手术的患者以缓解库欣综合征的精神神经症状；每天剂量5～22 mg/kg，长期应用可致血ACTH水平升高，少数患者发生类Addison病样改变，男性患者出现阳痿、乳腺增生。

表5　抑制肾上腺皮质合成类固醇药物的特点

药物	日用量	主要不良反应
邻对氯苯二氯乙烷（米托坦）	2～4 g	恶心、呕吐、腹泻、皮疹、脑部症状、高胆固醇血症
氨鲁米特	0.5～1 g	恶心、嗜睡、皮疹、肌病
美替拉酮（甲吡酮）	0.4～4 g	肠胃不适、头痛、眩晕、皮疹、高血压、低钾血症
酮康唑	0.2～1.8 g	恶心、腹泻、瘙痒、头痛、转氨酶升高、性功能减低
依托咪酯	2.5～3 mg	肌痉挛、嗜睡、低血压

（五）异位ACTH综合征、Nelson综合征、特殊病例以及手术成功后患者的处理

1.异位ACTH综合征

因肿瘤病因、种类不同，故治疗取决于肿瘤的类型、定位和分类。如肿瘤定位明

确，首选手术治疗；如肿瘤已转移或难以定位、症状严重或首次手术失败的患者则可行双侧肾上腺切除术或以药物阻断皮质醇合成，并同时对症治疗及纠正低钾血症等生化紊乱。

2.Nelson综合征

因双侧肾上腺切除后垂体肿瘤生长所致，增大的肿瘤压迫垂体致垂体功能减退及ACTH分泌增多而出现皮肤色素沉着等症状，Nelson综合征的发生率为8%～29%。双侧肾上腺切除术后1年内血浆ACTH水平>1000 pg/ml则可能预示ACTH瘤发展。故双侧肾上腺切除术后，应行垂体放射治疗；如影像学发现垂体肿瘤则应手术切除，同时应补充肾上腺皮质激素。

3.儿童及青少年库欣综合征

儿童库欣综合征病因与发病年龄有关：继发于McCune-Albright综合征的肾上腺增生多见于婴儿（平均年龄1.2岁）；肾上腺皮质肿瘤多见于年幼儿童（4.5岁）；异位ACTH综合征发生于年长儿童（10.1岁）；PPNAD和库欣综合征最常见于青少年。经蝶手术是儿童库欣综合征的首选疗法，治愈率和成人相似。若手术失败，可采用放疗且疗效较成人更佳。经蝶手术后出现永久性生长激素缺乏者，应给予以生长激素替代治疗并避免使用超生理剂量的肾上腺糖皮质激素，以达到预期成年身高。

4.妊娠与库欣综合征

孕妇的库欣综合征通常到妊娠晚期才被发现，其体征和正常妊娠表现相似，故诊断较难。其病因为垂体病变（33%）、肾上腺病变（40%～50%）、异位ACTH综合征及不依赖ACTH的肾上腺增生（各占3%）。孕妇库欣综合征首选手术治疗，应在妊娠末3个月前尽早进行手术。经蝶垂体手术后如有肿瘤组织残存，可在患者分娩后行双侧肾上腺切除术并用肾上腺皮质激素替代治疗。妊娠期间禁用酮康唑、甲吡酮及米托坦。

(六)肾上腺性库欣综合征的治疗

1.肾上腺皮质腺瘤

首选手术切除肿瘤，术后因下丘脑-垂体轴的长期抑制，出现明显的肾上腺皮质功能减退症状，因此术后需用肾上腺糖皮质激素短期替代补充治疗，但应逐渐减量，最多服药半年，以利于HPS轴功能恢复。

2.肾上腺皮质腺癌

2004年，WHO提出肾上腺皮质癌的Union International Contre Cancer（UICC）分期：Ⅰ期为局部肿瘤<5 cm；Ⅱ期为局部肿瘤>5 cm；Ⅲ期有局部浸润或有淋巴结转移；Ⅳ期为浸润邻近器官或有远处转移。肾上腺皮质癌的治疗包括手术、药物治疗（单用米托坦或联合使用链脲菌素等化疗药物）和局部放疗，应根据肿瘤分期进行不同治疗（图1）。

3.ACTH非依赖性大结节增生（ACTH independent macronodular adrenal hyperplasia，AIMAH）

目前推荐先切除一侧肾上腺并获得病理确诊后，在随访过程中决定是否择期切除另一侧肾上腺；如果病变组织表面存在异常肾上腺受体则可用药物治疗代替肾上腺切除术。亚临床库欣综合征患者的手术适应证取决于是否有皮质醇高分泌的表现。

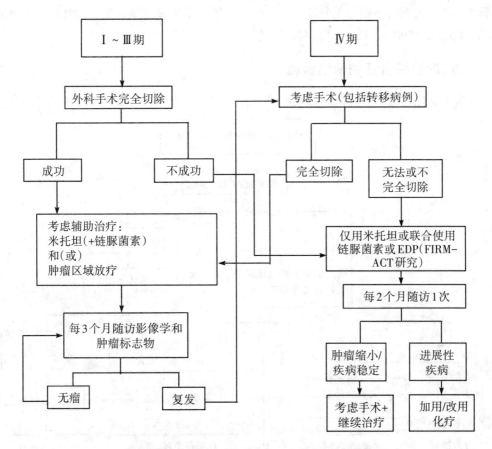

图1 库欣综合征的肾上腺皮质癌不同分期的治疗方案

4.原发性色素结节性肾上腺病（primary pigmented nodular adrenal disease，PPNAD）

手术切除双侧肾上腺是PPNAD治疗的主要选择，次全切除或单侧肾上腺切除可使显性库欣综合征的症状明显缓解，但最终仍需要肾上腺全切除。酮康唑可明显抑制PPNAD患者皮质醇分泌。

(七)围手术期肾上腺皮质功能减退的治疗

1.肾上腺性库欣综合征

肾上腺性库欣综合征患者于手术中和手术后应静脉滴注氢化可的松100～200 mg，视病情变化给予对症或急救治疗，如术后血压下降、休克或出现肾上腺皮质危象时，应立即增加氢化可的松至病情好转。术后常规用氢化可的松100～200 mg/d静脉滴注5～7 d，剂量逐渐减量后改为口服氢化可的松或泼尼松至维持剂量，一般于半年左右停药。服药期间应观察血压、电解质、24 h UFC或24 h尿17-OHCS及血皮质醇浓度等以调节药物剂量。

2.ACTH依赖性库欣综合征患者

术后1周内应尽快进行皮质醇或24 hUFC的检测来评价病情是否缓解；如患者出现明显的肾上腺皮质功能减退症状，则应用肾上腺糖皮质激素治疗，病情好转后逐渐减量至停药，一般服药不超过1个月，当晨间血皮质醇水平或皮质醇对ACTH 1 mg 24 h的反应>18 μg/dl（500 nmol/L）时，则可停药。

九、库欣综合征的诊治流程

当库欣综合征定性诊断成立后，推荐按照以下流程图进行病因检查和治疗（图2）。

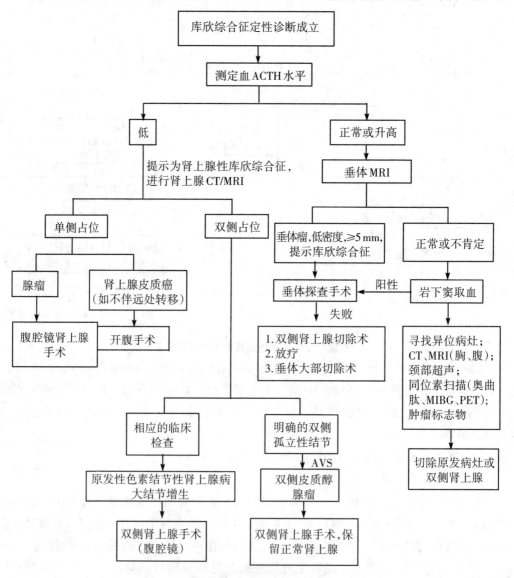

图2　库欣综合征的定位诊断及治疗流程图

（译自：Porterfield J R，Thompson G B，Young Jr. W F，et al. Mayo clinic. World J Surg，2008，32：659-677.）

中国脑积水规范化治疗
专家共识(2013版)

一、脑积水的概念和分类

颅内蛛网膜下腔或脑室内的脑脊液异常积聚，使其一部分或全部异常扩大称为脑积水。单纯脑室扩大者称为脑内积水，单纯颅内蛛网膜下腔扩大者称为脑外积水。脑积水不是一种单一的疾病改变，而是诸多病理原因引起的脑脊液循环障碍。脑积水是由脑脊液循环障碍（通道阻塞）、脑脊液吸收障碍、脑脊液分泌过多、脑实质萎缩等原因造成的。临床中最常见的是梗阻性病因，如脑室系统不同部位（室间孔、导水管、正中孔）的阻塞、脑室系统相邻部位的占位病变压迫和中枢神经系统先天畸形。按流体动力学分为交通性脑积水和梗阻性脑积水；按时限进展分为先天性脑积水和后天性脑积水、急性脑积水和慢性脑积水、进行性脑积水和静止性脑积水；按影像学分为单纯性脑积水、继发性脑积水和代偿性脑积水；按病理生理分为高压力性脑积水、正常压力性脑积水、脑萎缩性脑积水；按年龄分为儿童脑积水和成人脑积水。

二、脑积水的诊断

（一）临床症状和体征

头颅及前囟增大（婴幼儿），颅内压增高的临床症状和体征（头痛、恶心、呕吐、视乳头水肿），脑组织受压引起进行性脑功能障碍表现（智能障碍、步行障碍、尿失禁）。

（二）脑室穿刺测压

高于正常值（儿童$40\sim110$ mmH$_2$O，成人$80\sim180$ mmH$_2$O）。成人正常压力性脑积水的脑室内压力在正常值范围内。临床常以患者侧卧位腰穿测蛛网膜下腔压力代表脑室内压力，梗阻性脑积水严禁做腰蛛网膜下腔穿刺测压。

（三）头颅影像学检查

1.梗阻性脑积水

头颅X射线片为颅骨内板可见指压痕（慢性病例）。CT见脑室扩大、双额角径或颅内径（Evans指数）>0.33是诊断脑积水的标志性指标；额角变锐<100°；颞角宽度>3 mm；脑室边缘模糊，室旁低密度晕环；基底池、脑沟受压/消失。MRI为矢状位T1可显示导水管梗阻；幕上脑室扩大；胼胝体变薄，向上拉伸；穹隆、大脑内静脉向下移位、第三脑室底疝入扩大的蝶鞍。T2显示脑脊液样的指纹状高信号向脑室外延伸到脑组织，间质水肿在脑室角周围明显；脑室内脑脊液形成湍流；导水管流空消失。增强T1显示软脑膜血管淤滞，类似于脑膜炎改变。心电门控相位对比MRI电影为在导水管中无明显脑脊液流动。推荐影像学检查：3DCISS序列可减少脑脊液流动伪影，更好地显示脑室轮廓及透明隔；心电门控相位对比MRI电影。

2.正常压力性脑积水

CT见脑室扩大伴额角变钝。MRI有脑室扩大；额角颞角扩大不伴海马萎缩；基底池、外侧裂扩大，脑沟正常；部分病例在质子密度像及常规自旋回波序列可消除导水管流空现象；脑脊液电影可消除脑脊液流速增加。推荐影像学检查是心电门控相位对比MRI电影。

3.蛛网膜下腔增宽（脑外积水）

CT见双侧额部（前部半球间裂）蛛网膜下腔增宽>5 mm；脑池增宽；轻度脑室扩大；增强CT显示静脉穿过蛛网膜下腔。MRI有蛛网膜下腔增宽伴穿行血管；在所有序列，蛛网膜下腔内为脑脊液信号。推荐影像学检查：多普勒超声显示静脉穿行蛛网膜下腔；MRI排除慢性硬膜下积液；增强CT或MRI排除基础病因。

（四）其他特殊检查

神经电生理检查、MRI的脑脊液动力学检查等。

三、脑积水的治疗

目的为预防或治疗因颅内压增高或脑组织结构的病理改变引起的神经功能损伤，原则是解除病因和解决脑室扩大，综合考虑患者的个体因素，采取个体化治疗。

（一）手术适应证

1.新生儿和儿童脑积水为脑室扩大并有颅内压增高、脑功能损害的临床表现。

2.无症状且脑室大小稳定不再增大的儿童脑积水，要考虑儿童认知功能有无受损现象，积极手术治疗对改善儿童神经功能有明确益处。

3.颅内出血后和脑脊液感染继发脑积水，在血性脑脊液吸收后，有脑脊液感染者采用静脉（脑室内或鞘内用药要根据中国《药典》和药品说明书）用抗生素，待脑脊液感染控制后（接近或达到正常脑脊液指标），可行分流术。

4.肿瘤伴发的脑积水，对伴有脑积水的第三和第四脑室内肿瘤，如估计手术不能全部切除肿瘤，或不能解除梗阻因素，做术前脑室-腹腔分流术有助于肿瘤切除术后安全度过围手术危险期。

5.伴有神经功能损害的正压性脑积水。

6.脑外积水的处理原则是狭义的脑外积水见于1岁以内的婴幼儿，原因不明，表现为双额蛛网膜下腔增宽，前囟张力正常或轻度饱满。如无颅内压增高的表现，绝大多数患儿在1岁半以后积液消失，无须特殊治疗。

（二）手术禁忌证

1.颅内出血急性期。

2.颅内感染，有脑脊液感染或感染病灶。

3.头皮、颈部、胸部、腹部皮肤有感染。

4.腹腔内有感染。

（三）手术方式的选择原则

1.V—P分流术适合于大多数类型的脑积水。

2.L—P分流术适合于交通性脑积水和正压性脑积水，有小脑扁桃体下疝的患者为禁忌证。

3.脑室—心房（V—A）分流术常用于不适合做V—P分流术者，如腹腔内感染，有严重呼吸、循环系统疾病者为禁忌证。

4.第三脑室底造瘘术适合于非交通性脑积水患者和部分交通性脑积水患者。对婴幼儿（尤其是<1岁的婴儿）和严重脑室扩大的患者，由于成功率低和极易引起严重的硬膜下积液，选择此类手术时要谨慎。

5.因脑室内条件所限（如出血、感染、隔膜等）无法放入分流管的患者。

6.其他分流术方式包括透明隔造瘘术，托氏分流（肿瘤切除后做脑室—枕大池分流）。

四、分流术后的常见并发症及处理措施

在神经外科疾病的治疗中，分流手术的并发症发生率最高，主要有分流感染（包括颅内或腹腔内感染，切口或皮下感染）、分流管阻塞、分流管断裂、颅内或腹腔内分流管异位、脑脊液过度引流（引起硬膜下血肿或积液，裂隙脑室综合征）、脑脊液引流不足、颅内出血、癫痫等。

（一）感染

术后常见的有颅内感染、切口感染、腹腔内感染、分流管皮下通道感染等。一旦有感染，应先拔出分流管，再进行抗感染治疗，可行脑室外引流或腰穿持续引流，在有效控制感染后，重新做分流术。

（二）过度引流

可表现为裂隙脑室综合征、硬膜下积液或硬膜下血肿。在治疗积液或血肿的同时，应更换高一级压力的分流泵（压力固定型分流管）或调高压力（可调压型分流管）。

（三）引流不足

患者临床表现无明显改善，脑室无缩小。首先检测分流系统是否通畅，如果发现有阻塞，应更换分流管。如果分流管通畅，应调低设定压力（可调压型分流管）或更换低一级压力的分流泵（压力固定型分流管）。长期卧床可致引流不足，应鼓励患者半坐位或站立活动。

(四)分流管阻塞

常见阻塞部位和原因为颅内分流管位置不佳（如靠近脉络丛、紧贴脑室壁）、分流泵内红细胞或脑组织积聚、腹腔内大网膜包绕分流管等。判定分流管阻塞的一般方法是按压头皮下分流泵储液囊，能快速回弹说明分流管通畅，不能回弹或回弹缓慢说明分流管脑室端阻塞。分流管腹腔端阻塞的判定比较困难，可以做腹部B超判定有无腹腔内包块，有包块提示大网膜包裹分流管。处理方法：做分流管调整术或更换分流管。

(五)分流管断裂

常见断裂部位：分流管和泵连接处和皮下走行区。用手触摸和行X射线片检查，可判定分流管断裂部位。可用腹腔镜将滑入腹腔内的分流管取出。

(六)其他少见并发症

包括分流管进入肠道、膀胱、阴道、胸腔等，头部分流管皮下积液（因硬膜切口过大和脑皮层薄），分流管处皮肤破溃、感染，颅内出血（分流管颅内盲穿所致），帕金森反应（在正常压力性脑积水分流术后偶见，多巴胺药物有效）。

五、术后随访

术后不同时间（术后24 h内，术后2周，术后3个月、6个月、12个月）以及症状有变化时根据病情需要做头颅影像（CT或MRI）检查。L—P分流应行腰椎X射线平片检查，判断腰大池段的位置。对分流术的疗效评价是一个长期和综合分析的过程，要结合患者脑积水的类型、手术方式、术后影像学、术后并发症、临床症状和体征、运动功能、认知功能、神经电生理（如肌张力）、排尿功能、日常生活能力等诸多方面对患者进行术后短期疗效和长期随访的评价。

六、特发性正常压力性脑积水

(一)概念

特发性正常压力性脑积水（idiopathic normal pressure hydrocephalus，iNPH）是以痴呆、步态不稳和尿失禁为临床三主征的综合征，伴随脑室扩大但脑脊液压力正常，且无导致上述症状的疾患存在。

(二)临床表现

1.步态障碍

发生率为94.2%～100%。典型的三联征为步幅小、抬腿困难和步距宽，走路缓慢且不稳，有时会跌倒，尤其在起身站起或转向时更明显。引流一定量的脑脊液后，步态改善的特征性表现为步幅的增大及转向时所需步数的减少，其他方面则无明显改善。

2.认知功能障碍

发生率为69%～98%。轻度患者可有额叶相关功能如注意力、思维反应速度、语言流利程度、执行能力和记忆力的障碍。在记忆障碍方面，回忆记忆障碍要比识别记忆障碍相对严重。重度患者可表现为全部认知功能的障碍。少数者也可有行动笨拙及书写困难的表现。分流术后言语记忆和思维反应速度障碍的改善较明显。

3.排尿功能障碍

发生率为54.0%～76.7%。患者膀胱内压力测定时，显示膀胱机能亢进。

4.其他临床表现

包括上肢运动功能减退，表现为抓物上抬时因指尖抓力的减退而导致抓起动作缓慢。CSF引流测试可使上举动作得到改善。其他神经系统表现有运动迟缓、运动技能减退、过伸强直、眉心反射、噘嘴反射、掌颏反射出现频率较高。约88%的患者有精神症状，其中包括易疲劳、不耐心、情绪不稳定、瞌睡、冷淡。

（三）辅助诊断方法

1.CT和MRI检查

均可见脑室扩大，外侧裂及脑沟的增大，大脑凸面的脑沟和蛛网膜下腔变窄。一些患者可有脑萎缩存在，海马萎缩和海马旁沟增宽均较轻，这一特点有助于和阿尔茨海默病的鉴别。有研究发现：大脑凸面蛛网膜下腔变窄而外侧裂增宽（在MRI的冠状位像上更确切），具有重要的价值。

2.CSF引流测试

该测试是通过腰穿引流一定量的CSF后观察临床症状有无改善的一种方法，也是诊断NPH的有效方法之一。每次引流CSF30～50 ml，如果临床症状呈进行性加重则有必要至少在1周后重复CSF引流测试，引流量可比首次多。对于CSF单次引流测试阴性的患者，可考虑进行CSF持续性引流测试，控制性引流量为500 ml/3 d。

3.CSF动力学测试（脑脊液容量负荷测试）

通过向蛛网膜下腔注射正常生理盐水，可测定CSF流出阻力（outflow resistance，R_o）及CSF流出传导力（outflow conductance，C_{out}）。但由于R_o值在不同单位测定，结果不是恒定的；而且R_o值和术后症状改善程度之间，还没有相关性的研究结果；此外，R_o和C_{out}测定缺乏标准化的数值。因此，此方法为非强制性测试方法。

（四）诊断分类和标准

典型的临床表现和影像学所见是诊断iNPH的必备条件。将iNPH分为2个诊断级别：可能（possible）和很可能（probable）。

1.可能

iNPH的诊断标准是起病年龄≥60岁，缓慢起病并逐渐加重，有时症状可波动性加重或缓解；临床上有典型步态障碍、认知功能障碍和尿失禁三联征表现中的至少2种症状；头颅CT或（和）MRI检查显示脑室增大（Evans指数>0.3），并且无其他引起脑室增大的病因存在，脑室周围可有/无低密度（CT扫描上）或高信号（MRI的加权像上）征象，大脑凸面脑沟变窄；腰穿（侧卧位）或脑室内ICP监测证实ICP≤200 mm H$_2$O，CSF常规和生化检查正常；临床、影像学和生化学检查排除可能引起上述临床表现的神经系统和非神经系统疾病存在；有时可能同时伴有帕金森病、阿尔茨海默病和缺血性脑血管病；既往无可能引起脑室增大的自发性或外伤性颅内出血（包括蛛网膜下腔出血、脑室内出血、各种类型的颅内血肿）、脑膜炎、颅脑手术病史，无先天性脑积水病史。

2.很可能

iNPH的诊断标准为符合术前可能iNPH的诊断标准，同时符合下列标准之一者：CSF引流测试后症状改善；诊断性脱水治疗后症状改善；R_o测定或ICP监测结果异常。

（五）手术治疗

1.常用分流手术方法有脑室—腹腔分流术（V—P）、脑室—心房分流术（V—A）和腰池—腹腔分流术（L—P）。V—P分流是最常用的方法，疗效肯定。L—P分流术近几年逐渐受到重视，建议多做L—P分流术。

2.关于分流管装置的选择，采用可调压分流管治疗的疗效可能更好，因为可以术后在体外根据患者的状态来逐步调节设定的压力，解决分流不足或过度分流的问题，一般是先设定一个稍高的压力，然后根据临床症状渐渐将压力调低。如果使用固定压力分流管，建议使用中压型（50～110 mmH$_2$O）分流管（建议用抗虹吸型）。

3.部分患者可做第三脑室底造瘘术，但不建议首选此方法。

七、附录

（一）常用分流手术

1.V—P分流术

腹部操作：上腹旁中线横切口（成人可以纵切口）约3 cm，分层切开皮下脂肪层、腹直肌前鞘，分开腹肌，腹直肌后鞘切一个小口，找到腹膜切2 mm小口，放入分流管的腹腔端，放入的长度为40～60 cm。腹腔端的分流管不能固定在腹壁上，这样有利于病儿身高增长时分流管逐渐外滑。在手术中，一旦打开分流管的外包装，一定要将分流管浸泡在含有抗生素的生理盐水中，以与空气隔绝。

2.第三脑室底造瘘术（神经内镜）

需由有实际操作经验的神经外科医师来做此手术。头皮切口：冠状缝前2 cm，旁开中线3 cm。行颅骨钻孔，脑针常规侧脑室穿刺成功后置入神经内镜，经室间孔进入第三脑室，使用球囊、微型钳等方法在双乳头体前方与漏斗隐窝间无血管区进行造瘘。关键点是要将第三脑室底壁和基底池的蛛网膜全部打通，同时造瘘口要大于0.5 cm。常见并发症有：下丘脑损伤、一过性动眼神经和外展神经麻痹、不能控制的出血、心搏骤停、基底动脉动脉瘤。

3.L—P分流手术

术前应做颈椎MRI检查，确定有无小脑扁桃体下疝；行腰穿，判断腰大池置管的难易程度、蛛网膜下腔是否通畅，同时行CSF引流测试，并行CSF常规和生化检查。患者侧卧位，右利手术者宜将患者左侧卧位。屈颈，背部垂直于手术床，位于下方的下肢屈曲，上方的下肢自然伸直。

腰大池置管：取背部中线上L3—4、L4—5，或L2—3椎间隙为穿刺点。首先，穿刺点局部切开约5 mm。用专用的穿刺针斜面向头端垂直于背部刺入，有突破感后，拔出针芯，见有脑脊液流出后，将专用分流管腰大池段经穿刺针向头端置入腰大池，置入长度以不触及脊髓圆锥为限。拔除穿刺针。将分流管经皮下隧道引至髂嵴上方切口。腹部操作，取经外下腹（McBurney点或反McBurney点）的斜行经皮纹切口。其余操作同脑室—腹腔分流。腹腔段经皮下隧道亦引至髂嵴上方切口。

分流泵的位置与连接：腰大池段直径小，经转接管与分流泵近端连接（注意泵的方向），再将腹腔段与分流泵远端连接。注意：将分流泵水平置于髂前上棘上方的皮下浅层，不要深埋于皮下脂肪中，以避免体外调压困难。

（二）分流装置（分流管系统）

1.分流管的种类

分流管有两大类型：脑室—腹腔（V—P）分流管系统和腰蛛网膜下腔—腹腔（L—P）分流管系统。术者在实施分流术前，必须认真阅读所要使用的分流管的产品说明书，严格按照产品说明书的要求（适应证、禁忌证、注意事项等）来选用分流管。例如：分流管的压力类型（低压、中压、高压，固定压力分流管或体外可调压分流管）、是否抗虹吸、阀门是单向的还是双向的、分流管的长度、分流管/泵连接方法、可调压分流管抗外界磁力的强度、是成人管还是儿童管、是V—P分流管还是L—P分流管等。

（1）压力固定型分流管

分流管的压力阈值由分流泵内部结构所决定，不同品牌的分流泵的结构有区别，其压力在产品成形时已经由生产厂家所标定，不能更改。一般分为低压（$5 \sim 50$ mmH_2O）、中压（$51 \sim 110 \ mmH_2O$）和高压（$111 \sim 180 \ mmH_2O$）。其压力值的临床意义在于：将此分流管植入脑室后，可以将脑室内压力调节到分流管所标定的数值范围内，与植入前脑室内的压力无关（超出分流系统阈值的压力将通过使CSF引入脑外其他体腔而获得稳定，即脑室压力维持在分流系统阈值范围内）。使用中压型分流管后，患者脑室内压力相当于正常儿童脑室内压力；使用高压型分流管后，患者脑室内压力相当于正常成人脑室内压力。

（2）体外可调压型分流管

分流泵内部的调节结构分成不同的梯度，用调节器在体外可以将其调节到临床所需要的脑室内压力范围。不同产品分流管（泵）的可调节梯度挡不一样，一般从0到200 mmH_2O分为$5 \sim 20$个挡位（表1）。在分流手术结束后，一定要先调节到较高挡位，术后数天至数月内，根据临床症状和影像学表现，逐步调整挡位，以此逐步降低脑室内压力，预防过度引流。由于在人正常站立位时，L—P分流泵是横置位，而V—P分流泵是垂直位。因此，L—P分流管与V—P分流管的不同点在于分流泵内部阀结构不同。此两类分流管尽可能不要混用。

（3）儿童型分流管

因为儿童头皮薄，故其分流泵外形较成人型要细小，但其压力与成人型分流管相同。

（4）抗虹吸型分流管

当人体站立时，在分流管的脑室开口与腹腔开口之间会产生静水压（即虹吸）。在分流泵内有特殊阀装置，可以抵消此静水压力，即抗虹吸作用。因此，如无特殊原因，脑室内原则上应该使用抗虹吸分流管。

2.选择分流管的一般原则

综合考虑年龄（正常小儿随年龄增长，颅内压力逐渐增高）、脑室大小、病理类型等因素；只要患者能够站立，要选择抗虹吸分流管，对于可能长期卧床的患者，要选择低压或中压分流管；学龄前的病儿，选择中压或高压抗虹吸管；10岁以上或有室旁水肿的患者，选择高压抗虹吸管（慎用中压抗虹吸管）；对脑室极度扩大、皮层薄的患者（包括婴幼儿），用高压抗虹吸管或体外可调压型分流管；正压性脑积水，可考虑用中压抗虹吸管；推荐使用体外可调压型分流管，以减少分流术后并发症；对于需要做L—P分流术患者，要使用专用的L—P分流装置（管）。

表1　3种可调压分流管的主要性能

品牌	压力范围 (mmH₂O)	挡数	每挡压力 (mmH₂O)	是否 抗虹吸	抗磁场强度
蛇牌	0～200	20	10	是	3.0 T
强生	30～200	18	10	两种	≤3.0 T不损坏阀门，但可改变压力设置
美敦力	20～180	5	30	两种	—

注：本专家共识仅供临床医师在诊治过程中参考，不具备法律功效，共识中的观点也需要随着诊治技术的进步不断完善，同时本共识不排斥尚未列入共识内的个体化成功的诊治经验。

面肌痉挛诊疗中国专家共识(2015)

中华医学会神经外科分会功能神经外科学组
上海交通大学颅神经疾病诊治中心

面肌痉挛（hemifacial spasm，HFS）是一种临床常见的脑神经疾病，其治疗方法包括药物、肉毒素注射以及外科手术。虽然微血管减压是目前有望彻底治愈面肌痉挛的方法，但是术后无效、复发以及面瘫、听力障碍等并发症仍然是困扰医师和病人的难题。

自2012年起，上海交通大学颅神经疾病诊治中心和中华医学会神经外科分会功能神经外科学组先后多次召集80余位神经外科专家，结合国内外研究进展和我国的实际情况，编写了《面肌痉挛诊疗中国专家共识（2015）》，以规范和指导面肌痉挛治疗的临床实践，提高我国治疗面肌痉挛的整体水平。

一、概述

面肌痉挛是指一侧或双侧面部肌肉（眼轮匝肌、表情肌、口轮匝肌）反复发作的阵发性、不自主的抽搐，在情绪激动或紧张时加重，严重时可出现睁眼困难、口角歪斜以及耳内抽动样杂音。

面肌痉挛包括典型面肌痉挛和非典型面肌痉挛两种，典型面肌痉挛是指痉挛症状从眼睑开始，并逐渐向下发展累及面颊部表情肌等下部面肌，而非典型面肌痉挛是指痉挛从下部面肌开始，并逐渐向上发展最后累及眼睑及额肌。临床上非典型面肌痉挛较少，绝大多数都是典型面肌痉挛。

面肌痉挛好发于中老年，女性略多于男性，但发病年龄有年轻化的趋势。面肌痉挛虽然大多位于一侧，但双侧面肌痉挛也并非罕见。

二、诊断与鉴别诊断

(一)面肌痉挛的诊断

面肌痉挛的诊断主要依赖于特征性的临床表现。对于缺乏特征性临床表现的病人需要借助辅助检查予以明确，包括电生理检查、影像学检查、卡马西平治疗试验。

电生理检查包括肌电图（electro myo graphy，EMG）和异常肌反应（abnormal muscle response，AMR）或称为侧方扩散反应（lateral spread response，LSR）检测。在

面肌痉挛病人中，EMG可记录到一种高频率的自发电位（最高每秒可达150次），AMR是面肌痉挛特有的异常肌电反应，AMR阳性支持面肌痉挛诊断。

影像学检查包括CT和MRI，用以明确可能导致面肌痉挛的颅内病变，另外，三维时间飞越法磁共振血管成像（3D-TOF-MRA）还有助于了解面神经周围的血管分布。面肌痉挛病人在疾病的开始阶段一般都对卡马西平治疗有效（少数病人可表现无效），因此，卡马西平治疗试验有助于诊断。

（二）面肌痉挛的鉴别诊断

面肌痉挛需要与双侧眼睑痉挛、梅杰综合征、咬肌痉挛、面瘫后遗症等面部肌张力障碍性疾病进行鉴别。

1.双侧眼睑痉挛

表现为双侧眼睑反复发作的不自主闭眼，往往双侧眼睑同时起病，病人常表现睁眼困难和眼泪减少，随着病程延长，症状始终局限于双侧眼睑。

2.梅杰综合征

病人常常以双侧眼睑反复发作的不自主闭眼起病，但随着病程延长，会逐渐出现眼裂以下面肌的不自主抽动，表现为双侧面部不自主的异常动作，而且随着病情加重，肌肉痉挛的范围会逐渐向下扩大，甚至累及颈部、四肢和躯干的肌肉。

3.咬肌痉挛

表现为单侧或双侧咀嚼肌的痉挛，病人可出现不同程度的上下颌咬合障碍、磨牙和张口困难，三叉神经运动支病变是可能的原因之一。

4.面瘫后遗症

表现为同侧面部表情肌的活动受限，同侧口角不自主抽动以及口角与眼睑的连带运动，依据确切的面瘫病史可以鉴别。

三、术前评估

（一）电生理学评估

术前电生理学评估有助于面肌痉挛的鉴别诊断和客观了解面神经与前庭神经的功能水平，有条件的医院应积极开展。电生理学评估主要包括AMR（LSR）、EMG以及听觉脑干诱发电位（brainstem acoustic evoked potential，BAEP）。AMR是面肌痉挛特有的电生理学表现，潜伏期一般为10 ms左右，对面肌痉挛诊断有辅助价值。

AMR检测方法：①刺激面神经颞支，在颏肌记录。②刺激面神经下颌缘支，在额肌记录。采用方波电刺激，波宽0.2 ms，频率0.5～1.0 Hz，强度5～20 mA。

EMG一般采用同芯针电极插入额肌、眼轮匝肌、口轮匝肌等，可记录到一种阵发性高频率的自发电位（最高每秒可达150次）。

BAEP可反映整个听觉传导通路功能，主要观察Ⅰ、Ⅲ、Ⅴ波，潜伏期延长说明神经传导障碍。由于出现的各波发生源比较明确，因此对疾病的定位有一定价值，也可结合纯音测听综合评估术前的前庭蜗神经功能。

(二)影像学评估

面肌痉挛病人在接受微血管减压（MVD）手术之前必须进行影像学评估，最好选择MRI检查，对于无法接受MRI检查的病人应该进行头颅CT扫描。

MRI检查的意义在于明确可能导致面肌痉挛的颅内病变，如肿瘤、脑血管畸形（AVM）、颅底畸形等，MRI检查的重要意义还在于明确与面神经存在解剖接触的血管，甚至显示出血管的类别、粗细以及对面神经的压迫程度。

尤其是3D-TOF-MRA已经成为MVD手术前常规的检查，以此为基础的MRI成像技术不断发展，已经能够360°显示与面神经存在解剖关系的所有血管。

但必须指出的是，MRI检查显示的血管并不一定是真正的责任血管，同时3D-TOF-MRA检查阴性也不是MVD手术的绝对禁忌证，只不过对于3D-TOF-MRA检查阴性的病人选择MVD需要更加慎重，需要再次检查病人的面肌痉挛诊断是否确切，必要时应参考电生理学评估结果。

四、治疗

(一)药物治疗

1.面肌痉挛治疗的常用药物包括卡马西平（得理多）、奥卡西平以及安定等。其中，卡马西平成人最高剂量不应超过1200 mg/d。备选药物为苯妥英钠、氯硝西泮、巴氯芬、托吡酯、加巴喷丁及氟哌啶醇等。

2.药物治疗可减轻部分病人面肌抽搐症状。

3.面肌痉挛药物治疗常用于发病初期、无法耐受手术或者拒绝手术者以及作为术后症状不能缓解者的辅助治疗。对于临床症状轻、药物疗效显著，并且无药物不良反应的病人可长期应用。

4.药物治疗可有肝肾功能损害、头晕、嗜睡、白细胞减少、共济失调、震颤等不良反应，如发生药物不良反应应即刻停药。特别指出的是，应用卡马西平治疗有发生剥脱性皮炎的风险，严重的剥脱性皮炎可危及生命。

(二)肉毒素注射

1.常用药物

注射用A型肉毒素（botulinumtoxin A）主要应用于不能耐受手术、拒绝手术、手术失败或术后复发、药物治疗无效或药物过敏的成年病人。当出现疗效下降或严重不良反应时应慎用。过敏性体质者及对本品过敏者禁止使用。

2.用法及用量

采用上睑及下睑肌肉多点注射法，即上、下睑的内外侧或外眦部颞侧皮下眼轮匝肌共4或5点。如伴面部、口角抽动还需于面部中、下及颊部肌内注射3点。依病情需要，也可对眉部内、外或上唇或下颌部肌肉进行注射。每点起始量为2.5 U/0.1 ml。

注射1周后有残存痉挛者可追加注射；病情复发者可做原量或加倍量（5.0 U/0.1 ml）注射。但是，1次注射总剂量应不高于55 U，1个月内使用总剂量不高于200 U。

3.疗效

90%以上的病人对初次注射肉毒素有效，1次注射后痉挛症状完全缓解及明显改善的时间为1～8个月，大多集中在3～4个月，而且随着病程延长及注射次数的增多，疗效逐渐减退。

两次治疗间隔不应少于3个月，如治疗失败或重复注射后疗效逐步降低，应该考虑其他治疗方法。因此，肉毒素注射不可能作为长期治疗面肌痉挛的措施。需要指出的是，每次注射后的效果与注射部位选择、注射剂量大小以及注射技术是否熟练等因素密切相关。

4.不良反应

少数病人可出现短暂的症状性干眼、暴露性角膜炎、流泪、畏光、复视、眼睑下垂、瞬目减少、睑裂闭合不全、不同程度面瘫等，多在3～8周内自然恢复。反复注射肉毒素的病人将会出现永久性的眼睑无力、鼻唇沟变浅、口角歪斜、面部僵硬等体征。

5.注意事项

发热、急性传染病患者、孕妇和12岁以下儿童慎用；在使用本品期间禁用氨基糖苷类抗生素；应备有1∶1000肾上腺素，以备过敏反应时急救，注射后应留院内短期观察。

（三）微血管减压

1.医院及科室应具备的条件

（1）医院应具备独立的神经外科建制。

（2）具备开展显微外科手术的设备（显微镜）及器械。

（3）CT及MRI设备；有条件的单位应配备神经电生理监测的设备及人员。

（4）应由掌握娴熟显微手术技术的高年资神经外科医师完成。

2.手术适应证

（1）原发性面肌痉挛诊断明确，经头颅CT或MRI排除继发性病变。

（2）面肌痉挛症状严重，影响日常生活和工作，病人手术意愿强烈。

（3）应用药物或肉毒素治疗的病人，如果出现疗效差、无效、药物过敏或毒副作用时应积极手术。

（4）MVD术后复发的病人可以再次手术。

（5）MVD术后无效的病人，如认为首次手术减压不够充分，而且术后AMR检测阳性者，可考虑早期再次手术。随访的病人如症状无缓解趋势甚至逐渐加重时也可考虑再次手术。

3.手术禁忌证

（1）同一般全麻开颅手术禁忌证。

（2）严重血液系统疾病或重要器官（心、肺、肾脏或肝脏）功能障碍病人。

（3）高龄病人选择MVD手术应慎重。

4.术前准备

（1）术前检查，包括心、肺、肾、肝等功能评估及凝血功能检查等。

（2）头部MRI或CT检查。有条件的医院可行头部3D-TOF-MRI以及神经电生理学检查（AMR、BAEP等）。

5.麻醉

气管插管静脉复合麻醉。除麻醉诱导阶段，术中应控制肌松药物的使用量，以避免干扰神经电生理学监测。术中应控制补液总量，维持二氧化碳分压在26 mmHg左右，并适当使用β受体阻滞剂，方便手术操作。

6.体位

可根据术者的习惯选择合适的手术体位，通常取侧卧位，头架固定。床头抬高15°～20°，头前屈至下颌距胸骨柄约2横指，肩带向尾端牵拉同侧肩部维持头部过伸位，避免过度牵拉损伤臂丛神经，最终使得乳突根部位于最高点。

7.切口与开颅

发际内斜切口或耳后横切口，切口以乳突根部下方1 cm为中心，用磨钻、咬骨钳或铣刀形成直径约2.5 cm的骨窗，外侧缘到乙状窦，骨窗形成过程中应严密封堵气房，防止冲洗液和血液流入。以乙状窦为底边切开硬脑膜并进行悬吊。

8.显微操作要点

开放蛛网膜下腔，释放脑脊液，待颅内压下降后，自后组脑神经尾端向头端锐性分离蛛网膜，使小脑与后组脑神经完全分离，全程探查面神经颅内段Ⅰ—Ⅳ区，暴露困难时可以借助内镜进行多角度探查，对所有与面神经接触的血管进行分离、移位，并选择合适的方法进行减压（Teflon棉、胶水黏附或悬吊等）。

术中须对蛛网膜进行充分松解，避免牵拉脑神经。有条件的医院术中应实时进行AMR、肌电反应波形（ZLR）及BAEP监测。

结束手术的主要依据有两条：①面神经4区探查完全。②所有与面神经接触的血管均已被隔离。对于进行电生理学监测的病人，还应争取让AMR波形完全消失。对于AMR波形持续存在的病人，建议再次仔细全程探查，避免血管遗漏，必要时可辅助面神经梳理术。

对于粗大椎-基底动脉压迫的病例，可采用在延髓侧方自尾端向头端逐步分离并减压的方法，必要时可辅助胶水黏附或悬吊。对于双侧面肌痉挛，建议选择症状严重的一侧首先手术，术后根据手术一侧症状缓解程度及病人的身体状况择期进行另外一侧手术，不主张一次进行双侧MVD手术，但是两次手术之间的间隔时间目前没有特别规定。

在复发病人的再次手术中，更强调使用神经电生理学监测，特别是AMR和ZLR联合监测，确保面神经充分减压。复发、无效病人再次手术前，医师需慎重向病人及家属交代手术风险，术后症状可能仍然不缓解或部分缓解。

9.关颅

温盐水缓慢彻底冲洗术野，明确无出血后开始关颅，严密缝合硬脑膜，关闭硬脑膜前反复注入温盐水，排出气体，必要时可使用人工脑膜和生物胶封闭，采用自体骨瓣回纳、人工颅骨替代或金属颅骨板固定等方法修补颅骨缺损，逐层关闭切口。

五、疗效评价

面肌痉挛术后疗效判定标准，共分四级：

1.痊愈（excellent）

面肌痉挛症状完全消失。

2.明显缓解（good）

面肌痉挛症状基本消失，只是在情绪紧张、激动时，或特定面部动作时才偶尔诱发出现，病人主观满意。

以上两级均属"有效"。

3.部分缓解（fair）

面肌痉挛症状减轻，但仍比较频繁，病人主观不满意。

4.无效（poor）

面肌痉挛症状没有变化，甚至加重。

对于无效和部分缓解的病人，建议复测AMR，如果AMR阳性则建议尽早再次手术；相反，如果复测AMR阴性，则可以随访或者辅助药物、肉毒素治疗。

六、术后管理

术后全面观察病人生命体征、意识、有无面瘫、声音嘶哑、呛咳和呕吐。常规24 h内复查头颅CT。发生术后低颅内压时，应取平卧位或头低足高位，伴有恶心、呕吐者，头偏向一侧，避免误吸并积极对症处理。

术后发生面瘫，应注意角膜及口腔护理。如出现饮水呛咳和吞咽功能障碍，应避免误吸。如出现脑脊液漏，应采取平卧位头高30°，禁忌鼻腔、耳道的堵塞、冲洗和滴药等，并积极查明原因妥善处理。

七、并发症防治

(一)脑神经功能障碍

脑神经功能障碍主要为面瘫、耳鸣、听力障碍，少数病人可出现面部麻木、声音嘶哑、饮水呛咳、复视等。脑神经功能障碍分为急性和迟发性两种，急性脑神经功能障碍发生在手术后的3 d之内，手术3 d以后出现的脑神经功能障碍是迟发性脑神经功能障碍，绝大多数迟发性脑神经功能障碍发生在术后30 d之内。

比如超过90%以上的迟发性面瘫发生在术后1个月之内，可能与手术操作以及术后受凉继发病毒感染相关，因此建议术后1个月内应注意保暖，避免迟发性面瘫的发生，一旦发生，则应给予激素和抗病毒药物治疗，同时可以辅助应用神经营养性药物。

注意以下操作能有效降低脑神经功能障碍的发生：

1.尽量避免电凝灼烧脑神经表面及周围穿支血管。

2.避免牵拉脑神经，减少对脑神经的直接刺激以避免其滋养血管发生痉挛。

3.充分解剖脑神经周围蛛网膜，减少术中对脑神经的牵拉。

4.常规术中电生理监测。

5.手术当天即开始使用扩血管药物、激素和神经营养药物。

（二）小脑、脑干损伤

MVD治疗面肌痉挛有0.1%的病死率，主要是由于小脑、脑干损伤，包括梗死或出血。避免小脑损伤的关键在于减少牵拉时间、降低牵拉强度。

术前半小时使用甘露醇降低颅内压，术中适量过度通气，骨窗尽量靠近乙状窦，避免使用脑压板，逐渐打开小脑脑桥池缓慢充分放出脑脊液后再探查脑桥-小脑角等措施可最大限度减少术中对小脑半球的牵拉，尽量避免电凝灼烧小脑、脑干表面血管。

术后通过多参数心电监护仪对血压、脉搏、呼吸、血氧饱和度实行24 h连续监测，密切观察意识、瞳孔的变化。出现血压骤然升高同时脉搏减慢，清醒后又出现意识障碍，呼吸深慢甚至骤停，氧饱和度明显下降、瞳孔散大、光反射减弱或消失，均应考虑小脑或脑干梗死、肿胀及出血的可能，应及时行头颅CT扫描，根据CT实施扩大骨窗枕下减压或脑室外引流。

（三）脑脊液漏

严密缝合硬脑膜是防止脑脊液漏的关键；对于硬脑膜无法严密缝合者，可取肌肉筋膜进行修补，同时应用生物胶将人工硬脑膜与硬脑膜贴敷完全；用骨蜡严密封闭开放的气房；严格按照肌肉、筋膜、皮下组织、皮肤四层缝合切口，不留死腔。

如发生脑脊液鼻漏，立即嘱咐病人去枕平卧，告知病人勿抠、挖及堵塞鼻孔，保持鼻孔清洁，观察体温变化，使用抗生素预防感染。保持大便通畅，防止咳嗽、大便用力而引起颅内压增高，必要时可使用脱水剂或腰大池引流降低颅内压，若漏孔经久不愈或多次复发需行漏孔修补术。

（四）低颅内压综合征

可能原因是术中长时间暴露手术部位，释放大量脑脊液，术后脑脊液分泌减少等所致。常表现为头痛、头晕、恶心及非喷射状呕吐，同时血压偏低、脉率加快，放低头位后症状可缓解。术中在缝合硬脑膜时应尽量于硬脑膜下注满生理盐水，排出空气。术后取平卧位。

（五）其他并发症

MVD手术应严格规范操作，避免感染、伤口愈合不良、平衡障碍、切口疼痛、远隔部位血肿、椎动脉损伤等并发症的发生。部分病人术后出现眩晕，多数在术后活动时发现，症状轻重不一，重者影响活动，可逐渐减轻，多在1～2周内缓解，少数病人可持续1个月以上，但不影响活动。

本文摘自：《中国微侵袭神经外科杂志》2014年第19卷第11期。

中国显微血管减压术治疗三叉神经痛和舌咽神经痛专家共识(2015)

一、前言

显微血管减压术（microvascular decompression，MVD）始于针对三叉神经痛（trigeminal neuralgia，TN）外科治疗的临床研究。数十年的研究结果表明，小脑脑桥角（cerebelloponline angle，CPA）责任血管压迫不同脑神经根进/出脑干区（root enter/exit zoon，REZ）导致相应症候群，即神经血管压迫（neurovascular compression，NVC）综合征。

对于能耐受开颅手术的原发性TN、舌咽神经痛（glossopharyngeal neuralgia，GN）患者，MVD已成为首选外科治疗方法。将MVD与CPA脑神经根选择性部分切断术（partial rhizotomy，PR）有机结合以尽量提高手术有效率、降低并发症发生率是功能神经外科医师的主要努力方向。

二、原发性TN的诊断

（一）原发性TN的临床表现

原发性TN主要表现为在三叉神经分布区内反复发作的阵发性剧烈疼痛。疼痛大多为单侧，偶见双侧先后发病者，表现为撕裂样、电击样、针刺样、刀割样或烧灼样剧痛，可伴患侧流泪、流涎、流涕或面部抽搐。

存在触发点（或扳机点），多位于上下唇、鼻翼、鼻唇沟、牙龈、颊部、口角等处，可由咀嚼、进食、饮水、风吹、寒冷、刷牙、洗脸、说话等动作诱发。部分患者可有间歇期，时间数周至数年不等。TN的影像学检查及意义详见《中国显微血管减压术治疗面肌痉挛专家共识（2014）》。

（二）继发性TN的临床表现

继发于CPA肿瘤的TN在症状、体征上难以同典型的原发性TN相鉴别，确诊有赖于CT、MRI。当TN与其他颅神经疾患伴发时，CPA肿瘤的可能性明显增大。本文主要针对原发性TN的外科治疗进行阐述。

（三）原发性TN的鉴别诊断

TN的多病因性导致了其诊断及鉴别诊断的困难。原发性TN需同其他头面部疼痛性疾病相鉴别，如GN、中间神经痛、蝶腭神经痛、不典型面痛、丛集性头痛、带状疱疹后面痛、牙源性疼痛等。

可资鉴别的典型原发性TN临床特点包括：

1.疼痛明确的范围性；

2.发作性；

3.存在缓解期；

4.有诱发因素及扳机点；

5.初始时服用卡马西平有效。

三、原发性GN的诊断

(一)原发性GN的临床表现

GN较少见，发作性疼痛局限于一侧舌根、扁桃体区、咽部、下颌角、乳突区、外耳道区，吞咽、咀嚼、说话、咳嗽、哈欠均可诱发，少数患者可伴发心源性晕厥、心律失常及低血压等表现，咽部喷涂丁卡因后疼痛缓解是GN的最重要特点。服用卡马西平多有效。

(二)原发性GN的鉴别诊断

茎突过长、CPA占位性病变、恶性肿瘤（如鼻咽癌）侵及颅底是其常见的继发病因，因此，术前应常规检查茎突正侧位平片及CT或MRI。

四、手术适应证与禁忌证

(一)手术适应证

并非所有的原发性TN、GN都需要外科治疗，卡马西平在今后很长一段时间内仍将是对症治疗TN、GN效果最确切、最为常用的药物。

应注意卡马西平的毒副作用，包括：嗜睡、头晕、胃肠道反应、共济失调、肝脏损害、白细胞计数降低、严重过敏反应（如剥脱性皮炎）等。该药的毒副作用使相当部分患者无法耐受而寻求其他治疗方法。

临床上既应避免盲目扩大MVD的适应证，又必须明确：对于能耐受开颅手术的患者，MVD是首选外科治疗方法，优于伽马刀或射频等其他手段。

TN、GN的手术适应证包括：

1.原发性TN、GN，排除继发病变；

2.症状严重，影响患者日常生活；

3.保守治疗效果差或有严重副作用；

4.患者有积极手术治疗的要求。

(二)手术禁忌证

1.同其他全麻开颅手术禁忌证，如存在严重系统性疾病且控制不佳等；

2.患者对手术疗效及可能出现的并发症理解不够、准备不充分。

五、手术技术

（一）岩上静脉的处理策略

1.CPA探查中的岩上静脉处理原则

位于颅底的岩下静脉属支如妨碍手术入路可直接电凝后切断，靠近小脑幕方向的岩上静脉属支则尽量不予切断以免导致静脉性梗塞甚至出血等严重后果。在TN MVD术中，因岩上静脉属支阻挡手术入路，无法在不离断静脉的情况下自三叉神经根与小脑幕之间间隙深入时，可从听神经上方入路进行探查。

2.岩上静脉的电凝处理与止血

当岩上静脉属支较短粗、游离度较小时，试图通过解剖蛛网膜或经听神经上方入路良好显露三叉神经根与小脑幕之间REZ的尝试有时是徒劳和危险的，强力牵拉小脑半球可将岩上静脉主干自岩上窦处撕裂，造成意外的大出血，此时还以切断静脉为宜。

电凝静脉时应贴近其小脑侧以较小功率反复烧灼，较粗的属支有时需分数次方能完全切断。电凝静脉前应尽量游离切断静脉周围的蛛网膜，以免电灼导致蛛网膜收缩，进而牵拉静脉致岩上窦处撕裂出血。偶可遇见牵拉或电凝过程中静脉破裂汹涌出血，往往令术者措手不及，吸净术野后耐心压迫止血是唯一处理方法。

不建议切断岩上静脉的情况（下列情况下切断岩上静脉属支应极为慎重）：

（1）拟切断的岩上静脉属支主要引流来自脑干的静脉血；

（2）拟切断的岩上静脉属支外观颜色较其他属支相比更接近动脉的外观，即静脉动脉化，估计其内血流比较湍急，切断后有可能引起急性回流障碍；

（3）视野可及范围内岩上静脉属支很少，拟切断的岩静脉属支又异常粗大，预计切断后其他属支代偿较为困难。

在上述三种情况下，即使不处理岩上静脉就不能充分显露三叉神经根部，甚至该岩上静脉属支本身就是责任血管，都不建议对其进行电凝切断，此时为保证疗效可行三叉神经感觉根PR。

（二）血管减压技术

1.TN痛减压技术

TN MVD术中主要责任血管依次为小脑上动脉及其分支、小脑前下动脉及其分支、岩上静脉属支、基底动脉。静脉单独或参与压迫者在TN经常可见到，但在其他脑神经疾患则甚为少见，应将责任静脉游离后垫开，尽量不予切断。

因蛛网膜增厚粘连本身即可能成为TN的重要致病因素，应将三叉神经感觉根自脑干至麦氏囊全程充分解剖，使其在轴位上彻底松解，然后再行血管减压。减压材料选用Teflon棉或涤纶垫片（聚对苯二甲酸乙二醇酯纤维）。

2.GN减压技术

GN MVD术中主要责任血管依次为小脑后下动脉及其分支、小脑前下动脉及其分支、椎动脉、岩下静脉属支。

以下诸多因素决定了在舌咽神经和迷走神经REZ减压过程中容易遇到责任动脉无法被满意推移的情况：

（1）舌咽神经根和迷走神经根在解剖位置上邻近颅底，局部操作空间小，REZ不易充分显露；在某些严重颅底凹陷、后颅窝容积狭小的病例中，甚至根本无法显露REZ；

（2）责任血管多隐藏于延髓后外侧沟内；

（3）后组脑神经比较纤细，排列紧密，更易受到损伤，当局部喷涂丁卡因也无法准确区分CN或TN时，MVD术中同时探查三叉神经根和舌咽神经根、迷走神经根可能是唯一明智的选择。

（三）三叉神经感觉根PR

TN MVD术中未发现责任血管的情况时可遇见，此时可行三叉神经感觉根PR。对TN而言，区分典型和不典型者具有重要意义，不典型TN行MVD的有效率远低于典型者，而且往往需行三叉神经感觉根PR。

对于无效或复发的TN病例，二次手术时的术式选择应以PR为主，为保证疗效，只在以下情况并存时才考虑只行MVD术：

（1）较年轻患者；

（2）二次探查术中发现粘连不重；

（3）存在明确的动脉性血管压迫；

（4）血管减压满意。

高龄TN患者往往并存重要脏器的严重疾病，一般难以耐受二次麻醉和手术创伤，勉强手术风险较大，因此选择术式时PR的指征可适当放宽，以免万一手术无效或复发时面临两难境地。

（四）舌咽神经根切断及迷走神经根PR

舌咽神经根切断及迷走神经根PR、MVD以及二者合用均是治疗CN的有效方法，手术方式的选择应根据术中探查具体情况而定：

1.如有明确责任血管压迫REZ时应行MVD；

2.如无责任血管压迫REZ时应行PR；

3.如果责任血管压迫小，或虽有明确血管压迫但由于各种原因无法做到满意充分减压时，则行MVD+PR。

不典型GN的疼痛范围可能涉及外耳前后、乳突区、下颌角前下方的咽部皮肤，手术时往往需将迷走神经上部1～3根丝切断方奏效。

六、疗效评估

（一）TN术后疗效评价标准

1.治愈

症状完全消失。

2.明显缓解

症状基本消失，偶有发作但不需药物治疗。

以上两种情况都视为有效。

3.部分缓解

症状减轻，但仍需药物控制。

4.无效

症状无变化或加重。

TN术后疗效评价时间：TN、MVD术后延迟治愈者偶可见到，一般不超过3个月。

TN术后无效或复发的处理：无效或复发的患者根据首次手术具体情况和当前患者身体状况可考虑二次MVD、PR、射频毁损、球囊压迫或立体定向放射外科治疗。

（二）GN术后疗效评价标准

1.疗效佳

在不服药的情况下疼痛完全消失或缓解程度大于95%。

2.疗效一般

在服药或不服药的情况下疼痛缓解程度大于50%。

3.疗效差

疼痛无缓解。

GN术后疗效评价时间：CN MVD术后延迟治愈者罕见，故疗效评估可在术后立刻进行。

GN术后无效或复发的处理：无效或复发的患者可考虑二次MVD。建议在松解粘连、血管减压的同时行舌咽神经根（和）迷走神经根上部根丝PR。

本文摘自:《中华神经外科杂志》2015年第31卷第3期。

中国帕金森病脑深部电刺激疗法
专家共识(2012)

中国PD脑深部电刺激疗法专家组

帕金森病（Parkinson's disease，PD）是一种以静止性震颤、僵直、运动迟缓、姿势及平衡障碍等为主要症状，多见于中老年人的中枢神经系统慢性退行性疾病。研究显示，60岁以上的人群发病率为1%。随着我国人民生活水平的提高和人均寿命的延长，以及我国老龄化社会的到来，该病的基础研究和临床诊疗日益受到重视。

2012年2月以来，中国PD脑深部电刺激疗法专家组先后在苏州、三亚和厦门举行专题研讨会，征集多方意见，反复讨论，制定了《中国帕金森病脑深部电刺激疗法专家共识（2012）》，旨在更好地规范我国脑深部电刺激手术（DBS）疗法的适应证和流程，为临床医生提供一套规范化的诊断与治疗框架。本文就PD的诊治现状、DBS疗法的评估与选择、术前及术后管理等要点内容做一详细解读。

一、帕金森病的诊治现状

迄今为止，帕金森病（PD）仍然病因不明，并且没有根治的方法。PD早期可采用左旋多巴、多巴胺受体激动剂等药物治疗，随着病情进展至中晚期，会出现耐药性及与服药相关的特异性并发症，这时可以考虑接受DBS治疗，以改善运动障碍症状，提高患者的生活质量。

DBS手术属于神经调控法技术之一，也称脑起搏器手术，是近20年来立体定向功能神经外科领域逐步发展起来的一项新技术，是一种通过向脑内植入微细的电极并连接神经刺激器，从而电刺激脑内特定核团治疗功能性脑疾病的新治疗手段。相对于以往的立体定向脑核团毁损手术，DBS具有可逆、可调节、非破坏、不良反应小和并发症少等优点，因此成为PD外科治疗的首选方法，并逐步替代毁损手术。此疗法1998年在我国首次使用，至今已十余年。目前，我国DBS治疗中心主要集中在北京、上海、西安、广州等地。

据统计，截至2012年上半年，全国共有3800余例患者接受了DBS手术治疗，开展医院也逐步发展至70余家。目前，PD的诊断仍主要依赖于临床表现，尚缺乏特异性的影像学或实验室检查指标。据英国一项研究统计，只有76%的PD诊断与病理学诊断相符，即使是最有经验的医生也不能在患者生前做出完全准确的诊断。当前DBS对原发性PD的治疗效果已得到证实，但对PD综合征的作用尚不明确。因此，对有DBS治疗意向的患者有必要先明确诊断。英国PD协会脑库临床诊断标准是国际常用的PD诊断标准（表1）。

表1　国际常用的帕金森病诊断标准

第一步　诊断帕金森病
运动迟缓且有下列症状之一：
（1）肌强直；
（2）静止性震颤（4～6 Hz）；
（3）姿势平衡障碍（并非由原发的视觉、前庭、小脑或本体感觉造成）。

第二步　诊断帕金森病需排除的情况
（1）反复脑卒中发作史，伴随阶梯形进展的帕金森病症状；
（2）反复脑损伤病史；
（3）明确的脑炎病史；
（4）服用抗精神病药物过程中出现症状；
（5）1名以上的亲属患病；
（6）病情持续缓解；
（7）发病3年后仍仅表现为单侧受累；
（8）核上性凝视麻痹；
（9）小脑病变体征；
（10）早期即有严重的自主神经受累；
（11）早期即有严重痴呆，伴有记忆力、言语和执行能力障碍；
（12）巴宾斯基征阳性；
（13）影像学检查见颅内肿瘤或交通性脑积水；
（14）大剂量左旋多巴治疗无效（除外吸收障碍）；
（15）1-甲基-4-苯基-四氢吡啶接触史。

第三步　支持帕金森病诊断的情况（确诊帕金森病需3项或3项以上）
（1）单侧起病；
（2）静止性震颤；
（3）疾病逐渐进展；
（4）症状不对称，起病侧受累更重；
（5）左旋多巴治疗有明显疗效（70%～100%）；
（6）左旋多巴导致严重异动症；
（7）左旋多巴疗效持续5年或5年以上；
（8）临床病程10年或10年以上。

对于确诊的PD患者，需评价病情严重程度以选择适宜的治疗方案，一般用修订后的Hoehn-Yahr分级进行评估（表2）。

表2　帕金森病患者的Hoehn-Yahr分级标准

分级	临床症状
0级	无症状
1级	单侧受累
1.5级	单侧+躯干受累
2级	双侧受累,无平衡障碍
2.5级	轻微双侧疾病,后拉实验可恢复
3级	轻度至中度双侧疾病,平衡受影响,仍可独立生活
4级	严重残疾,仍可独立行走或站立
5级	无帮助时只能坐轮椅或卧床

二、DBS疗法的评估与选择

在PD早期（Hoehn-Yahr 1～2级），患者对药物治疗反应良好，可予以左旋多巴复方制剂或者多巴胺受体激动剂等控制症状。另外，PD早期与多系统萎缩、进行性核上性麻痹等帕金森叠加综合征很难鉴别，故不宜在早期进行DBS治疗。而PD终末期（Hoehn-Yahr 5级）患者往往合并有认知障碍和精神障碍，此时接受DBS治疗已不能全面提高其生活质量，故也不推荐接受DBS治疗。传统观点认为，PD是由黑质的多巴胺能神经元退行性改变而引起。然而近来研究发现，PD是一种累及中枢神经系统多个区域的神经变性疾病。依据Braak假说，PD病变开始于嗅球、延髓及脑桥；随后进展至黑质和其他中脑、前脑的深部核团，导致典型的震颤、肌僵直、运动减少等运动障碍症状；最后发展至边缘系统和新皮质等。越来越多的学者在临床工作中发现，PD患者同时还受到许多非运动障碍症状的困扰。这些症状是疾病累及非多巴胺能神经元（如胆碱能、肾上腺素能、5-羟色胺能、谷氨酸能）所致，包括：

（1）精神障碍：抑郁、焦虑、认知障碍、幻觉、淡漠、睡眠紊乱；

（2）自主神经功能紊乱：便秘、血压偏低、多汗、性功能障碍、排尿障碍、流涎；

（3）感觉障碍：麻木、疼痛、痉挛、不安腿综合征、嗅觉障碍。

目前，DBS治疗帕金森病的常用靶点有丘脑底核（subthalamic nucleus，STN）、内侧苍白球（globus pallidus internus，GPi）和丘脑腹中间核（ventrointer mediate nucleus，Vim）。

大量的研究证实，电刺激这些核团可以有效地改善患者的运动障碍症状。STN和GPi电刺激可以全面改善PD三大主要症状（静止性震颤、肌僵直、运动减少），而Vim电刺激对震颤的治疗效果最明显。STN和GPi电刺激还可以减轻运动波动和左旋多巴诱导的运动障碍（levodopa-induced dyskinesia，LID），但两者的作用机制并不相同。

STN-DBS术后患者能够减少抗PD药物的用量，从而减轻LID；而GPi-DBS术后并未见到药量减少，其作用是直接的。PD晚期可出现姿势异常步态障碍（postural instability gait difficulty，PIGD），也称为中线症状，可在STN-DBS术后短期内缓解，但长期效果不理想。

值得注意的是，DBS术后部分非运动障碍症状减轻，其原因可能是运动障碍症状改善或者抗PD药物剂量的减少，DBS对于非运动障碍症状的改善仍缺乏证据支持。不同靶点治疗PD各个症状的效果见表3，而最佳靶点尚无定论，需要根据患者的具体情况以及各手术中心的经验进行选择。

表3 不同靶点治疗对帕金森病患者症状的疗效

状况	STN	GPi	Vim
静止性震颤	++	++	+++
僵直	+++	+++	+
运动迟缓	+++	+++	+
PIGD	++	+	/
LID	++	+++	/
运动波动	++	++	/
药量减少	+++	+	/

注：STN：丘脑底核；GPi：内侧苍白球；Vim：丘脑腹中间核；PIGD：姿势异常步态障碍；LID：左旋多巴诱导的运动障碍。

此外，本共识特别强调患者选择的重要性。在进行DBS治疗前，应对PD的诊断及适应证进行再次确认，并确定DBS手术治疗的最佳时机。由于PD是一种进行性的疾病，而DBS手术治疗也仅是对症治疗手段，因此过早进行手术并不可取，但盲目延迟手术时机同样是不明智的。

年龄和疾病病程是患者选择DBS手术的重要因素。年龄较轻的患者有更多提高生活质量和改善运动障碍症状的机会，以及更少的认知并发症和更为缓慢的中轴症状的恶化；病程达5年以上，特别是出现药物疗效已明显下降或出现严重的运动波动或异动症时，均是考虑接受DBS植入的最佳时机。

左旋多巴冲击试验是判断DBS疗效的重要预测指标，应在术前完成，改善≥30%预示可能获得较好的手术效果。脑核磁共振成像（MRI）或CT检查可以显示是否存在严重的脑萎缩、脑梗死等，以此判断是否存在手术禁忌证，并评估手术难度及靶点选择。而对于年长或病程较长的患者，要特别注意是否存在认知及精神障碍。DBS手术的最终目的是提高患者的生活质量，而对于存在严重认知及精神障碍的患者，即使运动障碍症状有所改善，也不能从中真正获益。

需要说明的是，DBS手术是安全的，但并不是毫无风险，甚至也有可能会发生一些严重的、永久性的并发症，但是发生概率很低。

三、重视术前及术后管理

神经内科、神经外科、精神科以及心理科医师的密切配合与合作对于DBS疗法的顺利实施十分重要。术前要对患者的病情进行正确诊断，判断患者是否适合手术，是否合并认知及精神障碍，手术风险与近、远期疗效的评估，最佳手术靶点的确定（可接受并实施手术者），手术后DBS刺激参数的程控，抗PD药物的调整，心理治疗、功能康复训练、随访等，均需要功能神经外科、神经内科、精神科、心理科医师的参与和合作来共同完成。通常国外PD患者接受DBS治疗是由神经内科医师推荐，但我国目前大部分接受DBS疗法的PD患者是直接去有DBS手术能力的医院就诊，而不是由神经内科医师推荐。因此，值得强调的是：凡是开展DBS疗法的医院，非常有必要建立一支由功能神经外科、神经内科、精神科、心理科、康复科医师组成的DBS团队，对患者实施术前及术后管理，以确保接受DBS治疗取得满意的疗效。研究显示，大多数患者手术后可以减少抗PD药物的用量（虽然几乎不可能完全停药），但是程度有所不同。

此外，术后需要通过多次随访来调整DBS刺激参数（大约需要花费3~6个月），直到刺激参数达到最佳。DBS刺激参数设置合理，一般可以使用5年左右（具体情况与患者治疗模式密切相关）。当神经刺激器的电池快要耗尽时，需要进行更换，但电极和导线无须更换。但是需要说明的是，即使是在最好的中心接受治疗，DBS电极也有可能会被植入到不满意的位置，有可能需要通过再次手术在一个更加满意的位置植入电极。

小结

PD是一种逐渐发展、累及全脑的中枢神经系统慢性退行性疾病，药物、手术、精神心理治疗及运动功能康复训练等综合治疗才能保证患者的最大获益。在DBS手术之后，药物依旧是治疗PD的有力武器，不可偏废。临床医师不仅要熟练掌握DBS治疗的细节，而且也要告知有意接受DBS手术的每位PD患者。

来源：《中华医学信息导报》2012年9月27日第27卷第18期。
作者：第四军医大学唐都脑科医院神经外科高国栋、王学廉、李楠。

立体定向神经外科治疗精神疾病的
专家共识(指南)(2014)

目前,精神疾病的主要有效治疗方法为药物治疗、心理治疗甚至电惊厥治疗。这些循证治疗方法可以单独应用,也可以联合应用。但是,对一部分病人来说效果欠佳,甚至还可能加重病情。对于此类病人,可尝试采用脑立体定向病灶损毁术或者脑深部电刺激术(以下简称DBS)等神经外科技术。

据报道,经过病例分析以及小规模临床试验,神经外科技术可用于治疗强迫症、重度抑郁症、药物滥用、药物成瘾、神经性厌食症等相关疾病。

根据已报道的一些经验,直观来说,DBS相对于脑立体定向病灶损毁术具有可调节和可逆转的优点,但是,DBS需要在脑内植入一个永久性装置,本身具有手术风险,而且术后还有管理、维护甚至可能需要再次更换等一系列问题,因此,除非有进一步的科学证明,在治疗精神疾病来说,脑立体定向病灶损毁术优于脑深部电刺激术(DBS)。

这方面的临床研究为探讨疾病的病理生理机制和治疗机制创造了前所未有的机会。

一、方法

来自神经外科治疗精神疾病委员会(属于世界立体定向与功能神经外科学会WSSFN和欧洲立体定向与功能神经外科学会ESSFN)、"脑深部电刺激术在精神病学中的研究与应用指南"工作组、美洲立体定向与功能神经外科学会(ASSFN)精神神经外科学分会、拉丁美洲立体定向与功能神经外科学会(SLANFE)、亚洲–澳洲立体定向与功能神经外科学会(AASSFN)和世界精神病学会(WPA)的专家们计划制定一系列详尽的共识(指南),使DBS、损毁术以及其他新的神经外科方法治疗精神类疾病有一个详尽的临床试验标准。

制定这一共识(指南)的需求最早是在2011年由神经外科治疗精神疾病委员会(WSSFN)确立的,基于文献回顾,Hemmings Wu和Bart Nuttin教授分别起草和修订了第一份指南,其中,Marwan Hariz教授提供了一部分重要的参考文献。

随后,"脑深部电刺激术在精神病学中的研究与应用指南"工作组的专家们接受了Bart Nuttin教授提供的这份指南,进行了进一步的深入讨论并完成了大规模修订。

为了得到最佳的共识(指南),Bart Nuttin教授进而将修订版分发给WSSFN、ESSFN、ASSFN、SLANFE、AASSFN和WPA等国际组织的代表们进行评论修改,在2012年年初,这份指南最终得到了不同国际组织中代表们的一致支持和赞同。

其实早在 1964 年由世界医学会公布的《赫尔辛基宣言》中就已经有了关于神经外科技术治疗精神疾病的指南，后来经过几次修改，作为生物学研究中基础的伦理学标准。

随后指南的制定都立足于这个标准的核心内容和由神经外科、神经病学、精神病学、神经伦理学的专家所发表的综述、报道，以及全世界关注用神经外科技术治疗精神障碍的卫生管理部门所制定的法律法规。

以实用为出发点去应用于各种神经精神类疾病。这就需要全世界文化宗教信仰以及医疗环境不同的合作者们的共同努力，而这份指南就代表了他们共同努力的结果。

经过反复讨论、推敲、修订而得出的这份成果对未来使用神经外科技术治疗精神类疾病来说意义重大，但是，指南并不意味着去禁止研究，而是在伦理指导下更加有效地去研究，从而不断完善、发展新的治疗方法。这份指南无论在临床上还是在科学研究中，都代表着全世界多学科的专家们共同努力的结晶。

二、可用于治疗精神类疾病的神经外科技术

在某些专业的医疗中心，常规使用神经外科技术治疗精神疾病已经持续了几十年，比如前扣带回切除术治疗重度抑郁症，内囊前肢切除术治疗强迫症等；但是有些治疗方法，比如说脑深部电刺激术治疗神经性厌食症等还处于试验阶段，只能应用于少量患者。

尽管神经外科技术用于治疗精神病已经有着悠久的历史并且有很多文献支持，但是临床应用还缺乏强有力的证据。某些国家在治疗严重的、难治的精神疾病方面具有代表性，比如比利时的专家们使用射频技术损毁前扣带回治疗严重难治的强迫症；而美国、苏格兰、韩国和其他地区则使用热凝损毁前扣带回治疗重度抑郁症和强迫症。这些技术，包括脑深部电刺激术等都还处于"原理循证"的研究阶段。

尽管目前进行的立体定向脑损毁术没有进行随机对照试验的 I 级证据，但是其应用于治疗强迫症和重度抑郁症的安全有效性已经达到了 II 级证据。但是这一程度的证据不适用于使用伽马刀和高聚超声波进行损毁。

神经外科技术能够安全、可靠地用于治疗精神疾病需要以下科研标准：2 个不同的研究团队分别进行双盲随机对照临床试验，相比于其他已存在的疗法，在发表的文献中要提供可靠的风险/收益比。

由于 DBS 技术价格昂贵，因此在某些经济因素方面，脑损毁术应用较广泛，并且在脑深部电刺激术不能控制患者症状或因某些原因不适合做脑深部电刺激手术时，脑损毁术仍然是不二选择。

研究者需设计独立随机双盲法对照试验，考虑到可能存在的利益冲突和偏倚，使神经外科技术用于治疗精神疾病达到临床 I 级或者是 A 级证据。但是实际上，不同的研究组织有着不同的证据分级和推荐，因此国际上使用 GRADE 这一新的分级系统作为证据和推荐强度的标准。

科学、合理的疾病描述和正确的脑内核团定位选择能够使病人更加安全，提高临床选择和结果的正确性，并且能够作为研究疾病发病机制的基础。

三、有关伦理委员会和机构审查委员会方面的问题

神经外科医生在运用外科技术治疗精神疾病时必须被独立运行的伦理委员会和机构审查委员会进行伦理学方面的调查和监管，这些机构必须在国内外均有办事处，比如说美国的 FDA 和欧盟的 EMA。调查、监管的内容必须全面，尤其需重点监管：与患者达成知情同意的过程；避免治疗方面出现的错误；有一定比例的科学研究；调查团队的评估以及多学科间专家们对工作的指导。

治疗时需对某些弱势群体进行特殊照顾，比如儿童、军人、学生和罪犯等。对于代理人帮助当事人做某些决定的情况，伦理学标准起主导作用，但是要反映当事人的原始意愿。对于特别复杂的情况，功能神经外科医生们要与精神病治疗团队一起去寻求生物伦理学家的建议帮助。

所有的精神神经外科专家需要特别注意的是：无论采取什么技术去治疗精神疾病，医生必须明白你所采用的技术是处于治疗阶段还是研究阶段，如果还处于研究阶段，那你所采取的医疗手段就不是治疗而是科研，需受到数据安全监测委员会（DSMB）的监管。如果凭经验或在数据不足的情况下去做治疗，那么必须寻求伦理学机构的建议和指导。

四、术前评估和病例选择标准

1.病例选择：重度精神疾病、长期迁延不愈的精神疾病、致残的精神疾病以及难治性精神疾病。不同的疾病对于难治性有着不同的定义。

2.综合的术前评估必须严格遵守纳入和排除标准，必须使用标准化的评定量表，包括评定致残率和生活质量。

3.虽然没有明确规定，但是听取药物治疗专家的建议是非常有必要的。

4.患者在实施手术前必须考虑可能的自杀风险。

5.所有患者在术前都必须完善神经心理学的评估，包括病人的认知能力、精神状态、人格与处理人际关系的能力、手术预期效果、治疗依从性和家庭或其他社会心理学会的支持。

虽然说临床试验的最终目标是为了治愈病人，但是实际上需要考虑的因素很多，结果往往并非如此，比如说脑深部电刺激术有着可逆转和微创等优点，但临床往往不作为第一选择。

五、知情同意、决定能力和自主权

手术的知情同意书必须与具备自理能力的患者签署，告知的内容包括风险、治疗效果以及其他可选择的备用手术方案，由患者自由选择。其中，风险不仅包括外科手术风

险，还包括电刺激、损毁以及其他电子调节引起的潜在风险。这些都必须在知情同意书上列出并且与不采取治疗方法的风险相比较。

还需要告知患者术后可能会发生的长期并发症和一些未知的并发症，必须向患者解释清楚手术只是综合治疗的一方面，术后还会继续采用常规手段治疗。患者需要明白的是，手术只是为了缓解症状，而不是根治。

1.评估患者的决定能力十分重要，必须考虑全面，患者混乱的精神症状会严重影响自己的决定能力，患者是否具有自主决定能力需满足以下三个标准：

（1）能够充分理解手术过程是个侵入性操作，对自己的身体或者精神都可能造成伤害；

（2）能够从自身的问题和利益出发，评估采用这一治疗方式可能对自己造成的后果；

（3）能够通过自己的洞察力和判断力自主决定并采取一些基本的行动。

2.对于有自主决定能力的患者不进行知情同意的告知，是违背伦理道德标准的。

3.对于没有自主决定能力的患者，可向其代理人进行告知，但是只能用在极其罕见的情况下，需尤其警惕代理人从自己的经济利益出发，损害患者的权益。各国的立法部门均需制定相应的法律法规来监管这一告知过程。总体来说，对于没有自主决定能力的患者，其代理人必须有相关法律的授权，或者知情同意的过程需在相关法律机构的监管下进行。

4.使用外科技术治疗精神疾病的整个过程中，患者的知情同意都应该被相关部门监管，而且患者在治疗过程中有权自主终止。

六、多学科合作团队

神经外科技术治疗精神疾病不是一个人或者说是一个学科的团队就可以实施的，必须有一个多学科合作的团队，其中包括训练有素的立体定向功能神经外科医生、精神病医生、神经病学医生和神经心理学医生。

这个团队必须精通多种疾病并能够提供综合性的诊疗。其中，对神经外科医生来说，必须掌握先进、标准的技术，像MRI和立体定向设计软件等，以保障在手术过程中立体定向系统的准确可靠性。术后必须复查影像学以明确电极位置或者损毁范围。

根据病种的不同，团队成员可以微调，但是必须包括神经伦理学家，同时还需要专业人员进行社会福利、康复、心理治疗以及职业行为训练等方面的工作。团队各成员需互相监督，以保证治疗过程严格按照共识（指南）进行。在病人选择、术前评估以及神经外科方法选择方面，所有的团队成员必须达成共识，不允许有成员进行单独的治疗。

七、合理的治疗目的

1977年，美国国会报告中提出，精神外科只能用来治疗精神疾病患者，而不能用于其他任何目的，并且提出了一系列措施来保障其使用的合理性。

神经外科技术治疗精神疾病不能用于一些政治方面、法律实施或者是社会目的，而只能用于恢复患者的正常功能或缓解症状。

只有少部分人才能参与最先进的研究中，但是，对所有的病人都应该公平对待，不分种族、性别、阶层、宗教信仰、性取向等。

八、利益冲突

由于研究需要学术、工业以及临床等的相互配合，所以不可避免地会有一些利益冲突。虽然有一些生物治疗公司资助临床研究可以使病人获益，但是不能否认，这些公司要满足自己的经济利益，因此，这些潜在的经济因素可能会使科学研究变得不透明。

患者和（或）其合法代理人必须知晓这些潜在的利益冲突。研究负责人则要透明地向患方以及其合作者公开财务信息，包括合作关系、咨询费用、酬金、研究经费和产权经费等，而且要符合当地的法律和职业标准。如果这样还存在利益冲突，负责人必须终止研究。

九、术后评估与长期随访

临床医生必须对自己的病人进行长期跟踪随访，这一点是非常重要的。

1.所有参与使用神经外科技术治疗精神疾病或是临床试验的患者必须有完善的术后评估，包括神经病学方面、精神病学方面以及神经心理学方面等，并且要定期随访。

2.患者参与临床试验除了要知道治疗的安全有效性，还要了解治疗的整体情况和失败的具体原因，因此，临床研究团队在对试验结果进行报道时，一定要全面地报道试验的所有结果，包括失败的案例和中途因各种原因撤出的案例。

3.术后随访的内容要包括患者的日常活动、认知能力、生活质量和总体印象量表。术后的社会适应能力对很多病人来说是个很大的挑战。

4.研究和临床治疗中必须有支持进行长期、安全、有效研究的条款，并且必须有5～10年的随访。监管机构必须收集长期、安全、有效随访的数据。

5.神经外科技术治疗精神疾病可能会造成患者的人格改变，但是疾病本身也会有这样的改变，因此所有的精神疾病方面的副作用和非精神疾病引起的副作用都必须有所记录。

6.所有使用神经外科技术治疗的患者信息都必须独立登记，且不包含识别信息。

药物成瘾外科治疗（手术戒毒）专家共识（2012）

中国医师协会神经外科医师分会功能神经外科专家委员会

一、概述

药物成瘾（吸毒）是因反复使用毒品而导致的慢性功能性脑病，表现为以戒断症状为特征的生理依赖和对毒品渴求为特征的心理依赖。我国吸毒人数呈逐年上升趋势，登记在册的达178万，实际已近千万，其中87%为35岁以下青年，严重危害患者的身心健康、影响社会稳定，并导致艾滋病、肝炎等重大传染病的传播。以往采用强制戒毒、药物替代等措施，仅能暂时解除患者的生理依赖（即脱毒），而对心理依赖无效，不能祛除心瘾，导致半年内复吸率高达97%～100%。如何有效祛除患者对毒品的心理依赖一直是世界难题。

2000年我国在世界上首先开展了立体定向手术毁损伏隔核防复吸的临床研究，论文在国际功能神经外科杂志《Stereotactic and Functional Neurosurgery》发表后，国内多家医院相继开展该种手术，均取得不同程度的效果，并引起社会舆论及医学界的广泛关注。2007年至2010年实施的国家"十一五"科技支撑计划课题"对已有防复吸疗法的临床再评估"，完成了对2004年以前我国多中心接受手术治疗的药物成瘾患者的长期随访研究。在此基础上，2012年7月22日，中国医师协会功能神经外科学专家委员会主要成员及医学伦理学等相关学科共28位专家在西安认真讨论并审定通过了《药物成瘾外科治疗（手术戒毒）专家共识（2012）》，一致认为：药物成瘾外科治疗的长期操守率远高于目前任何一种常规戒毒疗法，是防复吸的重要手段之一，是安全、有效、可行的；伏隔核是防复吸的有效手术干预靶点；术后长期操守的患者在人格、心理健康、生命质量、社会功能等方面接近正常人；与一般神经外科手术相比，该手术并发症发生率低，可恢复，对患者的生活、学习及社会功能并不产生严重影响；开展具有可逆、可调节、对脑结构无创伤的脑深部电刺激技术，具有良好的应用前景。

二、药物成瘾的病理生理学机制

药物成瘾的病理生理学机制极为复杂。虽然各类成瘾性药物在化学结构、急性作用的靶位有很大不同，急性药理效应也不一样，但都有导致滥用并最终发展到成瘾的共同重要特征：即奖赏效应或强化作用。Olds和Milner首先发现了大鼠脑内存在以伏隔核

（Nucleus Accumbens，NAc）为中心的中脑-前脑-锥体外系环路组成的中脑边缘多巴胺奖赏系统。与奖赏系统有关的主要脑核团包括中脑腹侧被盖区、NAc、弓状核、杏仁核、蓝斑、中脑导水管周围灰质等。成瘾性药物长期给药产生的慢性效应所涉及的脑环路不仅包括调控急性奖赏效应的环路，学习和记忆的神经环路也参与成瘾性药物奖赏所感受到的刺激信息的处理和贮存，对药物的成瘾形成发挥重要作用。正电子发射断层扫描技术研究证实，成瘾性药物引起伏隔核、海马、杏仁核和几个相关皮质脑区的变化都伴随着药物渴求。在脑内也发现与药物渴求相关的代谢变化，这些脑区包括边缘系统和相关的大脑皮层组织。

随着立体定向与功能神经外科的发展，通过已成熟应用于帕金森病等功能性脑病的射频毁损及脑深部电刺激（deep brain stimulation，DBS）微创外科技术，干预脑内参与成瘾机制的主要关键核团之一NAc，抑制异常兴奋的环路，调节成瘾环路功能，从而达到戒除毒瘾的目的。

三、药物成瘾的诊断

我国最常见的成瘾性物质是阿片类药物，包括天然类如鸦片、吗啡、海洛因以及人工合成类如美沙酮、哌替啶等。

（一）临床表现

1.戒断症状

吗啡、海洛因在停药后8～12 h开始出现戒断症状，48～72 h达到高峰，持续7～10 d。美沙酮在停药后1～3 d出现戒断症状，持续2周。表现为：血压升高，脉搏加快，体温升高，立毛肌收缩，瞳孔扩大，流涕，震颤，腹泻，呕吐，失眠，肌肉、骨骼疼痛，腹痛，食欲差，无力，疲乏，不安，喷嚏，发冷，发热，渴求药物。

2.急性中毒症状

大剂量滥用阿片类药物可出现精神运动性抑制、言语不清、昏睡甚至昏迷，针尖样瞳孔（深昏迷时也可能由于缺氧瞳孔扩大）、呼吸抑制、肺水肿、心率减慢、心律失常等。

3.其他症状

人格障碍、情绪障碍和精神病性症状，不同程度的社会功能损害，表现为工作学习困难、逃学、不负责任和不履行家庭责任等。

（二）诊断

依照国际疾病分类（ICD-10）阿片类药物依赖诊断标准：

1.对阿片类药物有强烈的渴求及强迫性觅药行为。

2.对阿片类药物滥用行为的开始、结束及剂量难以控制。

3.减少或停止滥用阿片类药物时出现生理戒断症状。

4.耐受性增加，必须使用较高剂量药物才能获得原来较低剂量的感受。

5.因滥用阿片类药物而逐渐丧失原有的兴趣爱好，并影响到家庭和社会关系。

6.不顾身体损害及社会危害，固执地滥用阿片类药物。

在以往12个月内发生或存在3项以上即可诊断为阿片类药物依赖。

除参照以上诊断标准外，诊断时还应注意以下几点：

1.末次使用阿片类药物72 h内的尿毒品检测结果。

2.病史、滥用药物史及有无与之相关的躯体并发症如病毒性肝炎、结核等，还应注意有无精神障碍、人格障碍等心理社会功能的损害。

3.患者的一般情况、生命体征、意识状况、注射痕迹、皮肤瘢痕和感染等。

4.性病、艾滋病和病毒性肝炎等传染病的检测结果。

(三)辅助诊断

尿液毒品分析和纳洛酮催瘾试验是重要的辅助诊断方法。

四、药物成瘾的手术治疗

(一)目的及意义

应用立体定向技术，直接干预脑内参与药物成瘾机制的关键核团，调节成瘾相关环路的功能状态，削弱患者对毒品的精神依赖，防止戒断后复吸，从而戒除毒瘾。

(二)适应证

病情符合ICD-10阿片类药物依赖诊断标准。

患者及亲属已详尽了解手术的目的、意义、疗效、并发症及风险，自愿要求手术治疗并承诺配合术后长期随访。

病史3年以上，接受至少3次以上系统的非手术治疗无效而多次复吸。

身体一般状况尚好，无严重肝、肾、心、肺疾患。

(三)禁忌证

1.患者对吸毒的危害认识不足，非本人自愿要求戒毒。

2.有立体定向功能神经外科的手术禁忌证。

3.伴有严重的认知障碍、人格障碍等。

4.18岁以下和70岁以上患者、妊娠期和哺乳期的女性不宜手术治疗。

(四)手术前评估

1.基本资料收集

患者滥用阿片类药物的历史、用量、治疗史、身高、体重及反映基本健康状况的相关指标。

2.精神心理状况测评

可根据实际情况在以下各类别里至少选用1～2个量表。

(1)成瘾严重程度的评估：阿片成瘾严重程度量表(Opiate Addiction Severity Inventory, OASI)。

(2)神经心理功能状态评估：艾森克人格问卷(Eysenck Personality Questionnaire, EPQ)；汉密尔顿焦虑量表(Hamilton Anxiety Scale, HAMA)；汉密尔顿抑郁量表

（Hamilton Depression Scale，HAMD）；简易智力状况检查法（mini-mental state examination，MMSE）。

（3）可根据患者的实际情况加用测试注意力、记忆力及心理健康状况的相关量表。

（五）手术前准备

1.脑CT及MRI检查，排除器质性病变。

2.完成精神心理量表测评，了解患者认知、记忆、人格及精神心理状况。

3.外科手术前常规检查，明确患者身体情况。

4.已完成生理脱毒治疗，无明显躯体戒断症状。

（六）手术

1.气管内插管静脉复合麻醉。

2.立体定向毁损术：双侧NAc为主要治疗靶点，可根据患者具体症状及是否伴有精神症状增加相应靶点。常规安装立体定向仪，脑MRI薄层扫描，通过立体定向手术计划系统确定靶点位置，射频针导入靶点行射频毁损。NAc参考坐标为：前后联合间径线下5～6 mm，中点前16～17 mm，中线旁5～7 mm。毁损参数：80%持续60 s；射频针：1.6 mm×5 mm或1.6 mm×4 mm等；毁损灶体积：6 mm×6 mm×8 mm。

3.DBS手术：双侧NAc为主要刺激靶点。安装立体定向仪基环及靶点定位方法同毁损术，将刺激电极导入靶点并固定，术后采用临时刺激观察有无即刻刺激效应及副反应，于1周内在胸部皮下置入脉冲发生器。可利用立体定向手术计划系统设置电极路径，使刺激电极通过内囊前肢到达NAc，实现两者同时刺激。刺激电极推荐采用长触点、长间距型（Medtronic 3387型四触点电极，触点长1.5 mm，间距1.5 mm）。术后以各触点多种组合方式进行临时刺激，采用高频、逐步增加脉宽及电压值，记录患者即刻效应及不良反应；单极或双极刺激方式进行长期刺激，观察疗效及不良反应，并适时进行刺激参数调整。

（七）疗效评估

以操守1年为戒毒成功的基本标准，分为：

良好：术后操守1年以上；

进步：术后操守6个月至1年，或术后1年内偶有复吸（偶吸）；

无效：术后6个月内复吸。

（八）随访时间点、方式及内容

术后每3个月对患者进行面对面随访一次，至术后1年。以吗啡尿检及纳洛酮催瘾试验确定是否操守，并行精神量表测评，观察有无并发症，给予相应处理。

（九）手术并发症

1.非特异性并发症：发热、感染、顽固性头痛、小便失禁、癫痫，多为暂时性，程度较轻，经对症治疗可消失。

2.特异性并发症（与毁损核团功能相关的并发症）：性格改变，注意力、记忆力下降，兴趣改变，嗅觉减退，性欲异常，经对症治疗后可恢复。

几点说明

1.外科治疗不是药物成瘾治疗的唯一手段，而是在多次反复保守治疗无效的前提下采用的综合防复吸模式中的一种重要方法。

2.药物成瘾既是一个严重的医学问题，又是一个严重的社会问题。药物成瘾的外科治疗过程中，患者及家属的配合尤为重要。患者深刻地认识到毒品的危害，自愿要求戒毒，家属能够予以支持，是治疗成功的重要前提和保证。

3.手术并发症多与靶点脑区破坏、局部脑水肿反应有关，精确的靶点定位、丰富的经验、先进的设备，及时发现并处理，可减少、减轻并发症，加快其恢复。

4.药物成瘾的外科治疗技术应该在国家相关部门的监督下，由具有较高医疗水平、设备、资质的机构经过专门培训，经验丰富的功能神经外科医师，并与神经内科、精神科、心理科、神经影像学科等组成专科团队，在操作指南的指导下规范实施。建议卫生部尽早启动手术戒毒三类临床技术，逐步推广。

专家组名单：

高国栋　王学廉　翟晓梅　孙涛　傅先明　张建国　孙伯民　康德智　林志国　徐纪文　陈礼刚　杨辉　李世亭　张剑宁　张世忠　王占祥　王伟　徐国政　曾凡俊　唐运林　张华　黄永安　陶英群　尹忠民　吴勤奋

迷走神经刺激术治疗癫痫的
中国专家共识(2015)

中国医师协会神经内科分会癫痫专委会

迷走神经刺激术（vagus nerve stimulation，VNS）是通过刺激一侧颈部迷走神经而治疗难治性癫痫的一种手段。早在1937年Schweitzer与Wrigh发现，刺激猫的迷走神经可抑制其活动，经过对狗、猴等的一系列动物实验后，对4例难治性癫痫患者进行了治疗[1, 2]。1996年5月在法国里昂召开了首届国际VNS研讨会，1997年7月VNS作为治疗癫痫的辅助手段通过了美国FDA认证[3]。目前全球已有10万多例患者应用了VNS。我国亦有300多例患者接受了VNS治疗。2013年美国AAN发表了有关VNS治疗癫痫的指南[4]。现参考国内外文献，撰写VNS治疗癫痫的中国专家共识，以便同行参考。

一、VNS的抗癫痫机制

迷走神经是一个混合神经，约80%为感觉纤维，将头、颈和胸腹脏器的感受传至大脑。右侧迷走神经向腹后方移行，传导来自肝脏和十二指肠的神经分支的冲动。相反，左侧迷走神经向前移行，仅支配胃底部。右侧迷走神经司窦房结功能，与心房的关系更为密切，而左侧迷走神经司房室结功能，主要与心室有关，而且心室的迷走神经支配没有心房那样密集，所以左侧迷走神经刺激一般不会对心脏产生影响。

VNS治疗癫痫的确切机制尚不完全清楚，目前主要有两种假说：

（1）直接联系学说：VNS经其传入的电刺激信号通过蓝斑、孤束核及其他相关结构，如丘脑杏仁核、海马、丘脑、岛叶皮质等，使癫痫发作的阈值升高；

（2）递质学说：VNS通过增加抑制性神经递质和减少兴奋性神经递质发挥抗癫痫作用。

这两种假设仍缺乏足够的实验依据，尚需进一步研究[5, 6]。

二、VNS装置与安放

VNS装置由一个脉冲发生器和植入电极组成。电极末端分为3个螺旋形的线圈绕在颈动脉鞘内迷走神经上。刺激装置安在左侧锁骨下区。术后2～4周，VNS装置可以通过电脑和遥控器激活。另外，患者自感有发作前先兆或有频繁癫痫发作时，可以由患者或家属启用外部磁铁，从而抑制癫痫发作、降低发作的严重性或缩短发作持续时间。

一般在全麻下安放VNS装置，选择左侧迷走神经手术。沿左胸锁乳头肌前缘下2/3

向下切开8~10 cm，暴露颈动脉鞘，分离左侧迷走神经，将导线的双极电极固定于迷走神经干上。左锁骨中线下10 cm胸壁处横切10 cm，切去皮下组织，掏一个袋以植入脉冲发生器。将导线另一端从颈部切口沿皮下穿到胸部切口与脉冲发生器相连。

三、VNS的刺激参数

早期研究认为VNS高频率刺激参数较低频效果好[7]。但随着时间推移和研究深入，大量数据表明，VNS刺激参数尚难确定统一的标准，其参数需按个体化原则进行调节。推荐的起始刺激参数为：电流强度0.25 mA，频率30 Hz，刺激时间30 s，间歇时间5 min，脉宽500 Ixs。刺激的电流强度从0.25 mA逐渐递增至1.0~1.5 mA为有效刺激强度。刺激电流的强度并不一定与疗效成比例，很多患者在电流低于1.0 mA即可获得良好的疗效，只有少数患者在电流增大后痫性发作才明显减少。值得注意的是，随着电流的增加，并发症发生率随之上升[8]。

四、适应证与禁忌证

(一)适应证

目前对应用VNS的适应证尚无统一标准，多数文献支持以下适应证：

1.按照国际标准联合用药治疗1~2年仍不能控制的耐药性癫痫；

2.外科治疗失败者；

3.不适合手术切除颅内病灶的难治性癫痫。

(二)禁忌证

1.存在进行性神经系统疾病、精神疾病、心律不齐、消化性溃疡、妊娠、哮喘、慢性肺疾病、糖尿病以及全身状况不佳者；

2.如果患者有通过病灶切除术等手段控制发作的潜在可能性，那么不建议其首选VNS。

五、VNS的疗效、不良反应与并发症

VNS应用于临床20多年来，已有数个临床疗效判定标准[9]，目前常用的为McHugh等提出的评级标准。Ⅰ级为癫痫发作减少80%~100%。Ⅱ级为癫痫发作减少50%~79%。Ⅲ级为癫痫发作减少<50%。Ⅰ~Ⅲ级又细分为A、B两种情况：A为发作时和发作后的症状严重程度有所改善；B为发作时和发作后的症状严重程度没有改善。Ⅳ级为只有用磁体装置时才有所减轻。Ⅴ级为没有任何改善。

VNS的疗效存在很大的个体差异[10, 11]。疗效达到Ⅰ级标准者为8%左右，10%左右无效，其余的介于二者之间[12]。2014年美国神经科学会的循证C级推荐：VNS的治疗效果可维持较长时间，可弥补药物治疗存在蜜月期效应的缺陷。

VNS治疗的不良反应主要是由电流刺激引起的一过性反应，常见的如声嘶、吞咽困难、咳嗽等，通常能耐受，并随着时间的推移而减轻[13]。然而也有一些比较罕见的并发

症发生。VNS可导致呼吸性窦性心律不齐，进而出现脑组织的氧输送量下降，加重癫痫患者脑组织损伤[14, 15]。VNS治疗期间有时会出现严重的睡眠呼吸紊乱[16]，这对阻塞性呼吸困难的患者危害很大。高频率VNS刺激还会导致呼吸暂停和表浅呼吸的增加。技术性的并发症多由电极折断、移位以及脉冲发生器功能障碍等引起，年龄较小的患者，青春期身体生长发育导致的电极断裂是主要的并发症。VNS植入手术产生的并发症不多，最常见的为术后伤口感染，较表浅的感染可以使用抗生素控制，但较重的感染可能要移出迷走神经刺激器[17, 18]。

参考文献

1. Schweitzer A, Wright S. Effect on the knee jerk of stimulation of the central end of the vagus and of various changes in the circulation and respiration[J]. J Phrsiol, 1937, 88(4): 459-475.

2. Penry J K, Dean J C. Prevention of intractable partial seizures by intermittent vagus stimulation in humans：preliminary results[J]. Epilepsia, 1990, 31 (suppl 2): 40-43.

3. Anon. VNS therapy products manuals and safety alters[EB/OL]. (2012-10-01) [2014-01-01].

4. Moms G L, Gloss D, Buchhalter J, et al. Evidence-based guideline update：*Guideline Development Subcommittee of the American Academy of Neurology* vagus nerve stimulation for the treatment of epilepsy: report of the [J]. Neurology, 2013, 81(16): 1453-1459.

5. 苏或, 刘玉玺. 迷走神经、躯体神经与运动皮质电刺激对戊四氮点燃大鼠惊厥行为的影响[J]. 中华神经科杂志, 2010, 43(7): 469-472.

6. Fanselow E E, Reid A P, Nicolelis M A. Reduction of pentylenetetral zole - induced seizure activity in awake rats by seizure triggered trigeminal nerve stimulation[J]. J Neurosci, 2000, 20(21): 8160-8168.

7. Ramsay R E, Uthman B M, Augustinsson L E, et al. Vagus nerve stimulation for treatment of partial seizures：2. Safety, side effects, and tolerability. First International Vagus Nerve Stimulation Study Group[J]. Epilepsia, 1994, 5(3): 627-636.

8. Velasco F, Carrillo-Ruiz J D, Brito F, et al. Double-blind, randomized controlled pilot study of bilateral cerebellar stimulation for treatment of intractable motor seizures[J]. Epilepsia, 2005, 46(7): 1071-1081.

9. 刘爱华, 宋璐, 王玉平. 迷走神经刺激术在难治性癫痫领域的临床进展[J]. 中华神经医学杂志, 2013, 12(1): 96-99.

10. McHugh J C, Singh H W, Phillips J, et al. Outcome measurement after vagal nerve stimulation therapy：proposal of anew classification[J]. Epilepsia, 2007, 48(2): 375-378.

11. Yang H J, Peng K R, Hu S J, et al. Inhibiting effect of vagal nerve stimulation to seizures in epileptic process of rats[J]. NeurosciBull, 2007, 23(6): 336-340.

12. Colicchio G, Policicchio D, Barbati G, et al. Vagal nerve stimulation for drug‑resistant epilepsies in different age, aetiology and duration[J]. Childs Nenr Syst, 2010, 26(6): 811‑819.

13. Ardesch J J, Sikken J R, Vehink P H, et al. Vagus nerve stimulation for epilepsy activates the vocal folds maximally at therapeutic level[J]. Epilepsy Res, 2010, 89(2‑3): 227‑231.

14. Zaaimi B, Grebe R, Berquin P, et al. Vagus nerve stimulation induces changes in respiratory sinus arrhythmia of epileptic children during sleep[J]. Epilepsia, 2009, 50(11): 2473‑2480.

15. Malow B A, Edwards J, Marzec M, et al. Effects of vagus nerve stimulation on respiration during sleep: a pilot study[J]. Neurology, 2000, 55(10): 1450‑1454.

16. Hsieh T, Chen M, McAfee A, et al. Sleep‑related breathing disorderin children with vagal nerve stimulation[J]. Pediatr Neurol, 2008, 38(2): 99‑103.

17. Spuck S, Tronnier V, Omsz I, et al. Operative and technical complications of vagus nerve stimulator implantation[J]. Neurosurgery, 2010, 67 (2 Suppl Operative): 489‑494.

专家组名单

参加共识讨论的专家（按姓氏笔画顺序排列）：

丁美萍 王小珊 王天成 王中原 王玉 王玉平 王世民 王学峰 王晓飞 王康 王湘庆 王微微 王群 邓学军 朱雨岚 朱遂强 伍国锋 任连坤 任惠 刘玉玺 江文 孙红斌 连亚军 肖波 吴原 汪昕 宋治 宋毅军 张敬军 陈阳美 周东 周列民 周盛年 郑荣远 孟红梅 赵永波 赵传胜 洪震 徐祖才 黄华品 黄志凌 廖卫平

共识执笔专家：

刘玉玺 孟红梅

未破裂颅内动脉瘤患者
管理指南(2015)

美国心脏学会/美国卒中学会（AHA/ASA）2015年6月18日在《卒中》(Stroke)杂志发表了《未破裂颅内动脉瘤患者管理指南》（以下简称指南）。

指南编写组系统回顾了1977年1月至2014年6月的文献，在基于证据情况下，对未破裂颅内动脉瘤（UIA）患者的自然病史、流行病学、危险因素、筛查诊断、影像学以及外科和血管内治疗的转归等方面提出了一系列建议。详细内容如下：

一、动脉瘤进展、增长和破裂的危险因素

1.吸烟可能增加UIA形成风险，因此应使UIA患者知晓关于戒烟的重要性（Ⅰ类推荐，B级证据）。

2.在颅内动脉瘤（IA）的生长和破裂方面，高血压可能起到了作用，因此，UIA患者应监测血压并进行高血压治疗（Ⅰ类推荐，B级证据）。

3.动脉瘤的增长可能增加破裂风险，因此，应定期对接受保守治疗的UIA患者进行影像学检查和随访（Ⅰ类推荐，B级证据）。

二、临床表现

1.应对动脉瘤蛛网膜下腔出血（aSAH）患者同时存在的UIA进行仔细的评估（Ⅰ类推荐，B级证据）。

2.早期治疗通常适用于出现UIA引起脑神经麻痹的患者（Ⅰ类推荐，C级证据）。

3.常规治疗UIA以预防缺血性脑血管疾病的有效性尚不确定（Ⅱb类推荐，C级证据）。

三、诊断/影像学检查

1.如果正考虑对患者实施外科或血管内治疗，与非侵入性影像学检查相比，数字减影血管造影术（DSA）有助于识别和评估脑动脉瘤（Ⅱa类推荐，B级证据）。

2.在对治疗后的动脉瘤患者进行随访方面，DSA是合理且是最敏感的（Ⅱa类推荐，C级证据）。

3.CT血管造影术（CTA）和磁共振血管造影（MRA）有助于检测和随访UIA（Ⅰ类推荐，B级证据）。

4.MRA可作为随访治疗后动脉瘤患者的替代性检查方法，当决定进行治疗时，必要时可进行DSA检查（Ⅱa类推荐，C级证据）。

5.对盘绕迂曲的动脉瘤（尤其是那些宽颈或圆顶直径或残留填充物的动脉瘤）患者，应进行随访评估（Ⅰ类推荐，B级证据）；随访时间和持续时间尚不确定，对这方面还需进行进一步探讨。

6.缺乏复发高危特征的UIA血管内治疗后进行监督性影像学检查的重要性尚不清楚，但监督性影像学检查很可能需要做（Ⅱa类推荐，C级证据）。

四、筛查

1.≥2位家庭成员患有IA或SAH的患者，应进行动脉瘤CTA或MRA的筛查。在这种家庭中，预测动脉瘤发生的特别高危风险因素包括高血压病史、吸烟和女性（Ⅰ类推荐，B级证据）。

2.有常染色体显性多囊性肾病病史的患者，尤其是有IA家族史，应进行ATA或MRA筛查（Ⅰ类推荐，B级证据）；对合并主动脉缩窄的患者和原始侏儒症的患者进行CTA或MRA检查是合理的（Ⅱa类推荐，B级证据）。

五、病史

1.aSAH病史或是造成继发于不均一小型未破裂动脉瘤远期出血风险升高的独立风险因素（Ⅱb类推荐，B级证据）。

2.若患者在随访期间被观察到动脉瘤扩大，只要不存在治疗禁忌的共存病，均应进行治疗（Ⅰ类推荐，B级证据）。

3.若UIA患者存在破裂颅内动脉瘤家族史，应给予此类患者治疗，即使患者病灶小于自发性破裂颅内动脉瘤（Ⅱa类推荐，B级证据）。

六、外科干预

1.在考虑选择外科夹闭治疗作为治疗方式时，应注意多种因素，包括患者年龄、动脉瘤大小及位置（Ⅰ类推荐，B级证据）。

2.考虑到动脉瘤闭合与不完全闭合存在不同的出血风险及病灶扩大风险，推荐外科干预后行影像学检查，以确定动脉瘤闭合情况（Ⅰ类推荐，B级证据）。

3.考虑到术后动脉瘤复发及新生动脉瘤风险，推荐外科干预后长期随访，这对于首次治疗动脉瘤未完全闭合的患者尤为重要（Ⅱb类推荐，B级证据）。

4.推荐在手术量较多的医疗中心（每年>20例）进行UIA外科介入治疗（Ⅰ类推荐，B级证据）。

5.在UIA手术过程中，可考虑使用专业术中设备或技术，以避免血管损伤或残余动脉瘤（Ⅱb类推荐，C级证据）。

七、血管内治疗指南要点

1.腔内血流导向型治疗（Endoluminal flow diversion）代表了一类新兴治疗方式，可考虑在特定患者实施（Ⅱb类推荐，B级证据）。治疗未破裂脑动脉瘤的新技术（包括液体栓塞剂）亦可考虑在特定患者实施（Ⅱb类推荐，B级证据）。但这些新技术的长期预后情况不明，因此，在试验证实新技术安全性及疗效改善前，推荐严格按照FDA指示选择治疗方式（Ⅱa类推荐，C级证据）。

2.涂层线圈治疗并不优于裸线圈治疗（Ⅲ类推荐，A级证据）。

3.推荐在手术量较多的医疗中心进行UIA血管内治疗（Ⅰ类推荐，B级证据）。

4.在血管内治疗知情同意的过程中应明确告知辐射照射手术风险（Ⅰ类推荐，C级证据）。

八、外科夹闭与线圈栓塞的疗效对比

1.对于考虑接受治疗的UIA患者，外科夹闭是一项有效的治疗方式（Ⅰ类推荐，B级证据）。

2.对于考虑接受治疗的特定UIA患者，线圈栓塞是一项有效的治疗方式（Ⅱa类推荐，B级证据）。

3.若未破裂脑动脉瘤患者欲接受治疗，应详尽告知患者作为替代方案的血管内手术及显微手术的风险与获益（Ⅰ类推荐，B级证据）。

4.在特定患者群体，线圈栓塞与手术死亡率及发病率均低于外科夹闭，但总体复发率较高（Ⅱb类推荐，B级证据）。

九、动脉瘤患者的随访

1.对于接受非侵入性治疗的UIA患者（未接受外科及血管内介入治疗），推荐MRA或CTA影像学随访。尚不清楚随访的最佳持续时间及间隔时间（Ⅰ类推荐，B级证据）。

2.对于接受非侵入性治疗的UIA患者（未接受外科及血管内介入治疗），可考虑于首次疾病发作后6至12个月进行第一次随访，后续随访可每年或每隔一年（Ⅱa类推荐，C级证据）。

3.对于接受非侵入性治疗且不存在MRI禁忌证的UIA患者，推荐长期随访优先采用渡越时间型（TOF）MRA，而不是CTA（Ⅱb类推荐，C级证据）。

指南要点总结

1.制定未破裂颅内动脉瘤（UIA）最优治疗方案时应考虑多种因素，包括：动脉瘤病变大小、位置及其他形态学特征；通过连续影像学检查记录的病灶变化；患者年龄；是否有动脉瘤性蛛网膜下腔出血（aSAH）病史；脑动脉瘤家族史情况；是否存在多发性动脉瘤；是否存在并发的病理学改变，如动静脉型血管畸形、可能导致出血风险升高的脑部或遗传性病变等（Ⅰ类推荐，C级证据）。

2.若未破裂脑动脉瘤患者欲接受治疗，应详尽告知患者作为替代方案的血管内手术及显微手术的风险与收益，从而防治UIA、预防出血（Ⅰ类推荐，B级证据）。

    3.在手术量较少的医疗中心，UIA治疗效果欠佳，推荐在手术量较多的医疗中心进行UIA治疗（Ⅰ类推荐，B级证据）。

    4.多国及国际合作的回顾性、前瞻性研究证实，显微外科夹闭结扎可更长效地控制动脉瘤再生，但在手术患病率及死亡率、住院时间、治疗费用方面，线圈栓塞优于显微外科夹结扎，因此对于特定UIA患者，可考虑选择血管内手术替代外科夹闭治疗，特别适用于存在基底顶端病变或老年的高危患者群体（Ⅱb类推荐，B级证据）。

    5.与UIA治疗风险相关因素包括老年、并存病、动脉瘤大小及位置。因此，对于老年患者或疑似并存病的无症状且出血风险较低（病变大小、位置、形态学特征、家族史及其他因素均可影响出血风险）的UIA患者，观察病情进展是合理的选择（Ⅱa类推荐，B级证据）。

重症动脉瘤性蛛网膜下腔出血管理专家共识(2015)

一、概述

颅内动脉瘤性蛛网膜下腔出血（aneurysmal subarachnoid hemorrhage，aSAH）是严重损伤中枢神经系统并对全身多个器官产生病理影响的急性脑血管疾病。由于动脉瘤破裂出血，尤其是重症动脉瘤性蛛网膜下腔出血（SaSAH），对脑组织造成的原发性损伤，加之动脉瘤早期再破裂出血、急性脑积水、脑血管痉挛（CVS）等继发性脑损伤，以及疾病中后期循环、呼吸等系统并发症的影响，其临床治疗涉及多个专业学科知识及技术，通常需要在神经外科重症监护病房（NICU）由神经外科医师、脑血管病介入医师和神经重症医师等多学科组成的医疗团队进行治疗。

SaSAH的临床管理是一项复杂的系统性工作，对该病的病理生理学过程认识和危重症监护处理，将对患者的诊治及预后产生实质性影响。

二、SaSAH的定义和分级方法

临床通常采用Hunt Hess分级法和世界神经外科医师联盟（WFNS）分级标准，对SaSAH患者的严重程度进行分级，分级越高，病情越严重，并且与预后相关。临床研究表明，Hunt Hess 0～Ⅱ级患者症状相对较轻，经积极救治，病死率低，属轻型SaSAH。而Ⅳ级以上的患者，由于意识障碍程度及脑损伤严重，治疗方法及预后与Ⅰ、Ⅱ级的患者有较大差别，虽经积极救治，其病死率仍高达30.5%～35.0%，通常称之为高分级aSAH或SaSAH。

Hunt HessⅢ级以上患者占总病例数的20%～30%。Hunt HessⅢ级纳入的aSAH患者范围广、预后差异较大，由于其存在轻度意识障碍，且发生继发性脑损伤的风险高，系统性并发症多，同样需要神经重症监护治疗，为此本共识将其纳入SaSAH管理的范畴。

aSAH患者的神经系统及全身状况在病程急性期是一个动态变化的过程，其病情分级是可变的，应在发病后连续动态评估、记录分级的变化。

共识建议：

（1）蛛网膜下腔出血患者入院后，应采用Hunt Hess分级或WFNS分级等方法，对病情严重程度予以分级（高质量证据，强推荐）；

（2）Hunt Hess分级≥Ⅲ级的患者宜收入NICU予以观察治疗（中等质量证据，强推荐）；

（3）回顾性分析预后，应以发病后持续时间较长的最高病情分级为标准（低质量证据，弱推荐）。

三、诊断

SaSAH 诊断与所有 aSAH 一样，主要依据临床症状及影像学检查。

（一）临床症状

aSAH 的主要症状是突发剧烈电击样头痛（97%），约30%的患者有单侧头痛，主要在动脉瘤一侧，往往伴有短暂或持续的意识丧失、癫痫、恶心、呕吐。SaSAH 患者大多发病突然，表现为突发剧烈头痛，颈后部疼痛，并在短时间内陷入昏迷。而缓慢起病者临床分级较低。

（二）影像学检查

SaSAH 的影像学检查，首选头部 CT 扫描。这是诊断 SaSAH 的基本检查，其敏感性近100%。发病5～7 d 后，阴性率显著上升。由于脑疝风险很高，不推荐仅为确诊 aSAH 而对 SaSAH 患者行腰椎穿刺。

如果病情允许，SaSAH 患者均需行病因学检查。DSA 是诊断颅内动脉瘤的金标准，大约85%的 SaSAH 患者能通过 DSA 发现颅内动脉瘤。高成像质量的 CT 血管成像（CTA）对颅内动脉瘤的诊断价值在新的指南中已得到肯定，除对微小动脉瘤（＜3 mm）的检出率尚不及 3D DSA 外，大多数情况下可替代 DSA。如果 CTA 未能查出，建议尽快行 DSA 检查。不推荐 MR 血管成像（MRA）作为 SaSAH 患者的常规检查。

共识建议：

（1）自发性 SAH 确诊首选 CT 扫描（高质量证据，强推荐）；

（2）病情允许时，对自发性 SAH 均应进行病因学检查，首选 DSA 或 CTA（高质量证据，强推荐）；

（3）首次造影阴性患者推荐发病后2～4周内再次行 DSA 检查（中等质量证据，强推荐）。

四、动脉瘤处理及预防再出血

（一）动脉瘤的治疗

动脉瘤一旦发生破裂出血，容易发生再次破裂出血（24 h 内再出血发生率为4.0%～13.6%），发生再出血的患者，80%以上预后不良，并且再出血发生得越早，预后就越差。因此，对大多数破裂动脉瘤应尽早进行病因治疗，以降低再次破裂出血的风险。同时，由于蛛网膜下腔出血后的 CVS、脑水肿、脑肿胀，给外科开颅手术治疗增加难度，目前的临床治疗是早期进行外科或介入干预，有利于对出血造成的一系列继发性损伤进行治疗。

动脉瘤的治疗方法有外科开颅夹闭及血管内介入栓塞两大类技术。在应用两种技术均成熟的单位，两种治疗方式的风险接近，但介入治疗动脉瘤复发率高于手术夹闭。针对某一个体患者是进行外科夹闭还是血管内介入，应依据患者病情和动脉瘤部位、形态的特点、治疗中心的技术能力等多因素考虑后制定。部分患者有严重基础疾病，或（和）动脉瘤本身构筑复杂，开颅夹闭和血管内介入治疗均无法实施，可以进行对症保守治疗。

共识建议：

（1）对技术上同时适合开颅夹闭和血管内介入治疗两种方法的患者，推荐进行血管内介入治疗（高质量证据，强推荐）；

（2）后循环动脉瘤、高龄（＞70岁）、SaSAH（Hunt Hess Ⅳ～Ⅴ级）以及处于CVS期患者，应优先考虑介入治疗（高质量证据，强推荐）；

（3）脑实质内血肿量较大（＞30 ml）、严重颅内压（ICP）增高及大脑中动脉瘤患者，优先考虑选择手术夹闭清除血肿，同时根据手术情况，判断是否进行去骨瓣减压手术（中等质量证据，强推荐）。

（二）抗纤维蛋白溶解药物治疗

止血药预防再出血的临床证据不足。如果早期不能对动脉瘤进行及时治疗，使用抗纤维蛋白溶解药物（如氨甲环酸或氨基己酸）可减少早期再出血的发生，但不能改善患者总体转归。

共识建议：

在动脉瘤处理前可以进行早期、短程的抗纤维蛋白溶解药物治疗（诊断后即开始，持续至处理动脉瘤时），不超过发病后72 h（低质量证据，弱推荐）。

（三）血压控制

血压控制分为动脉瘤处理前和处理后两个阶段。

在处理动脉瘤前，控制血压的目的是：降低高血压相关再出血的风险，减少低血压造成的缺血性损害。

在处理动脉瘤后，再破裂出血的风险显著降低，而脑水肿、ICP增高及CVS为临床主要问题，血压管理则要以保持脑组织灌注、防止缺血性损伤为目标。目前尚无最佳的血压控制目标值，一般应该参考患者发病前的基础血压来修正目标值，如高于基础血压的20%左右，避免低血压。国内常用的静脉降压药物如乌拉地尔、尼卡地平等可以用于aSAH后急性高血压的控制。尼莫地平常用于预防CVS，也可引起部分患者血压下降，若同时使用多种降压药物，需要严密监测血压水平。

共识建议：

（1）目前尚不明确能够降低动脉瘤再出血风险的最佳血压水平，动脉瘤处理前可将收缩压控制在140～160 mmHg（中等质量证据，强推荐）；

（2）处理动脉瘤后，应参考患者的基础血压，合理调整目标值，避免低血压造成的脑缺血（低质量证据，弱推荐）。

（四）癫痫的预防与控制

aSAH后任何时候均可能出现癫痫发作，7%的aSAH患者在发病时合并癫痫，另有10%的患者在数周内发生迟发性癫痫，总发病率约为20%。早期癫痫发作的危害主要是引起急性血压升高和动脉瘤破裂再出血；癫痫发作会引起ICP和脑血流量（CBF）的改变，加重脑水肿和CVS。对于是否预防性使用抗癫痫药物，尚有不同观点。

共识建议：

（1）SaSAH后可以预防性使用抗癫痫药物，不推荐急性期后长期使用（低质量证据，弱推荐）；

（2）对于动脉瘤破裂后出现明确癫痫发作患者，应给予抗癫痫治疗，但若癫痫无复发，应在3~6个月后停用抗癫痫药物（中等质量证据，强推荐）；

（3）不推荐常规预防性使用苯妥英钠（极低质量证据，弱推荐）。

五、SaSAH 的监护管理

（一）基础生命体征监护及病情评估

1.基础护理：（1）安静卧床；（2）抬高床头；（3）镇静镇痛；（4）留置尿管，监测尿量；（5）留置鼻胃管或鼻肠管，监测消化道出血、潴留状况，并给予肠内营养；（6）防治便秘；（7）预防深静脉血栓。

2.基础评估：患者入院后，需了解完整的病史及进行全身体格检查，予以Hunt Hess分级、WFNS分级、格拉斯哥昏迷量表（GCS）评分和Fisher分级。

3.常规监护。

（二）神经系统专科监测

1.经颅多普勒超声（TCD）监测

每日或隔日采用TCD检测颅内动脉流速、24 h血流速度变化情况以及颅内外动脉流速比，以提示ICP增高、CVS及脑灌注状态。

2.ICP监测

3.脑电监测

4.其他

（三）呼吸系统管理

SaSAH患者均需进行气道安全性评估及气道管理。

1.气管插管或气管切开适应证

（1）GCS＜9分或Hunt Hess分级Ⅳ级和Ⅴ级的患者；

（2）如果患者短期内难以清醒，在处理动脉瘤后早期气管切开可能对减轻肺部感染有益；

（3）小部分患者在aSAH发病当时发生呼吸骤停，或危及生命的心律失常，需要急诊气管插管和人工辅助通气；

（4）初期不需要插管的患者在CVS期病情恶化、意识水平下降时，也需要人工辅助通气。

2.呼吸系统常见并发症：最常见的并发症包括肺水肿（心源性或神经源性）、肺炎、肺不张、吸入性肺炎。

SaSAH患者肺部问题的处理应遵循肺部疾病治疗的一般原则，治疗方法包括立即气管插管及人工通气、充足给氧、呼气末正压、使用呋塞米以及其他减少心脏前负荷、减轻肺水肿的措施。

（四）体温管理

共识建议：

（1）建议定期监测体温，如果患者发热，需及时寻找病因和治疗感染。对SaSAH急性期患者，使用温度调节系统，将体温严格控制在正常范围是合理的（中等质量证据，强推荐）。

（2）在发生CVS和迟发性脑缺血的高危期，应采用药物和（或）体表降温的方法，严格控制体温。治疗强度可依据发生脑缺血的危险程度调整（中等质量证据，强推荐）。

（3）亚低温治疗目标温度选择和降温治疗的时程，均应根据ICP变化、CVS的监测等予以调整。一般目标温度为核心温度32～35℃，降温时程为3～7 d（低质量证据，弱推荐）。

（五）镇痛、镇静治疗

（六）血容量、电解质及血糖管理

1.血容量评估

2.血容量管理

3.纠正贫血

4.电解质管理

5.血糖控制

共识建议：

（1）血容量管理的目的主要是预防和治疗迟发性脑缺血（DCI）（中等质量证据，强推荐）；

（2）推荐应用临床评估与血容量监测参数相结合的方法，确定血容量管理目标（中等质量证据，强推荐）；

（3）aSAH患者避免低血容量，不推荐预防性高血容量治疗（中等质量证据，强推荐）；

（4）不推荐血液稀释疗法，建议将血红蛋白维持到 > 80 g/L，或红细胞比容为30%～35%（中等质量证据，强推荐）；

（5）目前最大限度减少继发脑损伤的血糖范围尚不确定，推荐血糖水平维持在8～10 mmol/L，避免较低血糖水平（血糖 < 4.44 mmol/L）（中等质量证据，强推荐）。

六、ICP 控制

SaSAH 患者均存在 ICP 增高的病理改变。

（一）ICP 监测适应证

1. GCS 评分 < 9 分；

2. Hunt Hess Ⅳ～Ⅴ级患者；

3. Hunt Hess Ⅲ级患者合并脑积水。

如果尚未处理动脉瘤，需行控制性 EVD 引流，以避免过度降低 ICP，引起动脉瘤再破裂。

（二）ICP 的控制目标

控制 ICP 的目的是：防止 ICP 增高后颅内压力梯度差造成脑疝；防止 ICP 增高导致的继发性脑灌注压（CPP）下降，发生脑缺血损害。临床常以 ICP/CPP 为目标值。CPP 维持在 70～90 mmHg 是理想的。处理动脉瘤前，ICP 应维持在 < 20 mmHg，但不必过低，以免脑脊液过度引流引起动脉瘤再破裂。处理动脉瘤后，可调整 ICP 目标值为 5～10 mmHg。

（三）ICP 增高的治疗方法

一级：床头抬高 20°～30°，头颈部中立位；导尿，防止尿潴留；保持气道通畅、镇痛，镇静；保持大便通畅；控制性脑室外引流。

二级：降颅压方法以药物治疗为主。可以应用甘露醇 0.5～1.0 g/kg、呋塞米、白蛋白。若以上药物无效，可使用高渗盐水。

三级：轻度至中度的短时程过度换气，过度换气的目标值为 PCO_2 28～32 mmHg；亚低温疗法（核心温度：32～35 ℃），去骨瓣减压手术。

七、CVS 和迟发性脑缺血损伤（DCI）的处理

（一）CVS

CVS 是蛛网膜下腔出血后引起的颅内动脉可逆性缩窄或收缩状态。

（二）CVS 和 DCI 的监测和判定

确定 CVS 目前仍以 DSA 为金标准，但由于其有创性，难以重复和实时检查，限制了这一技术作为 CVS 的首选检查手段，除非临床考虑对 CVS 进行血管内治疗干预。

TCD 可以用于检测 CVS 的发生，与 DSA 相比，特异性较高而敏感性中等，其优点是无创性，可以反复、实时、连续检测。

DCI 的诊断需要结合 CVS 来进行判定，临床要排除脑积水、发热、癫痫和电解质紊乱等情况。客观证据则需要头部 CT 或 MRI 灌注成像，以发现潜在的脑缺血。

（三）CVS 和 DCI 的治疗

DCI 的治疗包括三个方面：血流动力学、药物及血管内干预。

共识建议：

（1）推荐保持等容和正常循环血量以预防DCI，不推荐预防性使用高血容量（中等质量证据，强推荐）；

（2）推荐应用尼莫地平、法舒地尔等药物治疗CVS（高质量证据，强推荐）；

（3）如果心脏功能允许，推荐对DCI患者进行诱导高血压治疗（低质量证据，弱推荐）；

（4）症状性CVS患者，特别是药物治疗未能起效的患者，可行DSA检查，确定是否行脑血管成形术和（或）选择性动脉内扩张治疗（低质量证据，弱推荐）。

八、aSAH相关脑积水

急性或亚急性脑积水引起ICP增高时，除常规处理外，通常在未出现脑疝的情况下，处理动脉瘤后，可选择控制性脑室外引流（EVD）。破裂动脉瘤确切处理后有相应临床表现的慢性脑积水患者，可根据患者具体状况，选择分流术（脑室—腹腔分流术、腰大池—腹腔分流术等）。

九、其他并发症的治疗

SAH可以引起心肌缺血，若这些病理改变严重时，会改变疾病进程，必须及时诊断和治疗。当血流动力学不稳定或心功能差时，监测心功能可能有益。特别是治疗CVS时，必须考虑心脏负荷与神经系统治疗目标的平衡。aSAH可诱发血液高凝状态，有可能诱发深静脉血栓和肺栓塞。建议对所有患者使用序贯加压装置，不建议处理动脉瘤前使用药物预防。处理动脉瘤后，可以根据情况考虑使用普通肝素或低分子肝素预防。

十、总结

SaSAH是一种严重的以蛛网膜下腔出血启动，既造成脑组织原发性损伤、脑组织缺血、ICP增高、系统性并发症等，又可导致继发性病理改变的疾病，危重期长，病程迁延。SaSAH作为一个整体，其病情的异质性相当高，Ⅴ级与Ⅲ级患者的预后可有显著不同，即使采用最现代的治疗措施，仍然可能产生不良预后（包括死亡和重度残疾）。因此，许多临床干预抉择已不限于医学适应证和技术的实施，还要考虑患者家庭的经济能力、对不良预后的认知接受程度等社会伦理学因素。

治疗SaSAH患者不仅面临诸多临床挑战，更需要神经外科、脑血管病介入、神经重症监护等多学科协作，将早期紧急处置、神经重症监护与治疗有机结合，才能降低病死率和致残率，改善患者的预后。

中国脑出血诊治指南(2015)

中华医学会神经病学分会脑血管学组

脑出血（intracerebral hemorrhage）在脑卒中各亚型中发病率仅次于缺血性脑卒中，居第2位。人群中脑出血的发病率为12/10万～15/10万。脑出血发病凶险，病情变化快，致死致残率高，超过70%的患者发生早期血肿扩大或累及脑室，3个月内的死亡率为20%～30%。脑出血也导致了沉重的社会经济负担，2003年我国统计显示脑出血的直接医疗费用为137.2亿元/年。因此，临床医生需要更多关注脑出血的诊治。近年来在脑出血的诊疗方面已经有所进展，早期、积极与合理的救治可以改善患者的临床转归，同时国内外研究者仍在不懈努力探寻有效的治疗方法。

为此，中华医学会神经病学分会脑血管病学组总结了近年来国内外研究进展，参考了相关的国际指南，在对《中国脑血管病诊治指南》第一版脑出血诊治部分更新修订的基础上编写了本指南，主要适用于原发脑出血（继发于外伤的脑出血不在本指南讨论范围）。本指南的修订原则、推荐强度及证据等级标准遵循中华医学会神经病学分会脑血管病学组有关共识。

一、院前处理

院前处理的关键是迅速识别疑似脑卒中患者并尽快送到医院。症状突发，多在活动中起病，常表现为头痛、恶心、呕吐、不同程度的意识障碍及肢体瘫痪等。

推荐意见：

对突然出现脑卒中症状的患者，急救人员应进行简要评估和急救处理并尽快送往就近有条件的医院（Ⅰ级推荐，D级证据）。

二、诊断与评估

脑出血的诊断与评估包括：病史与体征、影像学检查、实验室检查、疾病诊断及病因分型等。

推荐意见：

（1）对疑似脑卒中患者应尽快行CT或MRI检查以明确诊断（Ⅰ级推荐，A级证据）。

（2）尽早对脑出血患者进行全面评估，包括病史、一般检查、神经系统检查和有关实验室检查，特别是血常规、凝血功能和影像学检查（Ⅰ级推荐，C级证据）。在病情和条件许可时，应进行必要检查以明确病因（Ⅰ级推荐，C级证据）。

（3）确诊脑出血患者，在有条件的情况下尽早收入神经专科病房或神经重症监护病房（Ⅰ级推荐，A级证据）。

（4）脑出血后数小时内常出现血肿扩大，加重神经功能损伤，应密切监测（Ⅰ级推荐，A级证据）。CTA和增强CT的"点样征"（spot sign）有助于预测血肿扩大风险，必要时可行有关评估（Ⅱ级推荐，B级证据）。

（5）如怀疑血管病变（如血管畸形等）或肿瘤者，可选择行CTA、CTV、增强CT、增强MRI、MRA、MRV或DSA检查，以明确诊断（Ⅱ级推荐，B级证据）。

（6）可应用GCS或NIHSS量表等评估病情严重程度（Ⅱ级推荐，C级证据）。

三、脑出血的治疗

脑出血的治疗包括内科治疗和外科治疗，大多数患者均以内科治疗为主，如果病情危重或发现有继发原因，且有手术适应证者，则应该进行外科治疗。

（一）内科治疗

1.血压管理

推荐意见：

（1）应综合管理脑出血患者的血压，分析血压升高的原因，再根据血压情况决定是否进行降压治疗（Ⅰ级推荐，C级证据）。

（2）当急性脑出血患者收缩压>220 mmHg时，应积极使用静脉降压药物降低血压；当患者收缩压>180 mmHg时，可使用静脉降压药物控制血压，根据患者临床表现调整降压速度，160/90 mmHg可作为参考的降压目标值（Ⅲ级推荐，C级证据）。早期积极降压是安全的，其改善患者预后的有效性还有待进一步验证（Ⅲ级推荐，B级证据）。

（3）在降压治疗期间应严密观察血压水平的变化，每隔5～15分钟进行1次血压监测（Ⅰ级推荐，C级证据）。

2.血糖管理

推荐意见：

血糖值可控制在7.7～10.0 mmol/L的范围内。应加强血糖监测并相应处理：

（1）血糖超过10 mmol/L时可给予胰岛素治疗；

（2）血糖低于3.3 mmol/L时，可给予10%～20%葡萄糖口服或注射治疗。

目标是达到正常血糖水平。

3.药物治疗

推荐意见：

由于止血药物治疗脑出血临床疗效尚不确定，且可能增加血栓栓塞的风险，不推荐常规使用（Ⅰ级推荐，A级证据）。神经保护剂、中药制剂的疗效与安全性尚需开展更多高质量临床试验进一步证实（Ⅱ级推荐，C级证据）。

4.病因治疗

推荐意见：

（1）使用抗栓药物发生脑出血时，应立即停药（Ⅰ级推荐，B级证据）。

（2）对口服抗凝药物（华法林）相关脑出血，静脉应用维生素K（Ⅰ级证据）、新鲜冻干血浆和PCC（Ⅱ级推荐，B级证据）各有优势，可根据条件选用。对新型口服抗凝药物（达比加群、阿哌沙班、利伐沙班）相关脑出血，目前缺乏快速、有效的拮抗药物。

（3）不推荐rFⅦa单药治疗口服抗凝药相关脑出血（Ⅵ级推荐，D级证据）。

（4）对普通肝素相关脑出血，推荐使用鱼精蛋白治疗（Ⅲ级推荐，C级证据）。

（5）对溶栓药物相关脑出血，可选择输注凝血因子和血小板治疗（Ⅱ级推荐，B级证据）。目前尚无有效药物治疗抗血小板相关的脑出血。

（6）对于使用抗栓药物发生脑出血的患者，何时、如何恢复抗栓治疗需要进行评估，权衡利弊，结合患者具体情况决定（Ⅱ级推荐，C级证据）。

5.其他

推荐意见：

针刺治疗的疗效与安全性尚需开展更多高质量临床试验进一步证实（Ⅲ级推荐，C级证据）。

6.并发症治疗

（1）颅内压增高的处理

推荐意见：

颅内压升高者，应卧床、适度抬高床头、严密观察生命体征（Ⅰ级推荐，C级证据）。需要脱水除颅压时，应给予甘露醇静脉滴注，而用量及疗程依个体化而定（Ⅰ级推荐，C级证据）。同时，注意监测心、肾及电解质情况。必要时，也可用呋塞米、甘油果糖和（或）白蛋白（Ⅱ级推荐，B级证据）。

（2）痫性发作

推荐意见：

①有癫痫发作者应给予抗癫痫药物治疗（Ⅰ级推荐，A级证据）。

②疑似为癫痫发作者，应考虑持续脑电图监测（Ⅱ级推荐，B级证据）。如监测到痫样放电，应给予抗癫痫药物治疗（Ⅲ级推荐，C级证据）。

③不推荐预防性应用抗癫痫药物（Ⅱ级推荐，B级证据）。

④脑卒中后2～3个月再次出现痫性发作的患者应接受长期、规律的抗癫痫药物治疗（Ⅳ级推荐，D级证据）。

（3）深静脉血栓形成（DVT）和肺栓塞的防治

推荐意见：

①卧床患者应注意预防深静脉血栓形成（Ⅰ级推荐，C级证据）。如疑似患者，可进行D-二聚体检测及多普勒超声检查（Ⅰ级推荐，C级证据）。

②鼓励患者尽早活动、腿抬高；尽可能避免下肢静脉输液，特别是瘫痪侧肢体（Ⅳ级推荐，D级证据）。

③可联合使用弹力袜加间歇性空气压缩装置预防深静脉血栓及相关栓塞事件（Ⅱ级推荐，B级证据）。

④对易发生深静脉血栓的高危患者（排除凝血功能障碍所致的脑出血患者），证实出血停止后可考虑皮下注射小剂量低分子肝素或普通肝素预防深静脉血栓形成，但应注意出血的风险（Ⅱ级推荐，B级证据）。

（二）外科治疗

1.脑实质出血

推荐意见：

对于大多数原发性脑出血患者，外科治疗的有效性尚不能充分确定，不主张无选择地常规使用外科或微创手术（Ⅱ级推荐，B级证据）。以下临床情况，可个体化考虑选择外科手术或微创手术治疗：

（1）出现神经功能恶化或脑干受压的小脑出血者，无论有无脑室梗阻致脑积水的表现，都应尽快手术清除血肿（Ⅱ级推荐，B级证据）；不推荐单纯脑室引流而不进行血肿清除（Ⅱ级推荐，C级证据）。

（2）对于脑叶出血超过30 ml且距皮质表面1 cm范围内的患者，可考虑标准开颅术清除幕上血肿（Ⅱ级推荐，B级证据）或微创手术清除血肿（Ⅱ级推荐，D级证据）。

（3）发病72 h内、血肿体积20～40 ml、GCS≥9分的幕上高血压脑出血患者，在有条件的医院，经严格选择后可应用微创手术联合或不联合溶栓药物液化引流清除血肿（Ⅱ级推荐，B级证据）。

（4）40 ml以上重症脑出血患者由于血肿占位效应导致意识障碍恶化者，可考虑微创手术清除血肿（Ⅱ级推荐，D级证据）。

（5）病因未明确的脑出血患者行微创手术前应行血管相关检查（CTA/MRA/DSA）排除血管病变，规避和降低再出血风险（Ⅱ级推荐，D级证据）。

2.脑室内出血

推荐意见：

目前缺乏足够循证医学证据推荐治疗脑室内出血的手术治疗方法。脑室内运用rt-PA治疗方法的有效性有待进一步研究（Ⅱ级推荐，B级证据）。

3.脑积水

推荐意见：

对伴有意识障碍的脑积水患者可行脑室引流以缓解颅内压增高（Ⅱ级推荐，B级证据）。

四、预防脑出血复发

推荐意见：

1.应对脑出血患者进行复发风险评估，并针对病因控制危险因素（Ⅱ级推荐，B级证据）。

2.积极治疗高血压病是预防脑出血复发的有效手段（Ⅰ级推荐，B级证据）。推荐血压控制目标为<140/90 mmHg（Ⅱ级推荐，B级证据）。

中国急性缺血性脑卒中早期血管内介入诊疗指南
——介入治疗适应证和禁忌证(2015)

中华医学会神经病学分会
中华医学会神经病学分会神经血管介入协作组
急性缺血性脑卒中介入诊疗指南撰写组

目前中国每年因脑卒中死亡的人数已超过肿瘤和心血管疾病，成为第1位致死原因。急性期治疗对脑卒中患者的预后极为重要。

循证医学证实，发病4.5 h内采用重组组织型纤溶酶原激活剂（rt-PA）静脉溶栓是治疗急性缺血性脑卒中的首选方法。然而能在时间窗内到达医院并具备溶栓适应证的患者非常有限[1]；此外，大血管闭塞性脑卒中在静脉溶栓后实现血管再通率偏低，如大脑中动脉M1段再通率约为30%，颈内动脉末端再通率仅为6%[2]。

这些因素的存在很大程度上限制了rt-PA在临床实践中的广泛应用。鉴于静脉溶栓存在上述不足，20多年来，血管内介入技术在急性缺血性脑卒中治疗方面的发展非常迅速。该技术能使部分大血管闭塞所致的重症脑卒中患者获益。

当前，急性缺血性脑卒中血管内介入治疗的从业人员来自不同专业，在技术路线和治疗策略上存在差别。这些现状和特点使得制定统一的指南以引导规范化的临床实践显得至关重要。

美国心脏协会和美国脑卒中协会（AHA/ASA）于2013年发布了《缺血性脑卒中早期管理指南》[3]，该指南对缺血性脑卒中血管内介入治疗制定了规范。2010年《中国急性缺血性脑卒中诊治指南》[4]、2011年中文版及2013年英文版《中国缺血性脑血管病血管内介入诊疗指南》[5, 6]对急性缺血性脑卒中动脉溶栓进行了系统规范，但对其他血管内介入治疗措施未作详述。

本指南依据前期的临床研究结果，采取循证医学的方法，从病例选择、治疗方式、围手术期管理等诸多方面对缺血性脑卒中早期血管内介入的治疗进行系统规范，目的是为临床医生在血管内介入治疗急性缺血性脑卒中的临床实践中提供参考依据。

一、急性缺血性脑卒中早期血管内介入治疗适应证和禁忌证

（一）适应证

1. 年龄18岁以上。

2. 大血管闭塞重症患者尽早实施血管内介入治疗。

建议动脉溶栓：前循环闭塞发病时间在6 h 以内，后循环大血管闭塞发病时间在24 h 以内；机械取栓：前循环闭塞发病时间在8 h 以内，后循环大血管闭塞发病时间在24 h 以内。

3. CT 排除颅内出血、蛛网膜下腔出血。

4. 急性缺血性脑卒中，影像学检查证实为大血管闭塞。

5. 患者或法定代理人签署知情同意书。

（二）禁忌证

1. 若进行动脉溶栓，参考静脉溶栓禁忌证标准[4]。

2. 活动性出血或已知有出血倾向者。

3. CT 显示早期明确的前循环大面积脑梗死（超过大脑半球的1/3）。

4. 血小板计数低于100×10^9/L。

5. 严重心、肝、肾功能不全。

6. 近2 周内进行过大型外科手术。

7. 近3 周内有胃肠或泌尿系统出血。

8. 血糖< 2.7 mmol /L 或> 22.2 mmol /L。

9. 药物无法控制的严重高血压。

10. 预期生存期小于90 d。

11. 妊娠。

急性缺血性脑卒中早期血管内介入治疗1990 年PROACT Ⅱ （Prolysein Acute Cerebral Thromboembolism Ⅱ ）[7]、2007 年MELT[8] （the Middle Cerebral Artery Embolism Local Fibrinolytic Intervention Trial）两项随机试验及2010年的荟萃分析[9]为动脉溶栓治疗急性缺血性脑卒中提供了证据。

目前尚未发布新的动脉溶栓治疗急性缺血性脑卒中的研究结果，故动脉溶栓治疗急性缺血性脑卒中的循证医学证据总体可参照2011 年《中国缺血性脑血管病血管内介入诊疗指南》[5]。动脉溶栓具体操作方法亦可参照该指南。

颅内大血管闭塞采用单一静脉溶栓血管再通率低，而采用单一动脉溶栓会延迟治疗时间。理论上，静脉-动脉序贯溶栓可以解决单纯静脉溶栓再通率低的问题，又可以克服动脉溶栓治疗延迟的缺点。

一系列研究已经评估了rt-PA 静脉-动脉序贯溶栓的安全性和有效性[10-12]。1999 年一项多中心、随机、双盲、安慰剂对照的Emergency Management of Stroke 试验首次提出静脉-动脉序贯溶栓概念[13]。随后，2000 年一项回顾性研究分析了20 例发病3 h 内行静脉-动脉序贯溶栓的患者[12]，该研究结果表明，50% 的患者预后良好。

基于已有的静脉-动脉序贯溶栓可行性和有效性的证据，美国国立卫生研究院于2001 年实施IMS （Interventional Management of Stroke）- Ⅰ试验[10]。这项研究纳入发病3 h 内接受rt-PA 静脉溶栓（0.6 mg/kg，最大剂量60 mg）的患者（NIHSS 评分≥10 分），并且经DSA 证实存在颅内大动脉闭塞后立即经动脉局部注射rt-PA （最大剂量22 mg）。

该研究结果与 NINDS（National Institute of Neurological Disorders and Stroke）试验相比较[14]，序贯溶栓组及静脉溶栓组症状性颅内出血发生率分别为 6.3% 和 6.6%；序贯溶栓组 90 d 死亡率为 16%，接近于安慰剂对照组和静脉溶栓组，后两者分别为 24% 和 21%。在序贯溶栓组中，56% 的患者血流再灌注良好，43% 的患者预后良好。

其后的 IMS-II 试验共纳入 81 例患者[11]，结果显示：静脉-动脉序贯溶栓组症状性颅内出血发生率为 9.9%、90 d 死亡率为 16%、良好灌注率为 61%、良好预后率为 46%。上述两项研究结果与 NINDS 试验安慰剂组比较，表明静脉-动脉序贯溶栓可以获得更好的临床预后。

IMS-III 试验于 2013 年 3 月公布了研究结果，该试验是一项多中心、随机、开放标签的研究[15]，纳入标准及研究目的与 IMS-I 、IMS-II 相同。研究结果显示，与静脉溶栓组相比，虽然血管内治疗组（包括动脉溶栓和机械取栓）较静脉溶栓组血管再通率高。但是两组间在 90 d 良好预后（40.8% 与 38.7%）、死亡率（19.1% 与 21.6%）方面差异均无统计学意义。

推荐意见：

（1）动脉溶栓越早，效果越好，应尽早实施治疗（I 级推荐，B 级证据）；

（2）动脉溶栓有益于经严格选择的患者，适用于发病 6 h 内的大脑中动脉供血区的急性缺血性脑卒中（I 级推荐，B 级证据）；

（3）发病 24 h 内、后循环大血管闭塞的重症脑卒中患者，经过严格评估可行动脉溶栓（III 级推荐，C 级证据）；

（4）静脉-动脉序贯溶栓治疗是一种可供选择的方法（II 级推荐，B 级证据）；

（5）动脉溶栓要求在有条件的医院进行（I 级推荐，C 级证据）。

二、机械取栓、碎栓

机械血栓清除术是实现急性缺血性脑卒中血流再灌注的新方法。其主要通过取栓、碎栓及加强溶栓药物在栓子局部的渗透作用实现血管再通，与药物溶栓协同发挥作用[16]。目前经美国食品药品监督管理局批准的血栓清除装置有 4 种：Merci 取栓系统（2004 年）、Penumbra 系统（2007 年）、Solitaire FR 装置（2012 年）及 Trevo 取栓器（2012 年）。MERCI（Mechanical Embolus Removal in Cerebral Ischemia）试验是一项前瞻性、非随机、多中心研究[17]，纳入发病 8 h 内颅内大血管闭塞且不适合静脉溶栓的患者。

结果表明，Merci 取栓系统能提高血管再通率。随后开展的 Multi-MERCI 试验评估了新一代取栓器在提高血管再通率方面的优势[18]。Multi-MERCI 试验入组标准为发病 8 h 内且存在大血管闭塞的缺血性脑卒中患者，包括部分经 rt-PA 静脉溶栓失败的患者。患者预后良好率为 36%，死亡率为 34%。

此外，对 MERCI 及 Multi-MERCI 试验的 80 例颈内动脉颅内段闭塞患者进行分析[19]，结果显示：39% 的血管再通患者 90 d 时预后良好，而血管再通失败的患者预后良好率仅为 3%。该研究提示，血管再通仍是 90 d 预后良好的一个重要预测因素。

Penumbra 试验是一项前瞻性、多中心研究，研究目的是评估 Penumbra 系统的安全性和有效性[20]。该试验纳入发病 3 h 内不适合静脉溶栓或静脉溶栓失败的缺血性脑卒中患者。结果显示：闭塞血管达到部分或完全再通的比率为 82%；手术操作并发症及症状性颅内出血发生率分别为 13% 和 11%；良好预后率为 25%；死亡率为 33%。

2012 年 Lancet 报道了两项分别运用 Solitaire 和 Trevo 取栓装置的研究结果，前者为 SWIFT 研究[21]，后者为 TREVO 2 研究[22]。SWIFT 研究的目的是比较 Solitaire 和 Merci 装置血管再通的效果。结果显示：Solitaire 组在不伴症状性颅内出血的血管再通率（61% 与 24%，$P < 0.001$）、90 d 时良好预后率（58% 与 33%，$P = 0.001$）方面均优于 Merci 组；且 Solitaire 组 90 d 时死亡率低于 Merci 组（17% 与 38%，$P < 0.001$）。

TREVO 2 研究设计与 SWIFT 基本相似，结果亦显示：Trevo 组在血管再通率（86% 与 60%，$P < 0.001$）、90 d 时良好预后率（40% 与 22%，$P = 0.013$）方面均优于 Merci 组；虽然 Trevo 组 90 d 时死亡率高于 Merci 组，但两者间差异无统计学意义（33% 与 24%，$P = 0.184$）。上述两项研究结果表明，与 Merci 装置相比，Solitaire 和 Trevo 装置更具优势。

虽然多项研究显示，血管内治疗能够快速地实现血管再通及改善患者预后，但 2013 年 3 月《新英格兰医学杂志》发表的 MRRESCUE、SYNTHESIS Expansion 两项研究结果表明血管内治疗对急性缺血性脑卒中患者获益并不优于静脉溶栓治疗[23, 24]。然而这并不代表急性缺血性脑卒中血管内治疗研究的终结，因为上述研究存在 2 个主要问题：首先，这些研究主要采用 Merci 和 Penumbra 取栓器，较少采用 Solitaire、Trevo 这些疗效更优越的新型支架样取栓器；其次，这些研究中血管内治疗组较静脉溶栓组平均治疗时间明显延迟，而这很可能抵消血管内介入开通血管所带来的获益。

MR-CLEAN 研究结果于 2014 年 12 月在《新英格兰医学杂志》在线发表[25]，显示对于前循环颅内大动脉（颈内动脉远端、大脑中动脉 M1 /M2 段、大脑前动脉 A1 /A2 段）闭塞引起的急性缺血性脑卒中患者，发病 6 h 内实施血管内介入联合标准治疗（包括 rt-PA 静脉溶栓）的疗效优于标准治疗。该研究于荷兰 16 个医学中心共入组 500 例前循环颅内大动脉闭塞的急性缺血性脑卒中患者（NIHSS ≥ 2 分，年龄≥18 岁），其中联合治疗组 233 例、标准治疗组 267 例。联合治疗组中血管内介入模式可根据实际情况采用动脉溶栓和（或）机械取栓等多种方法。

结果显示：在所有的研究患者中，89% 的患者于随机化前实施了静脉溶栓治疗；在联合治疗组中，有 81.5% 的患者使用了支架样取栓装置；与标准治疗组比较，90 d 时联合治疗组表现出更好的整体预后分布（校正 OR 值为 1.67，95% 可信区间为 1.21～2.30）；90 d 时，联合治疗组和标准治疗组预后良好。[改良 Rankin 量表（mRS）评分 0～2 分的比例分别为 32.6% 和 19.1%（校正 OR 值为 2.16，95% 可信区间为 1.39～3.38）]；在安全终点事件方面，两组间死亡率和症状性颅内出血的发生率差异无统计学意义。这些结果表明，对于前循环颅内大血管闭塞的急性缺血性脑卒中患者，发病 6 h 内血管内介入治疗是安全且有效的。

推荐意见：

（1）对于发病6 h内影像学明确为前循环大血管闭塞的急性缺血性脑卒中患者，可采用血管内介入治疗联合静脉溶栓（Ⅰ级推荐，B级证据）；

（2）对于静脉溶栓治疗失败的大动脉闭塞脑卒中患者，可采取血管内介入治疗，包括补救性动脉溶栓（Ⅱ级推荐，B级证据）；

（3）有静脉溶栓禁忌证的急性缺血性脑卒中患者，可选择血管内介入治疗或动脉溶栓（Ⅱ级推荐，C级证据）；

（4）在严格筛选的基础上，可单独使用取栓器或与药物溶栓联用以实现闭塞血管再通（Ⅱ级推荐，B级证据）；

（5）支架样取栓器明显优于Merci取栓器（Ⅰ级推荐，A级证据）。

三、急性期血管成形术及支架置入术

（一）急性期颅内血管成形术及支架置入术

血管成形术及支架置入术越来越多地用于缺血性脑卒中前向血流的恢复[26, 27]，尤其在急性期。SARIS（Stent-Assisted Recanalization in Acute Ischemic Stroke）研究[28]纳入了20例不适合静脉溶栓或静脉溶栓失败的患者。研究结果显示，所有患者在支架置入后均取得了部分或完全血管再通，其中5%发生症状性颅内出血，30 d良好预后率为60%。SARIS研究结果提示，对颅内闭塞的责任血管采取支架置入术可以快速有效地恢复血流，或许更多急性脑卒中患者可从支架置入术中获益。

（二）急性期颅外血管成形术及支架置入术

目前颈动脉和椎动脉颅外段血管成形术及支架置入术主要应用于脑卒中预防而非脑卒中急性期治疗。但是以下两种情况需要紧急实施血管成形术及支架置入术：如颈动脉或椎动脉颅外段重度动脉粥样硬化性狭窄或夹层，导致血管完全或不完全闭塞，血流明显减少甚至中断而引发的急性脑卒中；此外，当责任血管位于远端时，因颅外段血管严重狭窄，导管无法通过时，需要先行近端狭窄处血管成形术或支架置入术。

目前一系列小样本回顾性研究报道了其临床应用前景[29, 30]。Jovin等[29]报道了25例颈内动脉闭塞行急诊颈动脉支架置入术的患者，23例手术成功，且不良事件发生率低。同样，Nikas等[30]报道，14例动脉粥样硬化和4例动脉夹层所导致的颈内动脉闭塞患者的急诊手术成功率高达83%。颅外颈动脉血管成形术和支架置入术在急性脑卒中早期管理中的重要性尚需更多研究进一步明确。

推荐意见：

（1）颅外段颈动脉或椎动脉血管成形术和（或）支架置入术可用于急性缺血性脑卒中的血流重建，如治疗颈部动脉粥样硬化重度狭窄或夹层导致的急性缺血性脑卒中（Ⅲ级推荐，C级证据）；

（2）急性期颅内动脉球囊成形术/支架置入术的有效性尚不确定，可根据患者个体情况选择使用（Ⅲ级推荐，C级证据）。

四、围手术期管理

(一)快速行动

脑卒中团队成员紧密协作,尽量缩短接诊患者到动脉穿刺的时间:包括神经科医生快速评估患者;影像学检查后迅速将患者送往导管室;导管室护士及时做好术前准备;与患者(家属)交代病情并签署知情同意书;神经介入医生快速实施股动脉穿刺。目前,国际上关于脑卒中绿色通道流程的时间管理目标见表1。

表1　脑卒中绿色通道流程的时间管理目标

项目	时间
就诊到完成CT检查	<25 min
就诊到开始静脉溶栓	< 60 min
就诊到动脉置鞘	< 2 h
动脉置鞘到开始取栓	< 45 min
动脉置鞘到闭塞血管再通	< 90 min

(二)介入治疗方式

手术中强调会诊讨论的作用,形成介入团队快速的讨论协商机制,选择适合患者的个体化介入治疗方式,如动脉溶栓、机械取栓、球囊碎栓或支架置入术。

(三)麻醉方式

麻醉方式包括全身麻醉和局部麻醉,可根据患者情况及导管室条件决定麻醉方式。

(四)围手术期药物管理

1.溶栓药物

动脉溶栓可采用rt-PA或尿激酶。rt-PA的最佳剂量尚不确定,一般为静脉溶栓的1/3,可经微导管内给药,注射速度通常为1 mg/min。尿激酶总剂量一般不超过60万U,注射速度为1万～2万U/min。推荐每10 min造影观察血管再通情况,以最小剂量达到血管再通。

2.抗血小板药物

机械取栓术后应常规给予抗血小板药物治疗。若是行急诊支架置入术,术前应予服用负荷剂量抗血小板药物(阿司匹林300 mg及氯吡格雷300 mg);术后每天联合服用阿司匹林100 mg及氯吡格雷75 mg,至少1个月;之后,长期服用阿司匹林。对于静脉溶栓后联合急诊支架治疗,术后的抗栓药物使用尚缺乏循证医学证据,需要开展进一步临床研究。

3.血压管理

为防止过度灌注综合征的发生,对于血管再通的患者,要求术前血压控制在180/105 mmHg(1 mmHg=0.133 kPa)以下;血管开通后对于高血压患者控制血压低于基础血压20～30 mmHg水平,但不应低于90/60 mmHg。

4.他汀类药物

围手术期他汀类药物的使用原则目前尚无统一标准。行急诊血管介入治疗的患者，需尽早服用他汀类药物。若急性脑梗死患者病前服用他汀类药物，围手术期需继续服用；若发生脑梗死之前未服用过他汀类药物，建议即刻启动他汀类药物治疗。对于严重动脉粥样硬化或拟行急诊支架置入术者，可以给予强化他汀类药物或联合治疗。

五、并发症及处理

(一)脑血管栓塞

在血管内介入治疗中，可发生责任血管的次级分支和其他部位脑血管栓塞，给患者带来严重并发症。具体处理策略为：首选机械取栓，若取栓失败，可考虑采取包括导丝和球囊辅助的机械碎栓治疗；同时可采用溶栓药物，包括尿激酶、rt-PA及血小板膜糖蛋白Ⅱb/Ⅲa受体抑制剂（如替罗非班）。

(二)血管再通后闭塞

血管再通后闭塞多因术中血管内膜损伤诱发急性血栓形成，导致血管再闭塞。因此，术前需予以充分抗血小板聚集治疗。急诊手术治疗的患者可同时服用300 mg阿司匹林和300 mg氯吡格雷。关于急性支架内血栓形成，目前仍然缺乏统一的处理标准。可选择下列两种方法：（1）动脉或静脉途径使用血小板膜糖蛋白Ⅱb/Ⅲa受体抑制剂[32]；（2）有条件可紧急行支架置入术，亦可与血小板膜糖蛋白Ⅱb/Ⅲa受体抑制剂联合治疗。

(三)过度灌注脑损伤

血管再通后过度灌注综合征是一种非常严重的并发症，可能与血管再通后血流量显著增加有关，应严密监测血压及临床症状和体征。处理方法如下：（1）对术后血压仍高者将原有血压下调20～30 mmHg；（2）并发脑水肿时，给予甘露醇脱水，必要时行去骨瓣减压术。

(四)其他并发症

与脑血管造影相关的并发症处理可参考2011年发表的《中国缺血性脑血管病血管内介入诊疗指南》。

六、疗效评估及随访

(一)影像学评估

1.血管再通分级

血管再通分级标准是衡量血管内介入治疗后血流恢复的客观影像学指标。目前采用的是mTICI（modified Thrombolysis in Cerebral Infarction）评分标准，其可以判断血管的再通情况及其远端血管支配脑组织的灌注情况。mTICI评分共5个级别，其中0级代表无灌注，3级代表完全恢复血流灌注，2b级和3级提示再通成功。mTICI分级标准见表2。

表2　mTICI分级标准

mTICI分级	描述
0	无血流灌注
1	仅有微量血流通过闭塞段
2a	远端缺血区有部分血流灌注(<50%)
2b	远端缺血区有血流灌注(>50%)
3	远端缺血区完全恢复血流灌注

2.颅内出血转化

术后24 h内行影像学检查以明确有无颅内出血。症状性颅内出血是指颅内任何部位出血并且NIHSS评分>4分。

(二)临床随访建议

在患者术后24 h、1个月、3个月及1年，应使用mRS和NIHSS评分对患者进行神经系统功能评估，如果mRS评分≤2分，则提示预后良好；同时了解有无脑卒中的复发。

参考文献

1. de Los Rios la Rosa F, Khoury J, Kissela B M, et al. Eligibility for Intravenous Recombinant Tissue. Type Plasminogen Activator within a Population: The Effect of the European Cooperative Acute Stroke Study (ECASS) m Trial[J]. Stroke, 2012, 43 (6): 1591-1595.

2. Alexandrov A V. Current and future recanalization strategies for acute ischemic stroke [J]. J Intern Med, 2010, 267(2): 209-219.

3. Jauch E C, Saver J L, Adams H P Jr, et al. Guidelines for the early management of patients with acute isehemic stroke: a guideline for health care professionals from the American Heart Association/American Stroke Association[J]. Stroke, 2013, 44(3): 870-947.

4. 中华医学会神经病学分会脑血管病学组急性缺血性脑卒中诊治指南撰写组. 中国急性缺血性脑卒中诊治指南[J]. 中华神经科杂志, 2010, 43(2): 146-153.

5. 中华医学会神经病学分会脑血管病学组缺血性脑血管病血管内介入诊疗指南撰写组. 中国缺血性脑血管病血管内介入诊疗指南[J]. 中华神经科杂志, 2011, 44(12): 863-869.

6. Liu X, Zhang S, Liu M, et al. Chinese guidelines for endovascular management of ischemic cerebrovaseular diseases [J]. Intervent Neurol, 2012, 1(3-4): 171-184.

7. Furlan A, Higashida R, Wechsler L, et al. Intra-Arterial prourokinase for acute ischemie stroke. The PROACT study: a randomized controlled trial. Prolyse in Acute Cerebral Thromboembolism[J]. JAMA, 1999, 282(21): 2003-2011.

8. Ogawa A, Mori E, Minematsu K, et al. Randomized trial of intra-arterial infusion of urokinase within 6 hours of middle cerebral artery stroke: The middle cerebral artery embolism

local fibrinolytic intervention trial(MELT)[J]. Stroke,2007,38(10):2633-2639.

9. Lee M, Hong K S, Saver J L. Efficacy of intra-arterial fibrinolysis for acute ischemic stroke,meta-analysis of randomized controlled trials[J]. Stroke,2010,41(5):932-937.

10. IMS Study Investigators. Combined intravenous and intra-arterial recanalization for acute ischemie stroke:the interventional management of stroke study[J]. Stroke,2004,35(4):904-911.

11. IMS Trial Investigators. The Interventional Management of Stroke (IMS) 1/Study[J]. Stroke,2007,38(7):2127-2135.

12. Ernst R, Pancioli A, Tomsick T, et al. Combined intravenous and intra-arterial recombinant tissue plasminogen activator in acute ischemic stroke[J]. Stroke,2000,31(11):2552-2557.

13. Lewandowski C A, Frankel M, Tomsick T A, et al. Combined intravenous and intraarterial rt-PA versus intraarterial therapy of acute ischemic stroke: Emergency Management of Stroke(EMS)Bridging Trial[J]. Stroke,1999,30(12):2598-2605.

14. Generalized efficaey of t-PA for acute stroke. Subgroup analysis of the NINDS. PA Stroke Trial[J]. Stroke,1997,28(11):2119-2125.

15. Broderick J P, Palesch Y Y, Demchuk A M, et al. Endovaseular therapy after intravenous t-PA versus t-PA alone for strokel [J]. N Engl J Med,2013,368(10):893-903.

16. Qureshi A I. Endovascular treatment of cerebrovascular diseases and intracranial neoplasms[J]. Lancet,2004,63(9411):804-813.

17. Smith W S,Sung G,Starkman S, et al. Safety and efficacy of mechanical embolectomy in acute ischemic stroke:results of the MERCI trial[J]. Stroke,2005,36(7):1432-1438.

18. Smith W S,Sung G,Saver J,et al. Mechanical thrombectomy for acute ischemic stroke: final results of the Multi MERCI trial[J]. Stroke,2008,39(4):1205-1212.

19. Flint A C,Duckwiler G R,Budzik R F,et al. Mechanical thrombectomy of intracranial internal carotid occlusion: pooled resuhs of the MERCI and Muhi MERCI Part I trials [J]. Stroke, 2007,38(4):1274,1280.

20. Penumbra Pivotal Stroke Trial Investigators. The penumbra pivotal stroke trial:safety and effectiveness of a new generation of mechanical devices for clot removal in intracranial large vessel occlusive disease[J]. Stroke,2009,40(8):2761-2768.

21. Saver J L, Jahan R, Levy E, et al. Solitaire flow restoration device versus the Merci Retriever in patients with acute ischaemic stroke(SWIFT):a randomised,parallel-group,non-inferiority trial[J]. Lancet,2012,380(9849):1241-1249.

22. Nogueira R G, Lutsep H L, Gupta R, et al. Trevo versus Merci retrievers for thrombeetomy revascularisation of large vessel occlusions in acute ischaemic stroke (TREVO 2):a randomised trial[J]. Lancet,2012,380(9849):1231-1240.

23. Kidwell C S, Jahan R, Gombein J, et al. A trial of imaging selection and endovascular treatment for ischemic stroke J 1. N Ensl J Med, 2013, 368(10):914-923.

24. Ciccone A, Valvassori L, Niehelatti M, et al. Endovascular treatment for acute ischemie stroke[J]. N End J Med, 2013, 368(10):904-913.

25. Berkhemer O A, Fransen P S, Beumer D, et al. A randomized trial of intra - arterial treatment for acute ischemic stroke J I. N Ensl J Med, 2015, 372(1):ll-20.

26. Xiong Y, Liu W, Zhou Z, et al. Angioplasty and stenting in middle cerebral artery: results from multicenter China interventional stroke registry[J]. Int J Cardiol, 2014, 174(1): 189-190.

27. Xiong Y, Zhou Z, Lin H, et al. Safety and long term outcomes of angioplasty and stenting in symptomatm intra - cranial atherosclerotic stenosis [J]. Int J Cardiol, 2015, 179:23-24.

28. Levy E, Siddiqui A H, Cromlish A, et al. First Food and Drug Administration approved prospective trial of primary intracranial stenting for acute stroke: SARIS (stent- assisted recanalization in acute ischemie stroke)[J]. Stroke, 2009, 40(11):3552-3556.

29. Jovin T G, Gupta R, Uchino K, et al. Emergent stenting of extracranial internal carotid artery occlusion in acute stroke has a high revascularization rate[J]. Stroke, 2005, 36(11): 2426-2430.

30. Nikas D, Reimers B, Elisabetta M, et al. Percutaneous interventions in patients with acute ischemic stroke related to obstructive atherosclerotic disease or dissection of the extracranial carotid artery[J]. J Endovasc Ther, 2007, 14(3):279-288.

31.Sacks D, Black C M, Cognard C, et al. Muhisociety Consensus Quality Improvement Guidelines for Intra - arterial Catheter. Directed Treatment of Acute Ischemie Stroke, from the American Society of Neuroradiology, Canadian Interventional Radiology Association, Cardiovascular and Interventional Radiologieal Society of Europe, Society for Cardiovascular Angiography and Interventions, Society of Interventional Radiology, Society of Neurointerventional Surgery, European Society of Minimally Invasive Neurological Therapy, and Society of Vascular and Interventional Neurology[J]. JNR Am J Neuroradiol, 2013, 34(4): E0.

32. Blaekham K A, Meyers P M, Abruzzo T A, et al. Endovascular therapy of acute ischemic stroke: report of the Standards of Practice Committee of the Society of Neurointerventional Surgery [J]. J Neurointerv Surg, 2012, 4(2):87-93.

专家组名单

执笔：

朱武生　刘文华　刘新峰

撰写组成员（以姓名拼音顺序排列）：

樊小兵　李宝民　李天晓　林航　刘新峰　刘建林　刘鸣　刘煜敏　刘文华　刘运海　陆正齐　马敏敏　蒲传强　石进　孙文　王守春　吴伟　徐格林　杨清武　殷勤　岳炫烨　张仁良　张苏明　张晓龙　张勇　郑洪波　周华东　周志明　朱武生

参与讨论人员（以姓名拼音顺序排列）：

包雅琳　蔡晓杰　曹文锋　陈国华　陈康宁　陈生弟　崔丽英　董强　范一木　方玲　高小平　高连波　郭富强　黄家星　黄一宁　贾建平　柯开富　梁慧康　刘新通　刘亚杰　骆翔　缪中荣　牛国忠　秦超　宋永斌　唐北沙　汪谋岳　王伟　王文志　王拥军　吴江　肖波　谢鹏　徐浩文　曾进胜　张光运　赵钢

脑血管痉挛防治神经外科专家共识(2008)

中华医学会神经外科学分会

前言

脑血管痉挛（cerebral vasospasm）是神经外科的常见临床问题，其基础和临床研究是目前国内外神经外科领域内的热点问题之一，特别是动脉瘤性蛛网膜下腔出血（aneurysmal subarachnoid hemorrhage，aSAH）是致死、致残的重要原因。目前，aSAH导致的脑血管痉挛已经引起临床医生的普遍关注，同时在颅脑损伤后可能发生创伤后的脑血管痉挛，其他颅脑手术和血管内介入治疗后也可能引起继发脑血管痉挛，这些方面也需要临床的足够重视。中华医学会神经外科学分会邀请国内神经外科知名专家经数次讨论达成共识后，提出《脑血管痉挛防治神经外科专家共识》，旨在促进国内神经外科医生对脑血管痉挛有更全面的认识，解决脑血管痉挛诊断、预防和治疗的规范化问题，以造福广大病人。

一、脑血管痉挛的定义及流行病学

(一)脑血管痉挛的定义

1927年Moniz首次进行人脑血管造影，1937年Dandy首次实施开颅手术夹闭颅内动脉瘤，1951年Ecker首次根据脑血管造影做出脑血管痉挛的诊断。根据国内外权威神经外科专著的定义，脑血管痉挛即"颅内动脉的持续性收缩状态"。

脑血管痉挛的诊断主要依据病人的临床症状、体征及脑血管造影的影像，如果仅在血管造影时发现血管处于痉挛状态，病人没有相应的神经功能缺损症状，则称为无症状性脑血管痉挛，如果病人出现神经功能缺损症状，则称为症状性脑血管痉挛，又称迟发性缺血性神经功能障碍（delayed ischemic neurological deficits，DIND）。

(二)脑血管痉挛的流行病学

自发性蛛网膜下腔出血（SAH）的发病率在不同国家和地区有差异，总体发病率大约为每年10/10万人。由此推测，中国每年大约有超过10万新发病例。SAH的最主要病因为颅内动脉瘤破裂，约占全部病例的85%，这些病例除发病后早期死亡之外，大多数需要手术或介入治疗。另有其余病例可能由其他少见原因导致，如脑血管畸形、中脑周围非动脉瘤性蛛网膜下腔出血（PNSH）、硬脑膜动静脉瘘、脊髓血管性病变、烟雾病、凝血机制障碍、肿瘤性出血、高血压、可卡因滥用等。

由于诊断方法不同以及地区和人种差异，不同文献中报道的aSAH后脑血管痉挛发生率差异很大，介于20%～80%之间，其中症状性脑血管痉挛的发生率大约是10%～50%。

颅脑损伤性SAH后，脑血管痉挛的发生率大约为27%～50%，特别是年轻病人以及入院时GCS评分较低的病人。

在脑血管疾病介入治疗过程中，根据文献报道，脑血管痉挛的发生率大约介于17%～60%之间。

一般的神经外科开颅手术，术后也可能出现脑血管痉挛，发生率大约在22%～49%之间，如果未能及时诊断和治疗，可能导致迟发性脑缺血，严重影响手术疗效。

二、脑血管痉挛的病因、病理生理及分类

(一)脑血管痉挛的病因

位于脑底Willis动脉环周围的颅内动脉瘤破裂常导致广泛的SAH，流入蛛网膜下腔的血液及其降解产物是导致脑血管痉挛的最主要原因。脑血管痉挛的发生率以及严重程度多与蛛网膜下腔积血的多少密切相关。

颅脑损伤、颅脑手术或血管内介入治疗过程中，对血管的损伤、挤压和牵拉、血管内操作中的机械刺激、造影剂等化学物质以及手术中出血流入蛛网膜下腔等因素也可导致脑血管痉挛。

根据文献报道，在其他情况下，如结核性和化脓性脑膜炎、偏头痛、高血压性脑病，也可能诱发脑血管痉挛。

(二)脑血管痉挛的病理生理机制

根据现有研究成果，脑血管痉挛发生的病理生理机制与下列因素有关：

1.血液及手术器械对血管壁的机械性刺激；

2.血块压迫、血管壁营养障碍等导致血管壁结构破坏；

3.氧合血红蛋白氧化成高铁血红蛋白并释放氧自由基造成的损伤；

4.各种血管活性物质，如5-HT、儿茶酚胺、血红蛋白及花生四烯酸代谢产物的缩血管作用；

5.颅内压增高，过量脱水治疗而不及时补充血容量；

6.血管壁的炎症和免疫反应。

以上各种理化因素均可导致血管壁平滑肌细胞膜通透性改变，钙离子内流增加，同时细胞内钙库释放增多，最终导致平滑肌细胞内钙离子浓度增加，促使血管平滑肌发生异常收缩，导致血管痉挛。因此，钙离子超载是目前公认的血管痉挛发生过程中最重要的环节。

脑血管痉挛发生后，颅内循环系统出现血流动力学障碍，导致局部或弥漫性脑血流灌注不足，脑组织处于缺氧状态，如果未能及时纠正，可能出现一系列临床症状。因

此，同时注意神经功能的保护有利于改善脑血管痉挛的不良后果。

(三)脑血管痉挛的分类

1.根据病因，可分为4类：

(1)自发性SAH；

(2)颅脑损伤性SAH；

(3)一些医源性因素，如颅脑手术、脑血管造影以及血管内介入治疗操作等；

(4)较少见的原因，如结核性和化脓性脑膜炎。

2.根据部位或者范围可分为3类：

(1)弥漫性脑血管痉挛，血管痉挛可同时涉及颈内动脉、椎基底动脉、大脑中动脉、大脑前动脉的近段等多支颅内主要血管，造影显示各血管显影不清，呈线状；

(2)多节段性脑血管痉挛，造影显示一支或数支颅内动脉呈粗细不均的腊肠样或竹节样痉挛；

(3)局灶性脑血管痉挛，主要是发生于破裂动脉瘤所在的载瘤动脉的局限性痉挛。

3.根据血管造影显示的管腔狭窄程度，脑血管痉挛可分为3级：

(1)重度，管腔缩窄50%以上；

(2)中度，管腔缩窄25%~50%；

(3)轻度，管腔缩窄小于25%。

4.根据病程可分为：

(1)早发性脑血管痉挛；

(2)慢性脑血管痉挛。

后者也称为迟发性脑血管痉挛。

早发性脑血管痉挛多于出血后24 h内发生，急诊血管造影可发现，多为破裂动脉瘤附近的单侧局灶性血管痉挛。传统的脑血管造影通常只能发现颅内大血管的血管痉挛，采用正交极化光谱成像（orthogonal polarization spectral imaging）的方法，可以定性和定量研究大脑皮层的微循环血流状况。2003年一项研究发现，SAH后早期（夹闭术前）有超过50%的病人发生了节段性的微血管痉挛，血管直径减少可多达75%，由此引起一系列临床症状，并最终影响临床转归。因此，及时发现微血管痉挛的发生并尽早防治，是提高脑血管痉挛疗效的关键之一。

典型的迟发性脑血管痉挛多在SAH后第3~5天开始出现，第7~10天达高峰，持续2~3周后逐渐缓解。

三、脑血管痉挛的诊断

(一)临床表现

1.病史

明确的颅内动脉瘤破裂导致SAH，病人有典型的剧烈头痛发作史。其他情况还包括颅脑损伤、血管内介入治疗、颅脑手术或其他颅脑疾病史。

2.典型症状

脑血管痉挛本身并无典型的特异性临床表现，一般在SAH后3～5天，如果出现意识状态的恶化，甚至伴随新出现的局灶定位体征，如偏瘫、偏身感觉障碍、失语，以及颅内压增高的表现，如头痛、呕吐等，临床除外电解质紊乱（高钠血症），CT检查除外继发性脑积水及颅内血肿等后，需高度怀疑脑血管痉挛的可能性。还有不明原因的体温升高、白细胞增多也需引起临床重视，存在脑血管痉挛的可能性。

（二）临床分级

对于aSAH，临床常用Hunt and Hess分级和国际神经外科医生联盟（WFNS）量表来判断病情严重程度（表1）。

表1 动脉瘤性蛛网膜下腔出血的临床分级

分级	Hunt and Hess分级法*	WFNS量表
I	无症状或有轻度头痛、颈项强直	Glasgow昏迷评分15分,无运动功能缺损
II	中度至重度头痛、颈硬,颅神经麻痹	Glasgow昏迷评分13～14分,无运动功能缺损
III	轻度局灶性神经缺失,嗜睡或错乱	Glasgow昏迷评分13～14分,有运动功能缺损
IV	昏迷,中至重度偏瘫,去大脑强直早期	Glasgow昏迷评分7～12分,有或无运动功能缺损
V	深昏迷,去大脑强直,濒死	Glasgow昏迷评分3～6分,有或无运动功能缺损

*注：①有严重系统疾病(如动脉粥样硬化、高血压等)或血管造影证实严重脑血管痉挛者,加1级；②可把未破裂动脉瘤归为0级,把仅有颅神经麻痹而无急性脑膜刺激征者列为 I a。

（三）辅助检查

1.数字减影血管造影（DSA）

脑血管造影（数字减影血管造影）是脑血管痉挛诊断的"金标准"，对动脉瘤和脑血管畸形的阳性检出率高，可清晰显示脑血管各级分支。其缺点是不便在SAH后多次重复检查。在有条件的情况下，对怀疑有血管痉挛者可考虑行血管造影。

如果血管造影证实病人存在严重的脑血管痉挛，也可以考虑同时行血管内介入治疗，或直接在痉挛部位行血管内球囊扩张术。

2.经颅多普勒超声（TCD）血流检测

TCD是目前检测脑血管痉挛的一种常用方法，如果TCD发现局部脑血管的血流速度增快，提示存在血管痉挛导致的血管狭窄。目前的常用诊断标准为大脑中动脉血流流速峰值大于200 cm/s和（或）平均流速大于120 cm/s。这一指标与血管造影显示的严重血管痉挛基本相符。

TCD的主要优点是无创伤，可连续多次重复检测，可用于动态检测血管痉挛的病程以及评价治疗效果。需要注意的是，TCD检测的特异性较高，敏感性相对较低，其测得数值的准确性与负责检测的医生的经验和技术有关，而且由于颅骨厚度的限制，一般只能测定某些特定的颅内血管节段。

在开颅手术中，也可利用超声技术在直视下直接检测颅内血管的流速，了解是否存在脑血管痉挛，并及时采取针对性治疗措施，如罂粟碱或尼莫地平局部灌洗等。

3. CT

CT对于12 h之内发生的急性SAH诊断准确率较高，根据CT显示SAH颅内的部位，可以间接推测颅内动脉瘤的部位。但要注意SAH检出率与出血后到接受CT检查的时间、出血量和部位有关。CT检查距发病时间越长，敏感性越低。如果出血后7天行CT检查，阳性率下降到仅50%左右。少量出血可因CT层面范围偏差出现假阴性，另外对于贫血的病人（红细胞压积小于30%），CT检查也可出现假阴性结果。

根据SAH后24 h内CT显示的出血量，可推测发生脑血管痉挛的危险性，即改良Fisher分级（表2）。

表2　改良的Fisher分级

分级	CT表现	发生脑血管痉挛的危险性(%)
0	未见出血	3
1	仅见基底池出血	14
2	周边脑池或侧裂池出血	38
3	广泛SAH伴脑实质内血肿	57
4	基底池和周边脑池、侧裂池较厚积血	57

4. CTA、MRA

目前CT和磁共振血管成像技术（MRA）日益成熟。高分辨率的CT血管造影（CTA）、CT灌注成像能够准确诊断颅内主要血管，如颈内动脉、大脑中动脉、大脑前动脉A1段和基底动脉的严重血管痉挛，但对于诊断小动脉的血管痉挛，以及鉴别轻度和中度痉挛，尚有一定局限性。

四、脑血管痉挛的防治

(一)脑血管痉挛的防治原则

以下关于脑血管痉挛防治的主要循证医学证据多来自aSAH，其他类型的脑血管痉挛可以此为参考，根据病人情况酌情处理。

如前所述，脑血管痉挛一旦发生，危害严重，没有特异性的临床症状和体征，各种主要辅助检查手段，如DSA、TCD、CTA等也都有各自的局限性，而且脑血管痉挛在临床症状和血管造影的影像上常表现出不一致性。此外，迟发性脑血管痉挛多发生于SAH后第3～5天，并持续2～3周。因此，对于脑血管痉挛的防治原则应包括病因治疗、预防为主、全程治疗、防治并发症等4个方面。

1. 血管造影或TCD提示脑血管痉挛，病人有临床症状：需要尽早治疗，以及动态监测。

2. 血管造影或TCD提示脑血管痉挛，病人尚无临床症状：建议预防性治疗，同时动态监测，如出现临床症状，及时调整治疗方案。

3.血管造影或TCD未发现脑血管痉挛，但病人有临床症状，也需要给予治疗，动态监测。

4.对于存在脑血管痉挛高危因素的病人，如自发性aSAH、创伤性SAH及大血管周围手术后等，尽管病人暂时没有临床症状，仍需加强病情监测，并给予预防性治疗。

5.具体治疗措施的原则包括：改善血流动力学参数；恢复脑血管自动调节机制；维持有效血容量；保持有效脑灌注；控制颅内压；预防脑水肿等。

6.一般性防治措施的两个核心环节是血压和液体（血容量以及电解质平衡）的管理。

（二）病因治疗

对于自发性SAH的病人，早期病因治疗是治疗成功的关键。应在病人就诊后尽早行脑血管造影（或CTA）检查，一旦证实为颅内动脉瘤破裂，视病人情况尽早开颅行动脉瘤颈夹闭手术或血管内介入栓塞治疗。这样可以显著减少动脉瘤再次出血危险，并为清除引流SAH创造条件，如病人来院时已超过最佳治疗时机，则应根据病人病情决定。

早期尽可能地清除蛛网膜下腔的积血是预防SAH后脑血管痉挛的有效手段。在对动脉瘤等病因处理后，脑脊液引流可清除蛛网膜下腔积血及减少其他致痉物质，降低颅内压，预防脑积水。常用的方法包括反复腰穿引流血性脑脊液、脑池或脑室内持续引流、腰椎穿刺置管持续引流。

在一般的颅脑手术，以及血管内介入操作中，也要考虑尽可能减轻局部血管刺激和损伤，避免手术中出血流入蛛网膜下腔，诱发脑血管痉挛。

（三）药物治疗

1.钙拮抗剂

通过阻止血管平滑肌细胞的钙异常内流来降低脑血管痉挛的发生率和严重程度，是临床防治脑血管痉挛的最常用方法。国内外多项循证医学研究结果均证实，钙拮抗剂能够降低血管痉挛所致的缺血性神经功能损伤，减少病人死亡率，改善预后。

在各种钙拮抗剂中，目前临床推荐使用的主要是尼莫地平。这是一种具有颅内血管高度选择性的第2代二氢吡啶类钙拮抗剂，对颅内血管以外的其他血管扩张作用较弱。

2007年Cochrane中心的荟萃分析显示，尼莫地平显著减少SAH后继发缺血症状，使脑血管痉挛所致的死亡和致残相对危险度均明显下降。

尼莫地平目前也是美国心脏学会（AHA）、加拿大及意大利等多个国家和地区的SAH诊疗指南中推荐防治SAH后脑血管痉挛的首选药物。

遵循早期、全程、足量、安全的原则，推荐尼莫地平的用法和用量如下：

（1）早期：自发性SAH病人入院后应尽早开始给予尼莫地平，建议静脉输注。《Neurosurgy》上发表的荟萃分析证明，aSAH患者在发现出血后预防性应用尼莫地平可显著减少脑血管痉挛引起的神经损伤和死亡。2006年《Neurosurgery》对脑血管痉挛防治的综述表明，尼莫地平被用于大多数aSAH患者脑血管痉挛的预防性治疗。对听神经瘤手术的病人，2007年《Neurosurgery》上发表的随机临床对照试验表明，从开颅术前1天开始预防性使用尼莫地平注射液，预防术后神经功能缺损的疗效显著优于从术中开始使用。

（2）全程：脑血管痉挛在SAH后可持续2～3周，因此尼莫地平维持治疗至少需14～21 d。《尤曼斯神经外科学》（*Youmans Neurological Surgery*）第5版中明确指出，处理蛛网膜下腔出血患者脑血管痉挛的一个重要原则是使用尼莫地平，疗程为21 d。建议尼莫地平静脉滴注14 d，后改为口服序贯治疗。

（3）足量：尼莫地平静脉输注的剂量依体重而定。体重低于70 kg或血压不稳的病人：起始剂量为0.5 mg/h，如耐受良好，2 h后可增加至1 mg/h；体重大于70 kg的病人：起始剂量为1 mg/h，如耐受良好，2 h后可增加至2 mg/h。每天静脉给药剂量为24～48 mg。尼莫地平半衰期约为1.5 h，静脉给药建议采用输液泵持续给药，以便保持稳定的血药浓度。口服推荐剂量为60 mg，每4 h 1次。

（4）安全：2007年Cochrane中心荟萃分析结果证明，尼莫地平不增加aSAH后再出血的发生率。国际大规模临床试验证明，尼莫地平对颅内压的影响与安慰剂相似。

（5）术中局部灌洗：将新配置的尼莫地平稀释液（1∶19尼莫地平注射液/林格氏液）加温至与血液温度相同后，于术中脑池滴注。

2.镁剂

国内外一些临床研究证实，$MgSO_4$，即硫酸镁，对脑血管痉挛有一定的防治作用。起始剂量为10 mg/kg体重静脉滴注，维持剂量为30 mg/（kg·d）。目前镁剂防治脑血管痉挛尚未得到其他指南推荐。

3.罂粟碱

罂粟碱是一种血管扩张剂，局部应用可高选择性作用于痉挛动脉，缺点为作用时间短暂，对老年患者的血管舒张作用下降。

用法：0.3%罂粟碱溶液100 ml以0.1 ml/s速度动脉内灌注。可用于血管内介入治疗时动脉内灌注或开颅手术中局部灌洗。具体使用方法请参照药品说明书。

4.其他药物

法舒地尔是一种蛋白激酶抑制剂，主要通过抑制Rho激酶活性，减少血管平滑肌细胞对细胞内钙离子浓度增高的敏感性。日本一项随机临床试验（275例SAH病人）证实法舒地尔能减少脑血管痉挛发生。根据其使用说明，为避免诱发动脉瘤再破裂出血的危险性，应在导致SAH的颅内动脉瘤被夹闭或栓塞后再开始使用，而且用药时间不宜超过2周，其剂型为静脉制剂。法舒地尔的推荐用法为每日2～3次，每次30 mg静脉滴注30 min。

关于内皮素受体拮抗剂的临床试验证实它具有缓解血管痉挛的严重程度、降低脑缺血发生率的趋势。

一些关于卒中的临床试验提示，他汀类药物也能降低脑血管痉挛的发生率，改善预后，目前尚处于临床试验阶段。

（四）血管内治疗

脑血管痉挛的血管内治疗有两种常用方法：球囊血管扩张成形术和动脉内血管扩张药物直接灌注。二者可单独使用或联合使用。

有研究表明，对于严重的节段性脑血管痉挛，球囊血管扩张术后数小时内，60%～80%的病人临床症状有明显改善。

球囊扩张技术的并发症与操作相关，包括造成急性动脉夹层、动脉瘤夹移位等。一般只适用于颅内大动脉的局限性痉挛。

（五）血流动力学治疗

升高血压、扩容和血液稀释合称为3H治疗，是临床较为常用的一种方法。如果采用，必须有加强监护措施，即相应的动脉压、中心静脉压、血常规、生化等动态监测手段。目前一般采用的具体措施为：

1.升高动脉压应该在颅内动脉瘤手术或栓塞治疗成功之后开始，收缩压可维持在140～200 mmHg水平，根据临床症状改善程度加以调整。升血压的常用药物为多巴胺，也可考虑采用多巴酚丁胺或肾上腺素。

2.扩容治疗必须监测中心静脉压，维持在8～10 mmHg，即100～130 cmH$_2$O。

3.血液稀释治疗可选用胶体溶液，降低红细胞压积至30%～35%。

在使用3H治疗时，要注意相应的并发症，如升高血压可增加心肌工作负荷，导致心肌缺血；循环容量增加可能导致肺水肿、血管源性脑水肿、低钠血症、血液黏稠度下降；血小板聚集能力减低可能诱发出血等。

禁忌证：破裂的动脉瘤尚未夹闭或栓塞；CT显示已经出现严重脑梗死；颅内压明显增高，合并严重脑水肿；病人合并严重的原发性心、肾疾病等。

小结

脑血管痉挛是神经外科的常见问题之一，与自发性SAH、颅脑损伤、开颅手术以及血管内介入治疗等密切相关，应引起广大医师的广泛重视。

早期诊断和尽早采取有效的预防和治疗措施是减少脑血管痉挛发生、改善预后的关键环节。

但脑血管痉挛的机理复杂，而且一旦发生预后不良，病死和病残率较高，临床上应予以充分重视。

本共识仅为专家学术性共识意见，实施时仍需根据病人的具体病情而定，采取各种预防及治疗措施前应参阅相关产品说明书。随着医学的不断进步，本共识内容也将相应更新。

2015急性缺血性卒中血管内治疗中/美新指南要点

急性缺血性卒中（AIS）约占全部卒中的80%，近年来，血管内治疗成为AIS研究热点，并有多项大型研究开展，基于此，中国卒中学会（CSA）制订了《急性缺血性卒中血管内治疗中国指南2015》，并于2015年7月份发表于《中国卒中杂志》；并且同期美国心脏协会（AHA）和美国卒中协会（ASA）也发布了新版《急性缺血性卒中早期管理指南》，并更新了对血管内治疗的推荐意见。现整理指南推荐要点如下。

中国：《急性缺血性卒中血管内治疗中国指南2015》

一、患者选择推荐

患者选择推荐			
推荐	内容	推荐强度	证据级别
（1）	实施血管内治疗前,尽量使用无创影像学检查明确有无颅内大血管闭塞	I	A
（2）	发病3 h内NIHSS评分≥9分或发病6 h内NIHSS评分≥7分时,提示存在大血管闭塞	IIa	B
（3）	不推荐影像学提示大面积梗死的患者进行血管内治疗	III	B
	大面积梗死定义为CT或DWI影像的ASPECTS评分<6分或梗死体积≥70 ml或梗死体积>1/3MCA供血区。确定梗死体积和半暗带大小的影像技术适用于患者选择,与血管内治疗功能性预后相关	IIa	B
（4）	单纯高龄的大血管闭塞患者可以选择血管内治疗	I	A

二、治疗方案推荐

(一)动脉溶栓

动脉溶栓			
推荐	内容	推荐强度	证据级别
(1)	动脉溶栓开始时间越早临床预后越好	I	B
(2)	动脉溶栓需要在有多学科协作的急诊绿色通道及神经介入条件的医院实施	I	C
(3)	可以在足量静脉溶栓基础上对部分适宜患者进行动脉溶栓	IIa	B
(4)	发病6 h内的MCA供血区的AIS,当不适合静脉溶栓或静脉溶栓无效且无法实施机械取栓时,可严格筛选患者后实施动脉溶栓	I	B
(5)	急性后循环动脉闭塞患者,动脉溶栓时间窗可延长至24 h	IIb	C

(二)机械取栓

机械取栓			
推荐	内容	推荐强度	证据级别
(1)	推荐使用机械取栓治疗发病6 h内的急性前循环大血管闭塞性卒中,发病4.5 h内可在足量静脉溶栓基础上实施	I	A
(2)	如有静脉溶栓禁忌建议,将机械取栓作为大血管闭塞的可选择的治疗方案	I	A
(3)	有机械取栓指征时应尽快实施	I	A
(3)	有静脉溶栓指征时,机械取栓不应妨碍静脉溶栓,静脉溶栓也不能延误机械取栓	I	A
(4)	机械取栓时,建议就诊到股动脉穿刺的时间在60~90 min,就诊到血管再通的时间在90~120 min	IIa	B
(5)	优先使用支架取栓装置进行机械取栓	I	A
(5)	可酌情使用当地医疗机构批准的其他取栓/抽吸取栓装置	IIb	B
(6)	机械取栓后再通血管存在显著的狭窄,建议密切观察,如TICI分级<IIb,建议行血管内成形术(球囊扩张术和/或支架植入术)	IIb	C
(7)	急性基底动脉闭塞患者应行多模态影像(CT/MRI)检查,评估后可实施机械取栓,可在静脉溶栓基础上进行,或者按照当地伦理委员会批准的随机对照血管内治疗实验进行	IIa	B
(8)	机械取栓应有多学科团队共同达成决定,至少包括一名血管神经病学医师和一名神经介入医师,在经验丰富的中心实施静脉取栓	IIa	C
(9)	机械取栓的麻醉方案要个体化,尽量避免取栓延迟	IIa	B

三、其他注意事项的推荐

包含血管成形术、并发症处理、手术操作原则及围术期用药的推荐。

推荐	内容	推荐强度	证据级别
	其他注意事项的推荐		
(1)	动脉溶栓建议使用rt-PA和尿激酶,最佳剂量和灌注速率尚不确定造影剂显示血管再通或造影剂外渗时,应立即停止溶栓	Ⅱb	C
(2)	急诊颅内外血管成形术和(或)支架植入术的有效性尚不确定	Ⅱb	C
(3)	以下情况可以考虑使用血管成形术和(或)支架植入术:治疗颈部动脉粥样硬化或夹层导致的AIS	Ⅱb	C
(4)	需行血管成形术时,于术前或置入支架后立即给予阿司匹林300 mg+氯吡格雷300 mg,术后氯吡格雷75 mg/d,持续至少3个月,阿司匹林100 mg/d,持续至少6个月	Ⅱb	C
(5)	血小板糖蛋白Ⅱb/Ⅲa受体抑制剂可减少和治疗血管闭塞机械开通后的再闭塞,但最佳剂量和灌注速率尚不确定,安全性和有效性需进一步实验验证	Ⅱb	C
(6)	推荐血管内治疗患者术后置于神经监护病房,24 h内复查头颅CT和脑血管检查及全面体格检查	Ⅱb	C
(7)	血管内治疗后颅内出血可参考AIS脑出血转化处理原则,建议参考神经外科及神经介入诊疗常规处理术后并发症	Ⅱb	C
(8)	推荐血管内开通治疗前控制血压,血管内开通治疗后血压降至合理水平,可于起病数天后恢复发病前降压药物或启动降压治疗	Ⅱb	C
(9)	推荐血糖超过11.1 mmol/L时给予胰岛素治疗,血糖低于2.8 mmol/L时给予葡萄糖口服或注射治疗	Ⅱb	C
(10)	抗血小板治疗前应复查头颅CT排除出血,抗血小板药物应在溶栓24 h后开始使用	Ⅱb	C
	血管闭塞机械取栓后,可于术后开始常规给予持续抗血小板治疗。对阿司匹林不耐受者,可以考虑选用氯吡格雷等抗血小板药物治疗	Ⅱb	C
(11)	溶栓后及血管内治疗术中的抗凝尚无定论,不推荐无选择地早期进行抗凝治疗,少数特殊患者在谨慎评估风险、效益比后慎重选择	Ⅱb	C
(12)	一般急性缺血性脑卒中,不推荐扩容、扩血管治疗	Ⅲ	B
	术后脑灌注不足者建议在密切监测下进行扩容治疗	Ⅱb	B
	起病前已经服用他汀的患者,可以继续服用他汀	Ⅱa	B
(13)	对于非心源性缺血性卒中患者,无论是否伴有其他动脉粥样硬化证据,推荐高强度他汀类药物长期治疗,以减少卒中和心血管时间的风险	Ⅰ	A

指南原文出处:中国卒中杂志,2015,10(7):590-606.

美国:《急性缺血性卒中早期管理指南:血管内治疗更新版》

2013 年 AHA 和 ASA 发布了《急性缺血性卒中早期管理指南》，2015 年 6 月 29 日，AHA 和 ASA 更新了对血管内治疗的推荐意见，发表于《Stroke》杂志。现摘取血管内治疗推荐要点如下:

1. 符合静脉 rt-PA 溶栓的患者应接受静脉 rt-PA，即使是正在考虑血管内治疗。

2. 满足下列条件的患者应接受可回收支架血管内治疗（I 级推荐，A 级证据类）（新推荐）。

（1）卒中前 mRS 评分为 0 分或 1 分;

（2）急性缺血性卒中，发病 4.5 h 内根据专业指南接受了 rt-PA 溶栓;

（3）梗死是由颈内动脉或近端大脑中动脉 M1 段闭塞引起的;

（4）年龄≥18 岁;

（5）NIHSS 评分≥6 分;

（6）ASPECTS 评分≥6 分;

（7）能够在 6 h 内开始治疗（腹股沟穿刺）。

3. 如同静脉 rt-PA 治疗，缩短从出现症状到血管内治疗的时间与改善预后明显相关;为确保获益，应尽早达到再灌注 TICI 2b/3 级并在发病 6 h 内给予血管内治疗（I 类推荐;B-R 级证据）（2013 版指南修订）。

4. 对于颈内动脉或大脑中动脉近端 M1 段闭塞的急性缺血性卒中患者，在发病 6 h 之外给予血管内治疗的获益是不确定的（IIb 类推荐，C 级证据）。需要更多的随机试验数据（新推荐）。

5. 对于精心选择的前循环梗死且有 rt-PA 溶栓禁忌证的患者，在发病 6 h 之内进行可回收支架血管内治疗是合理的（IIa 类推荐，C 级证据）。对于因时间或不因时间（既往有卒中史、严重的头部外伤、出凝血障碍或正在接受抗凝治疗）而存在禁忌证的患者，确定可回收支架血管内治疗疗效的证据尚不充分（新推荐）。

6. 尽管获益尚不确定，谨慎选择的急性缺血性卒中患者接受可回收支架血管内治疗可能是合理的，需符合下述条件:在发病 6 h 内起始治疗，大脑中动脉 M2 或 M3 段、大脑前动脉、椎动脉、基底动脉或大脑后动脉闭塞（IIb 类推荐，C 级证据）（新推荐）。

7. 对于部分年龄＜18 岁、可在 6 h 内开始治疗（腹股沟穿刺）、大动脉闭塞的急性缺血性卒中患者，可回收支架血管内治疗可能是合理的，但这个年龄段还没有获益的证据（IIb 类推荐，C 级证据）（新推荐）。

8. 虽然获益尚不确定，符合下述条件的急性缺血性卒中患者接受可回收支架血管内治疗可能是合理的:能够在发病 6 h 内开始治疗（腹股沟穿刺），卒中前 mRS 评分＞1 分，ASPECTS 评分＜6 分，或 NIHSS 评分＜6 分，颈内动脉或大脑中动脉近端 M1 段闭塞（IIb 类推荐，B-R 级证据）。需要更多的随机试验数据。（新推荐）

9. 不需要在rt-PA后观察评估患者的临床反应以获得血管内治疗的良好预后，因此不推荐（Ⅲ类推荐，B-R级证据）（新推荐）。

10. 可回收支架优于MERCI装置（Ⅰ类推荐，A级证据）。在某些情况下使用可回收支架以外的机械取栓设备是合理的（Ⅱb类推荐，B-NR级证据）（新推荐）。

11. 使用近端球囊引导导管或大口径远端入路导管而不是颈部引导导管结合可回收支架可能是有益的（Ⅱa级推荐，C级证据）。未来的研究应评估哪些系统的再通率最高而且非目标血栓栓塞的风险最低（新推荐）。

12. 血栓切除术的技术目标应该是动脉造影TICI2b/3级，以达到最好的功能预后（Ⅰ类推荐，A级证据）。如果在发病6小时内使用salvage技术进行辅助（包括动脉溶栓）以实现上述造影结果可能是合理的（Ⅱb类推荐，B-R级证据）（新推荐）。

13. 对于近端颈动脉狭窄或完全闭塞的患者，在血栓切除时可考虑血管成形术和支架术，但有效性是未知的（Ⅱb类推荐，C级证据）。未来需要随机试验证实。

14. 采用动脉溶栓进行初始治疗对于谨慎选择的患者（大面积缺血性卒中，发病6 h以内，大脑中动脉闭塞）是有益的（Ⅰ类推荐，B-R级证据）。然而，这些来自临床试验的数据不能反映当前的实践，包括目前已不可用的溶栓药物。动脉rt-PA的有效剂量尚属未知，而且rt-PA尚未获得FDA批准用于动脉溶栓。因此，可回收支架血管内治疗为一线治疗，而动脉溶栓不是一线治疗（Ⅰ类推荐，E级证据）（2013版指南修订）。

15. 谨慎选择的、静脉溶栓禁忌的患者可以给予动脉溶栓，但后果是未知的（Ⅱb类推荐，C级证据）（2013版指南修订）。

16. 急性缺血性卒中血管内治疗时采用清醒镇静而不是全身麻醉可能是合理的。但是麻醉技术的最终选择应该基于患者的危险因素、对手术的耐受情况和其他临床特征进行个体化处理。需要随机试验数据证实（Ⅱb类推荐，C级证据）（新推荐）。

指南原文出处：Stroke，2015 Jun 29. pii: STR.0000000000000074

中国颅内静脉和静脉窦血栓形成诊治
专家共识(2015)

颅内静脉和静脉窦血栓形成（cerebral venous and sinus thrombosis，CVST）最初于1825年由Ribes描述，当时及之后相当一段时间文献报道多为尸检结果。对其治疗也仅局限于降颅压、抗癫痫等对症治疗，轻型病例有效，重症患者病死率高。1942年，Lyons描述了系统性抗凝治疗CVST，抗凝可阻止病情恶化或改善病情，但不能溶解已形成的血栓。1971年，Vines等对CVST患者进行系统性溶栓治疗，溶栓剂可溶解已形成的血栓，使被阻塞的静脉窦开放，患者的预后得到了极大改善。随后溶栓方式得到进一步发展，1988年，Scott利用经颅钻孔进行接触性溶栓。1991年，Bamwell利用血管介入技术经颈静脉及股静脉进行静脉窦接触性溶栓，从而丰富了CVST的治疗手段。目前，抗凝治疗是CVST首选的治疗方法，随机对照研究证实，抗凝治疗对于CVST是安全的，抗凝治疗不仅能减少患者的病死率和致残率，并且即使对于合并颅内出血的患者，也不会增加再次颅内出血的风险。大量文献报道，接受溶栓治疗的患者血管再通率较高，尤其是患者在接受抗凝治疗后，病情恶化或尽管采用其他处理措施，但颅内压仍然较高者，则应考虑溶栓治疗。但目前的证据仅来自系列病例研究报道，缺乏循证医学研究证明溶栓与抗凝治疗的优劣性以及不同溶栓治疗方法的疗效。在我国，尽管CVST临床少见，但因其发病形式多样，临床表现各异，常被误诊或漏诊，具有较高的病残率和病死率；同时，由于对其发病原因尚未有明确的认识，现有临床治疗手段及评价方法缺乏统一的标准。基于此现状，本专家组联合制定了CVST治疗的共识，旨在提高临床医师对CVST的认识，确定统一的治疗手段及评价方法。

一、流行病学特征及病因

（一）流行病学

CVST约占所有卒中的0.5%～1%，多见于孕妇、服用口服避孕药的女性以及<45岁的年轻人群。在正常人群中，CVST的年发病率在新生儿和儿童为7/1000000，成人约为2/1000000～5/1000000。其中54%的患者正在服用口服避孕药，34%处于遗传性或获得性血栓形成前状态，2%为孕妇或产褥期女性，其他诱因包括感染（12%）、癌症（7%）及血液系统疾病（12%）。

（二）常见的病因

1.遗传性高凝状态

包括抗凝血酶缺乏、补体蛋白C和S缺乏、激活蛋白V抵抗、V因子突变、凝血酶原突变、亚甲基四氢叶酸还原酶突变致高半胱氨酸血症等。

2.获得性高凝状态

包括怀孕、产褥期、高半胱氨酸血症、抗磷脂抗体、肾病综合征等。

3.感染

包括脑膜炎、耳炎、乳突炎、鼻窦炎、颈部、面部和嘴部感染、系统性感染、获得性免疫缺陷综合征等。

4.炎性反应和自身免疫性疾病

包括系统性红斑狼疮、韦格纳肉芽肿、结节病、炎性肠炎、血栓闭塞性血管炎、Adamantiades-Bechet病等。

5.肿瘤

包括神经系统肿瘤、全身恶性肿瘤、神经系统外实体瘤等。

6.血液病

包括红细胞增多症、血栓性血小板减少性紫癜、血小板增多症、严重贫血和自体免疫溶血性疾病、阵发性夜间血红蛋白尿、肝素诱导血小板减少症等。

7.药物

包括口服避孕药、锂剂、雄激素、舒马曲坦，静脉输入免疫球蛋白、激素替代疗法、天冬酰胺酶、类固醇、违禁药品等。

8.物理因素

包括头外伤、神经外科手术、颈静脉插管、腰椎穿刺、脑静脉窦损伤、静脉滥用药物等。

9.其他因素

包括脱水（尤其儿童）、甲状腺毒症、动静脉畸形、硬脑膜动静脉瘘、先天性心脏病、放射治疗后等。

二、病理学及病理生理学改变

首先，脑静脉闭塞引起静脉性梗死及局部脑水肿。病理学可见增粗的静脉，局部水肿、缺血性神经元损伤和瘀点状出血，后者可形成颅内出血。其次，静脉窦闭塞引起静脉引流障碍，导致静脉高压：一方面造成血-脑屏障破坏、有效循环血量减小以及能量依赖性细胞膜泵功能障碍出现脑水肿；另一方面影响脑脊液吸收造成颅内压增高。

三、临床表现

头痛为CVST最常见的临床症状，90%的患者会出现。40%的患者出现局灶性或全身性痫性发作；颅内压升高造成的视盘水肿，可使视力进行性下降；局灶性神经功能障碍，包括运动及感觉功能障碍、脑神经麻痹、失语及小脑体征。

四、辅助检查

（一）实验室和腰椎穿刺检查

1.实验室检查

血常规、凝血指标、D-二聚体及抗体、炎性反应指标检查。

2.腰椎穿刺检查

压力常增高，＞300 cmH₂O（1 cmH₂O=0.098 kPa）患者的临床症状常较重。

（二）影像学检查

1.CT检查

直接征象表现为绳索征、三角征、静脉窦高密度影像；间接征象可表现为静脉性梗死、出血性梗死、大脑镰致密及小脑幕增强。

2.磁共振成像

（1）急性期：脑静脉窦内正常血流流空信号消失，并且T1加权成像（WI）上呈等信号，T2WI上呈低信号。

（2）亚急性期：T1WI、T2WI均呈高信号。

（3）慢性期：由于血管发生部分再通，流空效应重新出现，典型表现为在T1WI上出现等信号，T2WI上出现高信号或等信号。

3.磁共振静脉造影（MRV）

直接征象表现为受累脑静脉窦完全闭塞、不规则狭窄及存在边缘不光滑的低信号，或者表现为发育正常的脑静脉窦高血流信号消失，或表现为再通后形成边缘模糊且不规则的较低信号；间接征象为梗阻发生处有静脉侧支循环形成、引流静脉异常扩张。

4.CT静脉造影（CTV）

CTV可以提供一个快速可靠的方法来检测CVST。因为血栓形成的静脉窦的密度呈多样性，CTV尤其对亚急性期或慢性期CVST的诊断更有帮助。CTV能快速和可靠地评价脑静脉系统血栓，主要表现为静脉系统充盈缺损、静脉窦壁的强化、侧支静脉开放和引流增加等。

5.数字减影血管造影（DSA）

主要表现为静脉窦完全被血栓阻塞，出现"空窦现象"。其他征象可以出现皮质静脉或深静脉显影不佳、头皮静脉和导静脉明显扩张、动静脉循环时间延长（主要是静脉期时间延长>10 s），显示扩张迂曲的侧支循环形成和发生静脉逆流现象等征象。需要注意的是对于病情迁延不愈、反复发作、进行抗凝等治疗或需排除其他出血性疾病的CVST患者，建议行DSA检查。

五、诊断

根据临床表现、实验室检查及影像学表现一般可以确诊。

本共识建议：

尽管平扫CT或MRI有助于对怀疑CVST的患者进行初始评估，但是其阴性结果并不能排除CVST。对于怀疑CVST的患者，如果平扫CT或MRI结果是阴性的，或者平扫CT或MRI已提示CVST的情况下确定为CVST的范围，建议进行静脉造影检查（CTV或MRV）（Ⅰ类推荐，C级证据）。

对于内科治疗下仍有持续或进展症状的CVST患者或有血栓扩大迹象的CVST患者，建议早期随访进行CTV或MRV检查（Ⅰ类推荐，C级证据）。

对于临床表现为CVST复发症状，并既往有明确CVST病史的患者，建议复查CTV或MRV（Ⅰ类推荐，C级证据）。

结合MR的梯度回波T2敏感性加权图像有助于提高CVST诊断的准确性（Ⅱa类推荐，B级证据）。

对临床高度怀疑CVST，而CTA或MRI结果不确定的患者，脑血管造影是有帮助的（Ⅱa类推荐，C级证据）。

病情稳定的患者，为评估闭塞的皮层静脉或静脉窦的再通情况，在确诊后3～6个月进行CTV或MRV检查是合理的（Ⅱa类推荐，C级证据）。

六、治疗

（一）抗凝治疗

1.作用和不足

作用：可预防静脉血栓的发生，阻止血栓延续发展，促进侧支循环通路开放，预防深静脉血栓和肺栓塞。不足：不能溶解已经形成的血栓。

2.药物和用法

抗凝治疗早期可使用普通肝素（按剂量调整）或低分子肝素（按千克体重调整剂量：体重<50 kg，4000 U，0.4 ml；体重50～70 kg，6250 U，0.6 ml；体重>70kg，10 000 U，0.8 ml）。均为皮下注射，2次/天。常规使用2周，使活化部分凝血活酶时间及激活全血凝血时间延长至正常值的2倍；同期口服华法林，控制国际标准化比值（INR）至2.0～3.0（血浆凝血酶原时间延长至正常值的2倍）。对于病因明确且临床症状改善的患者，华法林可使用3个月；对于病因不明确的高凝状态可服用华法林6～12个月；对于复发性CVST患者可考虑终身抗凝。

本共识建议：

无抗凝治疗禁忌证的CVST患者应根据患者体重给予皮下低分子肝素治疗或给予静脉肝素治疗（依据剂量调整），目标值是APTT增长1倍，然后转为口服华法林。

监测INR值并调整华法林剂量，目标值是2.0～3.0。

需要监测血小板计数、凝血象，备有维生素K、鱼精蛋白等拮抗剂。

颅内出血并非抗凝治疗禁忌证，可评价出血体积大小，调整抗凝药物的剂量，严重时可停用抗凝药物。

抗凝持续时间：对于病因明确且临床症状改善的患者，华法林可使用3个月；对于病因不明确的高凝状态可服用华法林6～12个月；对于复发性CVST患者可考虑终身抗凝。

（二）溶栓治疗

1.系统性静脉溶栓

通过静脉滴注溶栓剂，经血液循环至颅内静脉窦内溶解窦内血栓，使静脉窦再通，此治疗方法操作快速、简便，治疗费用相对较低，而且尿激酶或重组组织型纤溶酶原激活剂（r-tPA）溶栓效果确切。但前提是，必须有足够（相当）剂量的溶栓剂进入窦内与血栓接触，才能发挥溶栓作用。如果静脉窦内血栓已经完全闭塞静脉窦，窦内血液流动缓慢甚至无血液流动，经静脉输注后，溶栓药物多经侧支途径回流，造成窦内血栓局部溶栓药物浓度很低，溶栓效果降低甚至无效。

用量：尿激酶50万～150万U/d，5～7 d（同时检测纤维蛋白原≥1.0 g）；rt-PA，0.6～0.9 mg/kg，总量≤50 mg。

2.静脉窦接触性溶栓

将微导管通过股静脉入路置于血栓内，一方面显著提高了血栓内溶栓药物的浓度；另一方面，对血栓形成时间较长、溶栓速率较慢的患者，将微导管置于血栓远端，进行缓慢持续泵入尿激酶溶栓治疗，使尿激酶反复循环溶栓，可增加静脉窦再通率，缩短静脉窦再通的时间。

用量：尿激酶50万～150万U/d，静脉点滴，2～4次/d，3～7 d，具体用药时间根据患者临床症状改善、影像学是否证实静脉窦基本通畅来确定。

本共识建议：

目前尚未有充分证据支持CVST患者行系统性静脉溶栓，小规模病例系列研究支持静脉窦接触性溶栓治疗。

对于部分充分抗凝治疗病情仍进展的CVST患者，排除其他引起恶化的情况，可考虑静脉窦接触性溶栓治疗，系统性静脉溶栓需要更严格地挑选病例（尤其针对那些无颅内出血或大面积出血性梗死有脑疝风险的患者）。

3.动脉溶栓

深静脉或小静脉血栓、静脉窦溶栓不能接触到的血栓采用动脉溶栓。经动脉途径的溶栓方法可将溶栓药物顺行送达静脉端，可有效溶解皮质及深静脉的血栓，在主引流静脉不通畅的情况下，可促进侧支循环的建立、开放侧支静脉回流途径。

尿激酶用量：经颈动脉穿刺，10万U/d，1次/d，5～7 d，10～25 min缓慢注射，交替穿刺颈动脉。经股动脉入路，溶栓总量以50万U为宜。

4.机械碎栓

目前国内外有切割血栓、球囊、保护伞及solitaire拉栓等方法机械碎栓。各医疗单位可根据患者病情、个人经验及单位条件谨慎选择。

5.支架成形术

对于正规治疗>6个月、慢性血栓、局部狭窄、症状无改善，远、近端压力差>10 mmHg（1 mmHg=0.133 kPa）的患者，可考虑支架成形术。

本共识建议：

目前尚未有充分证据支持CVST患者行动脉溶栓治疗。机械碎栓技术和支架成形术有病例报告和小规模病例系列研究所支持。当患者使用抗凝治疗后仍发生临床恶化，或患者由于静脉梗死发生占位效应，或患者因脑出血引起颅内压升高，而常规的内科治疗方法效果不佳，则考虑使用上述介入治疗措施。

共识编写组专家（按姓氏拼音排序）：

毕齐(首都医科大学附属北京安贞医院)

程焱(天津医科大学总医院)

董强(复旦大学附属华山医院)

范一木(天津环湖医院)

高连波(中国医科大学附属第四医院)

管阳太(第二军医大学长海医院)

何俐(四川大学华西医院)

胡波(华中科技大学同济医学院附属协和医院)

胡学强(中山大学附属第三医院)

吉训明(首都医科大学宣武医院)

李宝民(解放军总医院)

刘丽萍(首都医科大学附属北京天坛医院)

刘新峰(南京军区总医院)

刘亚杰(南方医科大学珠江医院)

罗本燕(浙江省第一医院)

缪中荣(首都医科大学附属北京天坛医院)

潘旭东(青岛大学医学院附属医院)

王大明(卫生部北京医院)

王伊龙(首都医科大学附属北京天坛医院)

吴世政(青海省人民医院)

徐安定(暨南大学附属第一医院)

赵钢(第四军医大学西京医院)

赵振伟(第四军医大学唐都医院)

周盛年(山东齐鲁医院)

中国颈动脉狭窄介入诊疗指导规范(2015)

卫生计生委脑卒中防治工程委员会
脑卒中防治系列规范指导编审委员会

脑血管病是我国致死致残率最高的疾病，其中颈动脉狭窄是缺血性卒中的常见发病原因。已有多项随机试验证实颈动脉内膜剥脱术（carotid endarterectomy，CEA）能够有效地降低颈动脉狭窄患者的卒中风险。

近年来，随着介入治疗器械和技术的进步，颈动脉支架成形术（carotid artery stenting，CAS）正在成为可能替代CEA的一种微创、安全和有效的颈动脉狭窄血流重建手段。本规范依据国内外重要CAS指南内容和最新循证医学证据编写，目的是为卒中筛查和防控基地医院临床医师提供临床参考。

一、颈动脉粥样硬化性疾病的自然病史

北美症状性颈动脉狭窄内膜剥脱术试验（North American Symptomatic Carotid Endarterectomy Trial，NASCET）对症状性颈动脉狭窄程度与卒中风险的关系有清晰的描述。在18个月的内科药物治疗期间狭窄程度为70%～79%的患者卒中风险为19%，狭窄程度为80%～89%的患者卒中风险为33%，狭窄程度为90%～99%的患者卒中风险为33%。对于近全闭塞的患者风险下降。

但对于无症状患者卒中风险与狭窄严重程度间的关系在其他研究中尚不明确。早期的研究显示≥75%无症状狭窄患者累积的年卒中风险超过5%，无症状颈动脉狭窄外科试验（Symptomatic Carotid Surgery Trial，ACST）显示狭窄程度≥7%药物治疗的患者中5年同侧卒中或死亡率仅为4.7%。越来越多的研究显示在积极的药物治疗下无症状中重度颈动脉狭窄患者神经系统事件发生率相对较低。

二、颈动脉狭窄的病因及病理生理学

（一）颈动脉狭窄的病因

颈动脉狭窄的主要病因有动脉粥样硬化、大动脉炎及纤维肌肉结构不良等，其他病因如外伤、动脉扭转、先天性动脉闭锁、肿瘤、动脉或动脉周围炎、放疗后纤维化等较少见。在欧洲的一些国家和美国，约90%的颈动脉狭窄是由动脉粥样硬化所致；在我国中青年患者中，大动脉炎也是比较常见的病因。

(二)颈动脉狭窄的病理生理学

动脉粥样硬化多发生在血流转向和分支的部位，这些都是湍流和剪应力改变的部位，因此在颈总动脉分为颈内动脉和颈外动脉的部位特别容易形成斑块。卒中和短暂性脑缺血发作可以由多种机制所引起，包括：

1.动脉粥样硬化部位血栓形成引起的动脉–动脉栓塞；

2.胆固醇结晶或其他动脉粥样物质碎屑的栓塞；

3.斑块破裂导致颅外动脉的急性血栓性闭塞；

4.动脉壁结构破坏导致夹层或内膜下血肿而致血管重度狭窄或闭塞；

5.重度狭窄或闭塞引起脑灌注降低。

三、颈动脉狭窄程度及斑块性状的评估

对于怀疑由于颈动脉狭窄而导致一过性视网膜缺血或半球定位症状的患者及无症状筛查患者，建议首先选择无创性影像学方法进行检查。如果不适合用超声检查或者结果不清楚难以确诊，可以应用磁共振血管成像（MRA）或CT血管成像（CTA）来评估颈动脉狭窄。经导管血管造影术对一些病例的确诊是必要的，尤其是当多种无创性影像学检查结果不一致时。

(一)双功能超声

双功能超声将二维实时成像与多普勒流量分析结合起来评估靶血管，通过测量血流速度间接反映狭窄的程度，但在确定或排除70%以上颈动脉重度狭窄时其敏感性和特异性相对较低。双功能超声技术作为一种无创、简易、廉价、相对准确的颈动脉狭窄评估手段，推荐在症状性颈动脉狭窄和无症状筛查患者中首先使用。

(二)磁共振血管成像(MRA)

MRA能够无创地生成颈动脉图像，是由于流动血液的射频信号有别于周围软组织，从而可以采用特殊的技术如3D-TOF对动脉管腔直接成像。由于平扫MRA图像质量容易受到一些因素的影响，常高估狭窄程度，现在还是越来越倾向于使用对比剂增强的MRA，通过放大流动血液与周围组织之间的相对信号强度，从而对颈动脉管径做出更准确的评估；高品质对比剂增强MRA可以为主动脉弓、颈动脉和脑动脉提供清晰的解剖成像。

MRA对动脉钙化的不敏感是其相对于颈动脉超声和CTA的明显优势。MRA评估颅外颈动脉狭窄的局限在于高估狭窄程度，以及不能将接近闭塞的狭窄和完全闭塞区分开来。此外，部分患者因幽闭恐惧症、过度肥胖或植入过磁性不兼容设备如起搏器或除颤器等而不能进行MRA检查。

(三)CT血管成像(CTA)

与MRA一样，CTA可以显示从主动脉弓到Willis环的解剖形态，多维重建分析还可以对非常迂曲的血管进行评价。但管壁钙化会影响管腔狭窄评估的准确性，当严重狭窄剩余管腔直径接近CT系统的分辨率极限时，体积平均化也会影响检测的准确性。

目前研究表明，CTA 的效果可以与经导管血管造影相媲美，敏感性达到 100%，特异性为 63%（95% 的可信区间为 25%～88%）；对于 70% 以下的颈动脉狭窄，其阴性预测值达到 100%。需要指出的是要准确评估病变局部应多种重建技术联合应用。

（四）经导管血管造影术

常规数字减影血管造影（DSA）依然是评估颅外颈动脉狭窄的金标准，是其他血管成像方法的比较标准。有很多种方法用来测量颈动脉的狭窄程度，但是不同的方法间存在明显的差异，目前国际上多采用 NASCET 试验中的测量方法，并在多数临床试验中应用。

血管造影因其成本和相关风险使其难以成为一种筛选方法，主要的并发症是卒中，但经验丰富的医生进行血管造影的卒中发生率小于 1%。当因为患者肥胖、肾功能不全或体内留置铁磁材料等而不能做 MRA 和 CTA 时，或当无创性成像产生不一致结果时，应优先使用经导管选择性血管造影术来评估颈动脉狭窄。

（五）颈动脉狭窄斑块的评估

动脉粥样硬化斑块由脂质核心、外围的纤维帽和表面的内皮组成，斑块可分为稳定斑块和易损斑块两类。稳定斑块是指斑块脂质成分少，周围有大量的平滑肌细胞和胶原组织，这些均匀的纤维结构保持了斑块的稳定。易损或不稳定斑块则指斑块纤维帽很薄，脂质核心较大且松软，平滑肌细胞也极少，这种斑块很容易破裂而突然增大，也容易继发血栓形成。

斑块的形态学和易损性可由多种方法进行评估，如超声、CT 和 MRI。超声检查斑块的回声反射性和病理结构有关，低回声而不均匀说明斑块内出血和脂质成分多，而高回声和均匀性多认为是纤维性斑块。

高分辨 MRI 颈动脉管壁成像可提供更多的斑块细节，脂质成分和纤维帽可准确显示。造影剂增强的高分辨 MRI 可分辨斑块的炎症成分、微血栓和新生血管。但应用此项技术进一步指导临床治疗目前尚无明确的建议。

四、颈动脉狭窄血管内成形术技术规范

颈动脉狭窄血管内成形术的治疗方案应依据不同的时间阶段进行组织和实施。首先进行术前评估，包括仔细记录神经功能状态和确定并发症，以决定是否为 CAS 治疗适应证，第二阶段是治疗过程，包括术前治疗、麻醉以及监测、手术过程和支持治疗；第三是术后即刻阶段，需要持续的院内支持治疗和监测，需要控制血压、预防出血和穿刺点的并发症，并进行神经功能的再评估；第四和最后阶段通常在门诊完成，主要是长期的术后随访，目的是保护健康的神经系统和对动脉粥样硬化全身并发症的二级预防。

（一）CAS 适应证

1. 症状性患者，曾在 6 个月内有过非致残性缺血性卒中或一过性脑缺血症状（TIA，包括大脑半球事件或一过性眼黑）的低中危外科手术风险患者，通过无创性成像或血管造影发现同侧颈内动脉直径狭窄超过 50%，预期围手术期卒中或死亡率小于 6%。

2. 无症状患者，通过无创性成像或血管造影发现同侧颈内动脉直径狭窄超过70%，预期围手术期卒中或死亡率小于3%。

3. 对于颈部解剖不利于 CEA 外科手术的患者应选择 CAS，而不使用 CEA。

4. 对于 TIA 或轻微卒中患者，如果没有早期血管重建术的禁忌证，可以在事件出现 2 周内进行干预。对于大面积脑梗死保留部分神经功能患者，应在梗死至少 2 周后再进行 CAS 治疗。

5.CEA 术后再狭窄，症状性或无症状性狭窄大于 70%。

6.CEA 高危患者：年龄大于 80 岁；心排血量低（EF<30%），未治疗或控制不良的心律失常，心功能不全；近期心梗病史，不稳定心绞痛；严重 COPD；对侧颈动脉闭塞，串联病变；颈动脉夹层；假性动脉瘤等。

7. 急诊患者，如假性动脉瘤，急性颈动脉夹层，外伤性颈动脉出血。

8. 颈动脉血管重建术不推荐应用于已有严重残疾的脑梗死患者。

（二）CAS 禁忌证

随着器械材料和技术的进步，CAS 的适应证逐步扩大，既往的绝对禁忌证已经变为相对禁忌证。

1. 绝对禁忌证

无症状颈动脉慢性完全性闭塞。

2. 相对禁忌证

（1）3 个月内颅内出血；

（2）2 周内曾发生心肌梗死或大面积脑梗死；

（3）伴有颅内动脉瘤，不能提前处理或同时处理者；

（4）胃肠道疾病伴有活动性出血者；

（5）难以控制的高血压；

（6）对肝素以及抗血小板类药物有禁忌证者；

（7）对造影剂过敏者；

（8）重要脏器如心、肺、肝和肾等严重功能不全者。

（三）CAS 围手术期准备

1. 术前药物的应用

建议使用阿司匹林（100～300 mg/d）加氯吡格雷（75 mg/d）进行双抗血小板聚集治疗，CAS 术前至少 3～5 d。对于不能耐受氯吡格雷的患者，可以使用其他药物替代。

2. 术前血压及心率的控制

在 CAS 术前和术后，建议使用抗高血压药物有效控制血压。但对术前 TIA 反复发作，收缩压在 180 mmHg 以内的患者，术前不建议强烈降压，以防止低灌注诱发脑梗死。术前心率低于 50 次/分或有重度房室传导阻滞者，可考虑术中植入临时起搏器。

3. 麻醉方式选择

一般情况下，CAS 常规在局麻下进行，但以下情况可以全麻进行手术：

（1）患者意识状况较差，或者患者精神高度紧张，不能很好地配合手术治疗；

（2）病变复杂、预计手术难度大及操作时间较长，患者身体难以耐受长时间卧床者；

（3）病变部位为孤立系统，侧支循环代偿较差，球囊扩张时可能诱发脑缺血发作者；

（4）双侧颈内动脉起始部重度狭窄，术后需要严格调控血压者。

4. 手术入路的选择

常规股动脉入路可以完成手术，但双侧股动脉闭塞或入路条件较差不能选择时，可以考虑上肢动脉入路完成手术。

5. 器械选择

（1）动脉鞘的选择

动脉鞘在引导和支撑 CAS 器械以顺利完成手术的过程中起着非常重要的作用。长动脉鞘可提供较大的支撑力，用于髂动脉、主动脉路径迂曲或存在狭窄、扩张病变时。单纯诊断性血管造影时动脉鞘直径多选用5-6F动脉鞘，CAS 手术时多使用 8-9F 动脉鞘。

（2）导丝的选择

诊断性造影多使用0.035″/180 cm 亲水涂层加强导丝，具有通过性好、支撑力大和动脉内膜损伤风险小的优点。如果主动脉弓或颈总动脉迂曲明显，可以用0.035″/260 cm 亲水涂层加强导丝，先将导丝引入颈外动脉，再将套入内导管的指引导管引入颈总动脉。由于 CAS 技术所用的支架和球囊导管均使用 0.014″导丝，所以应常规备用 0.014″/180 cm 导丝，以在不使用远端保护伞进行球囊扩张情况下使用。

（3）导管的选择

多用途猪尾导管用于主动脉弓造影，选择性造影导管除用于诊断性造影外，也用于引导交换导丝。选择性造影导管直径常用 4F 或 5F，长度为100～125 cm，125 cm 长度的导管多用于引导指引导管的同轴技术。选择性造影导管形态有多种类型，应根据主动脉弓和颈动脉起源的解剖特征灵活选用。

（4）指引导管的选择

正确使用指引导管是 CAS 技术成功的关键器械之二，它的作用是提供稳定的通道，引导和支撑 CAS 各种器械的操作。指引导管长度多为 90 cm，外径7F～9F，远端3 cm 较为柔软，易于通过迂曲血管且不易损伤血管内膜，近端其余部分较硬，提供较强的支撑力。引入 8F 指引导管时，建议采用同轴导管技术。

（5）保护装置的选择

使用保护装置的目的是避免 CAS 操作过程中脱落的栓子进入颅内引起栓塞事件。迄今临床使用的保护装置有三种：远端闭塞球囊、远端保护伞和近端保护装置。远端闭塞球囊应用最早，但 6%～10% 的患者不能耐受血流闭塞造成的缺血。目前最常用的远端保护装置是保护伞，具有不中断血流等优点，可用于大部分患者；使用保护伞要求狭窄远端具备较好的血管条件，如果狭窄远端血管迂曲成角，保护伞释放的位置难以选择或可能造成回收困难，这时可考虑使用近端保护装置。

近端保护装置主要是利用颅内 Willis 环的特点，在颈总动脉和颈外动脉闭塞后，颈内动脉有一逆向血流压力使操作造成的栓子不易进入颅内，在支架植入操作结束后回抽含碎屑的血液，再恢复正常血流；近端保护装置的缺点也是需要完全阻断血流，所以不能用于所有患者。

大量的研究已证实保护装置能够降低栓子脱落所导致的栓塞并发症，对有条件的患者应尽量使用。

（6）扩张球囊导管的选择

球囊扩张是 CAS 手术的关键步骤，包括重度狭窄的预扩张和减少残余狭窄的后扩张。

对于重度狭窄、侧支循环差、颅内缺血严重的患者，建议选择球囊直径不宜过大，以预防高灌注现象。当颈动脉迂曲成角、系统回撤困难时，可选择短球囊进行后扩张，以利于系统的回收。

（7）支架的选择

颅外颈动脉支架均为自膨胀式，编织激光切割制作而成，结构有开环和闭环两种，其网孔面积大小也不同。支架的选择应根据病变的解剖和病理形态特征确定。

一般根据颈总动脉的直径选择支架大小，支架直径应等于或略大于颈总动脉直径，长度应覆盖病变两端，对于颈内动脉与颈总动脉管腔直径差距显著者，可考虑选择锥形支架。对于迂曲、钙化严重的病变，建议选择开环支架，以增加支架的贴壁性及径向支撑力；对于伴有较大溃疡、斑块不稳定者，建议选择低孔率或闭环支架。已有规格支架长度不够时，可以多支架套叠连接使用。

（四）CAS术中监测

1.肝素化和凝血功能监测

应该通过给予普通肝素达到适当的抗凝，并监测凝血功能状态。

2.心电图和血压监测

CAS 可能导致许多围手术期事件，包括低血压、血管迷走神经反射和血管降压反应。因此，持续的心电图和血压监测是常规必备的。

3.神经功能状态监测

局麻手术时，患者的神经功能状态，尤其是意识水平、语言和运动功能，应当在CAS 全过程中由医生或巡回护士给予监测。避免过度镇静以便于持续的评估。当出现神经功能障碍时，需根据可能的原因和不同的手术阶段选择处理方法。如果神经功能事件发生在手术的早期，例如在导丝放置时，可以小心地中止这次操作，并为以后的干预进行再评估；如果这一事件发生在手术接近完成阶段，最好是尽快完成手术，且立即评估患者的临床和血管造影情况以纠正原因。然后必须立即进行神经功能的抢救，或改变治疗方案。

（五）推荐的手术流程

以使用远端保护装置为例，推荐手术流程如下：

1. 术前确认服药准备情况，复习相关影像资料及实验室检查结果，与患者交流术中需要配合的有关事项，建立静脉通道。

2. 选择性插管造影，确定病变局部最佳投照角度以便微导丝或/和保护装置通过；确定展示病变全程的投照角度以便支架准确释放；观察颅内血管有无潜在的出血病变和部分分支阙如或狭窄；特别留意局部有无血栓。必要时全脑血管造影判断狭窄远端血流代偿情况和潜在的风险病变。

3. 测量病变长度和远近端血管直径，选取保护伞、球囊和支架等介入器材。

4. 全身肝素化后引入 8F 指引导管，在路途导引下超选患侧颈总动脉，导管停留在血管相对平直、光滑的部位，距离病变下缘 2～3 cm。

5. 将保护装置导引头根据病变情况预塑型，在预先确定的病变最佳投照角度留取路径图，轻柔地通过病变局部送抵岩骨下段后释放，透视确认保护伞张开良好。

6. 引入预先选择的球囊送抵病变下方，观测患者血压和心率并嘱护士准备静脉推注阿托品，轻柔地推送球囊覆盖病变全程后加压至"标准压"，完全膨胀后释放压力，后撤球囊并造影确认扩张效果。

7. 引入支架并缓慢推送到位，支架一定要覆盖病变全程。因患者体位变动或操作系统对血管的牵拉可能会导致病变的相对位置发生改变，建议调整到预先选取展示病变全程的体位造影调整支架的位置，路途状态下或透视监视下释放支架。

8. 撤出支架输送器后造影观测残余狭窄、支架位置、保护伞血流通畅情况、有无血栓和斑块、血管痉挛等，残余狭窄明显可以进行后扩张。如确认无异常即可引入保护伞回收鞘管轻柔通过支架后回收保护伞。

9. 经指引导管行颈总动脉和颅内血管造影，仔细观察有无支架内斑块及血栓、远端分支阙如、造影剂外溢或异常滞留、血管痉挛。无异常发现时撤出指引导管及动脉鞘，缝合或加压包扎穿刺点，结束手术。

10. 在整个操作过程中应密切评估神经功能状态，发现可疑或异常时及时明确原因并对应处置。指引导管和保护装置的头端时刻不要脱离监视，随时根据手术情况调整血压至合理水平。

（六）CAS 术后治疗

1. 术后即刻治疗

包括穿刺点的护理和神经功能及血流动力学功能的监测。介入术后 24 h 内应当记录正式的神经功能评估结果。从 CAS 患者的经验基础上，建议除了阿司匹林（100～300 mg/d）外，还应常规使用氯吡格雷（75 mg/d）至少 4 周。

对于神经功能完好但有持续低血压的患者，需要更多的时间留院观察，肾上腺素口服制剂麻黄素的使用（口服 25～50 mg，每天 3～4 次）对于治疗持续性低血压可能会有所帮助。应当继续或开始进行戒烟和药物控制高血压、高脂血症及糖尿病。

2.术后长期治疗及随访

包括抗血小板药物治疗，以及连续的无创性成像检查以评估支架通畅程度且排除新的或对侧病变的发展。一旦长时间病情稳定，复查的时间间隔可以适当延长。最常用的连续随访评估方法是多普勒超声成像，应当在1个月、6个月和12个月和每年进行监测以评估再狭窄。CAS后CTA或MRA成像也可能对监测有所帮助，尤其是当解剖位置使多普勒监测变得很困难时。

（七）CAS并发症

CAS的危险性和潜在的并发症包括穿刺点的并发症，栓塞、血栓形成和脑出血造成的神经功能障碍，病变处血管、操作路径血管及远端血管的损伤，心血管事件及死亡，支架内再狭窄等。

根据发生时间，CAS并发症可分为术中并发症如栓塞导致短暂性脑缺血发作或者脑梗死、心动过缓、血管损伤和支架内血栓形成；围手术期并发症如短暂性低血压、短暂性脑缺血发作和梗死、高灌注相关症状、颅内出血、支架内血栓形成和死亡；以及晚期并发症如再狭窄和支架闭塞等。

根据严重程度，并发症被分成严重并发症（大的或者小的卒中和颅内血肿）和轻微并发症（短暂性脑缺血发作和手术相关事件）。

1.心血管并发症

颈动脉窦压力反射包括心动过缓、低血压和血管迷走神经反应，一般发生率为5%～10%，但据报道在CAS中可能有33%的病例会出现，大多数是术后一过性的且不需要后续治疗。在术前适当的治疗下，这一比率可以控制在较低的范围内。

在CAS过程中可以使用药物以纠正血流动力学紊乱，如在血管成形术或进行支架部分操作之前，可以预防性静脉给予0.5～1 mg阿托品以避免或减少心动过缓，需要植入临时起搏器才能够纠正的持续性心动过缓较为罕见。

支架术后持续的低血压并不少见，术前确保足够的水化，以及术前即刻对抗高血压药物的细致调整很有必要。在持续的低血压事件中，静脉内给予去氧肾上腺素1～10 mg/（ml·min）或多巴胺5～15 mg/（ml·min）多有很好的效果。

在术前、术中或术后的即刻，偶尔会出现高血压，建议一般将收缩压持续保持在180 mmHg以下，对颈动脉高度狭窄病变，狭窄远端侧支循环较差者，扩张后要适当控制血压，收缩压维持在基础血压的2/3，以降低颅内出血或高灌注综合征发生的可能性，若同时还伴有其他血管狭窄，在同期手术中不能处理或不适合血管内治疗者，血压不能控制过低。心肌梗死的危险性一般报道大约为1%。

2.神经系统并发症

CAS的TIA发生率在诸多报道中介于1%～2%之间。在ARCHeR试验中，所有的卒中发生率为5.5%，致残性卒中发生率为1.5%，而小卒中发生率为4.0%。在CREST试验中，有的卒中发生率为致残性，卒中发生率为0.9%。

缺血性卒中多由栓子脱落栓塞导致，也可由血栓形成等引起，症状严重者需及时处理。亚临床缺血性损伤可以通过MRI发现，据推测可能由微栓子所致。

CAS术后发生颅内出血归咎于脑过度灌注综合征，支架植入后的抗凝及抗血小板治疗导致的出血体质，高血压脑出血（主要位于基底节部位），以及梗死后出血转化、合并颅内出血性疾患等。尽管目前不能有效预防患者颅内出血，但颅内出血发生率很低，据报道在0.3%～1.8%。

脑过度灌注综合征发生率报道从1.1%到5%。临床表现有单侧头痛、呕吐、面部和眼痛、癫痫发作、血压急剧升高、脑水肿或脑出血导致的局部症状等。该并发症预后不一，可痊愈，也可导致死亡。发生的危险因素有长期高血压、管腔重度狭窄、侧支循环较差等，这些因素损害脑血流动力学储备能力和脑血管自动调节机制导致了过度灌注。

为了减少或避免脑过度灌注综合征的发生，在围手术期应严格控制好血压。有学者通过术中TCD观察大脑中动脉的血流变化来预测高灌注的发生，若发现血流速度过度增加可以通过降低血压等措施进行预防。癫痫发作主要与低血压有关且发生率低于1%。

3.其他并发症

一过性血管痉挛发生率为10%～15%，与导丝、导管或保护装置在血管中的操作有关，一般不做特殊处理，撤出导丝和保护装置后，痉挛会解除，有严重痉挛时，若远端血流受阻，可局部给予解痉挛药物。

动脉夹层或血栓形成的危险性在所有发表的此方面研究中不足1%。靶血管穿孔发生率不足1%，颈外动脉狭窄或闭塞的发生率为5%～10%。但是这一事件通常是无危险的，且不需要进一步干预。

支架释放失败、支架变形和释放后移位并发症很罕见，发生率不足1%。

在其他常规的风险中，穿刺部位损伤的发生率为5%，但这些损伤大多数表现为疼痛和血肿形成，且多为自限性。

腹股沟感染的危险性不足1%，假性动脉瘤发生率为1%～2%，穿刺点出血或腹膜后血肿而需要输血的比例为2%～3%。

由于严重肾功能不全的患者一般禁止行CAS，因此造影剂肾病的比例不足1%。

（八）CAS术后再狭窄患者的治疗建议

据报道，CAS再狭窄的发生率在3%～5%的范围内，在操作中避免多次或高压球囊扩张可以降低再狭窄风险，在严重硬化的动脉中尤为重要。

1.在由于内膜过度增生或动脉粥样硬化而出现颈动脉再狭窄的患者中，当出现症状性脑缺血时，使用初始血管重建术所建议的同一标准行单纯球囊扩张术、CAS或CEA是可行的。

2.初始血管重建术后，当彩色多普勒超声或另一种确定的影像学方法证实快速进展性再狭窄有完全闭塞可能时，再次行单纯球囊扩张术、CAS或CEA手术是必要的。

3.由于内膜过度增生或动脉粥样硬化而出现颈动脉再狭窄但无症状的患者，也可以考虑使用初始血管重建术所建议的同标准重复行单纯球囊扩张术或CAS手术。

4.在无症状患者中，如果再狭窄程度<70%的颈动脉长期保持稳定，则不再行CEA或CAS亦是合理的。

本文来自2015中国脑卒中大会，由国家卫生计生委脑卒中防治工程委员会、脑卒中防治系列规范指导编审委员会制定。

中国后循环缺血的专家共识(2015)

一、后循环缺血的认识、定义和意义

后循环（posterior cerebral circulation）又称椎基底动脉系统，由椎动脉、基底动脉和大脑后动脉组成，主要供血给脑干、小脑、丘脑、海马、枕叶、小部分颞叶及脊髓。后循环缺血（posterior circulation ischemia，PCI）是常见的缺血性脑血管病，约占缺血性卒中的20%。

（一）对后循环缺血的认识历史

20世纪50年代，发现前循环短暂性脑缺血发作（transient ischemic attack，TIA）患者有颅外段动脉的严重狭窄或闭塞，推测是由动脉狭窄或闭塞导致血管分布区组织仅靠侧支循环供血，处于相对缺血状态，称为"颈动脉供血不足（carotid insufficiency）"。将此概念引申到后循环，产生了"椎基底动脉供血不足（vertebrobasilar insufficiency，VBI）"概念。可见，经典的VBI概念有两个含义，临床上是指后循环的TIA，病因上是指大动脉严重狭窄或闭塞导致的血流动力学性低灌注。

随着对脑缺血的基础和临床认识的提高，认为前循环缺血只有TIA和梗死两种形式，"颈动脉供血不足"概念也不再被使用。

然而，由于对后循环缺血认识的滞后，VBI概念仍被广泛使用，并产生了一些错误的认识，如将头晕/眩晕和一过性意识丧失归咎于VBI、将颈椎骨质增生当作VBI的重要原因，更有将VBI的概念泛化，认为它是一种既非正常又非缺血的"相对缺血状态"。这些情况在我国尤为严重，导致VBI概念不清、诊断标准不明、处置不规范，相当程度地影响了我国的医疗水平和健康服务。

（二）对后循环缺血认识的提高

20世纪80年代后，随着临床研究的深入（如新英格兰医学中心的后循环缺血登记研究，NEMC-PCP）和研究技术的发展，对PCI的临床和病因有了几项重要认识：

（1）PCI的主要病因类同于前循环缺血，主要是动脉粥样硬化，颈椎骨质增生仅是极罕见的情况。

（2）后循环缺血的最主要机制是栓塞。

（3）无论是临床表现或现有的影像学检查（CT，TCD，MRI，SPECT或PET）都无法可靠地界定"相对缺血状态"。

（4）虽然头晕和眩晕是PCI的常见症状，但头晕和眩晕的常见病因却并不是PCI。

基于以上共识，国际上已用PCI概念取代了VBI概念。

（三）后循环缺血的定义和意义

PCI就是指后循环的TIA和脑梗死。其同义词包括椎基底动脉系统缺血、后循环的TIA与脑梗死、椎基底动脉疾病、椎基底动脉血栓栓塞性疾病。

鉴于MRI弥散加权成像（DWI-MRI）可发现约半数的后循环TIA患者有明确的梗死改变且TIA与脑梗死的界限越来越模糊，因此用PCI涵盖后循环的TIA与脑梗死，有利于临床操作。

使用PCI概念并摒弃VBI概念，可以全面提高各级医院的相关科室（神经科、普通内科、骨科、老年科、耳鼻喉科、神经外科和中医科）医务人员对后循环缺血性疾病的认识，规范相关的诊断和治疗，并开展科学的研究和科普宣传，提高我国在此领域的医疗水平和健康服务。

二、后循环的发病机制和危险因素

（一）PCI的主要病因和发病机制

1.动脉粥样硬化是PCI最常见的血管病理表现，导致PCI的机制包括：大动脉狭窄和闭塞引起低灌注、血栓形成、动脉源性栓塞、动脉夹层等。动脉粥样硬化好发于椎动脉起始段和颅内段。

2.栓塞是PCI的最常见发病机制，约占40%。栓子主要来源于心脏、主动脉弓、椎动脉起始段和基底动脉。最常见的栓塞部位是椎动脉颅内段和基底动脉远端。

3.穿支小动脉病变，有脂质透明病、微动脉瘤和小动脉起始部的粥样硬化病变等损害，好发于脑桥、中脑和丘脑。

PCI少见的病变和发病机制是：动脉夹层、偏头痛、动脉瘤、锁骨下盗血、纤维肌发育不良、静脉性硬化、凝血异常、椎动脉入颅处的纤维束带、转颈或外伤、巨细胞动脉炎、遗传疾病、颅内感染、自身免疫性疾病等。

（二）后循环缺血的危险因素

PCI的危险因素与前循环缺血相似，主要是不可调节的因素和可调节的因素。不可调节的因素有年龄、性别、种族、遗传背景、家族史、个人史等；可调节的因素有生活方式（饮食、吸烟、活动缺乏等）、肥胖及多种血管性危险因素，后者包括高血压、糖尿病、高脂血症、心脏病、卒中/TIA病史、颈动脉病、周围血管病、高凝状态、高同型半胱氨酸血症、口服避孕药等。

（三）颈椎骨质增生不是后循环缺血的主要原因

以往认为转头/颈使骨赘压迫椎动脉，导致后循环缺血，由于前庭神经核对缺血敏感，故而产生头晕/眩晕。这是典型的以假设或经验代替证据的传统医学的模式，也是导致当前VBI诊断混乱的重要原因。大量的临床研究则证明与老化有关的颈椎骨质增生绝不是PCI的主要危险因素，因为：

1.PCI患者除有颈椎骨质增生外，更有动脉粥样硬化，无法确定是骨赘而非动脉粥样硬化致病。在有或无PCI的中老年人群间，颈椎骨质增生的程度并无显著差别，只有血管性危险因素的不同。

2.病理研究证明椎动脉起始段是粥样硬化的好发部位，而椎骨内段的狭窄/闭塞并不严重。

3.在203例连续的椎动脉动态造影中，仅2例有因骨赘引起动脉侧方移位。

4.对1018例有各种血管危险因素的患者进行转颈后的多普勒超声检查，发现5%有颈外段椎动脉受压：其中136例有后循环症状者中也仅9%有受压，这136例中，28例转头时出现症状，受压也只有4例；882例没有症状者与108例没有转头时出现症状的有后循环症状者间的受压比率无差异。

三、后循环缺血的临床表现和诊断

（一）后循环缺血的主要临床表现

脑干是重要的神经活动部位，脑神经、网状上行激活系统和重要的上下行传导束在其间通过。当血供障碍而出现神经功能损害时，会出现各种不同但又相互重叠的临床表现。因此PCI的临床表现多样，缺乏刻板或固定的形式，临床识别较难。

PCI的常见临床症状包括头晕、眩晕、肢体或头面部的麻木、肢体瘫痪、感觉异常、步态或肢体共济失调、构音或吞咽障碍、跌倒发作、偏盲、声嘶、Horner综合征等。出现一侧脑神经损害和另一侧运动感觉损害的交叉表现是PCI的特征表现。

常见的PCI类型有TIA、小脑梗死、延脑外侧综合征、基底动脉尖综合征、Weber综合征、闭锁综合征、大脑后动脉梗死、腔隙性梗死（纯运动性卒中、共济失调轻偏瘫、构音障碍-拙手综合征、纯感觉性卒中等）。

目前的证据表明，PCI的总体预后并不比前循环缺血者差，如NEMC-PCR中，407例患者中预后好者达79%。

（二）常被误认为是后循环缺血的临床表现

脑干结构的致密和血管支配与神经结构的非一一对应特点，决定了绝大多数的PCI呈现为多种重叠的临床表现，极少只表现为单一的症状或体征。如在NEMC-PCR中，仅不到1%的患者表现为单一的症状或体征。单一的症状或体征，如头晕、眩晕、头昏、头痛、晕厥、跌倒发作和短暂意识丧失等，多由全身性疾病、循环系统疾病、前庭周围性疾病和精神障碍所致，很少由PCI所致。

在NEMC-PCR中，没一例患者表现为不伴其他表现的单纯跌倒发作，因此单纯跌倒发作并不是PCI的常见表现。

（三）后循环缺血的评估和诊断

详细的病史、体格检查和神经系统检查是诊断的基础。仔细地了解病史，特别是症状的发生、形式、持续时间、伴随症状、演变过程和可能的诱发因素；要注意了解各种可能的血管性危险因素；做神经系统检查时，要特别重视对脑神经（视觉、眼球运动、面部感觉、听觉、前庭功能）和共济失调的检查。对以头晕/眩晕为主诉者，一定要进行 Dix-Hallpike 检查。

对所有疑为 PCI 的患者应进行神经影像学检查，主要是 MRI 检查。DWI-MRI 对急性病变最有诊断价值。头颅 CT 检查易受骨伪影影响，诊断价值不大，只适用于不能进行 MRI 检查的患者。

应积极开展各种血管检查，如数字减影血管造影（DSA）、CT 血管造影（CTA）、MRI 血管造影（MRA）和血管多普勒超声检查等，这些均有助于发现和明确颅内外大血管病变。各种检查各有特点，不同检查间的相关研究还缺乏。经颅多普勒超声（TCD）检查在国内广泛使用，可发现椎动脉颅内段和基底动脉近段的狭窄或闭塞，但不能成为 PCI 的诊断依据。

心电图、心动超声和心律检测是发现心脏或主动脉栓塞来源的重要检查，是对于不明原因、非高血压性 PCI 者特别重要。颈椎的有关影像学检查不是诊断 PCI 的首选或重要检查，主要用于鉴别诊断。

四、后循环缺血的治疗

（一）后循环缺血的急性治疗

目前仍缺乏专门针对 PCI 的大样本随机对照研究结果，因此对 PCI 的急性治疗应基本等同于前循环缺血性卒中的治疗。应积极开展卒中单元的组织化治疗模式。

对起病 3 h 的合适患者可以开展静脉 rt-PA 溶栓治疗。有条件者可行动脉溶栓治疗，治疗时间窗可适当放宽。对所有不适合溶栓治疗且无禁忌证者，应予以阿司匹林 100～300 mg/d 治疗。其他治疗措施可参考国内外相关的治疗指南。

（二）后循环缺血的预防

对各种血管性危险因素的控制应参考国内外相关的防治指南。鉴于约 40% 的后循环缺血病因为栓塞，建议积极开展病因检查。诊断明确者应进行抗栓治疗。单用或联合使用抗血小板制剂（阿司匹林、氯吡格雷等）有一定的预防作用。应探索血管成形术、支架置入术、颅内外血管搭桥术等治疗方法的疗效。除非明确颈椎骨质增生与 PCI 的关系，否则不应该仅为治疗 PCI 而行颈椎手术。

（三）后循环缺血的宣教

应积极开展 PCI 的医学教育，尤其是医师的继续再教育，更新观念，更新知识，不再使用 VBI 概念。应加强宣教，正确掌握 PCI 的早期表现，实现早发现、早诊断。应加强宣教，正确认识 PCI 的危险因素，建立科学的预防观。

五、后循环缺血的临床研究

应积极推动我国在 PCI 领域的临床研究，积极推动建立国家性或地区性的登记系统的数据库。应规范 PCI 的诊断标准和防治措施。应重视患者血管危险因素的识别和干预，注重血管病变的发现。

六、有关后循环缺血的几个重要认识

1.PCI包括TIA（即经典的VBI）和脑梗死。

2.PCI的主要原因与前循环缺血相同，颈椎病不是PCI的主要原因。

3.头晕/眩晕是PCI的常见表现，多伴有其他表现，单纯的头晕/眩晕极少是PCI的表现。

4.转颈或体位变化后头晕/眩晕的主要病因不是PCI。

5.对PCI的诊断检查、治疗和预防应与前循环缺血一致。

本文载于:《中华内科杂志》2015年第3卷第10期。

神经外科围手术期出血防治的
专家共识（2010）

中华医学会神经外科学分会

神经外科围手术期出血主要是指因各种原因导致的手术部位发生出血或再出血。

中华医学会神经外科学分会邀请国内神经外科、血液科、麻醉科等多名专家经数次讨论，制定了《神经外科围手术期出血防治专家共识（2010）》，旨在提高神经外科医生对围手术期出血的认识，使之防治更系统、更全面、更有效、更规范。

一、神经外科围手术期出血的解剖生理学基础、危险因素与发生机制

（一）神经外科手术出血的解剖生理学基础

颅脑组织的解剖生理学特性决定了神经外科围手术期具有容易出血的特点。

脑组织血运丰富，而且组织结构层次复杂，任何一层组织止血不完善都可能成为术中及术后出血的来源。

颅内血管细、脆，大多数情况下不能用丝线结扎止血。

有些手术部位深在、视野狭窄及操作不便，使其止血更加困难。

（二）神经外科手术出血的发生机制与原因、危险因素

术前颅脑出血的常见原因有外伤性颅内出血、脑血管病性出血以及其他颅脑病变伴发出血。

外伤性颅内出血包括硬膜外、硬膜下和脑内血肿，多由于骨折、对冲伤、相对运动产生的剪力损伤血管而引起。

脑血管病性出血包括高血压性脑出血、动脉瘤性蛛网膜下腔出血、脑血管畸形出血、脑室内出血等；其他颅脑病变伴发出血，常见的有脑肿瘤并发出血，可表现为肿瘤内出血、脑内出血、蛛网膜下腔出血等。

在神经外科手术过程中出血是不可避免的。除了解剖生理学因素外，还有其他很多相关因素参与其中，如病人凝血系统功能障碍等。此外，脑组织内富含凝血酶原激酶，受损后快速激活外源性凝血途径；炎性细胞、血小板以及受损的内皮组织在创伤早期释放的组织因子可启动一系列的促凝血反应。广泛凝血的直接结果是血小板及凝血因子被耗竭，纤维蛋白溶解系统被激活，致血液循环中的凝血因子进一步减少，这种恶性循环进一步导致出血。

术后颅内出血是神经外科手术常见的并发症之一，严重影响病人预后。多项研究发

现，术后发生颅内出血的主要原因有：脑肿瘤分离切除困难、牵拉损伤、血管损伤、残余瘤腔出血、肿瘤（病变）切除后的局部血流动力学变化、高血压、术后颅内血流动力学改变等。

二、神经外科围手术期出血的临床特点

（一）术前颅脑出血

临床上除了可以出现相应的神经系统局灶性症状、体征外，共同的表现是颅内压增高，重者形成脑疝，甚至危及生命。头颅CT检查可以明确诊断并了解出血部位、出血量以及对周围组织的影响。一般出血量超过30 ml，中线结构发生移位，后颅窝血肿，以及由于动脉瘤或脑血管畸形引起的出血风险较大，常需要手术处理。

（二）术中手术区域局部出血

术中手术区域脑组织出血不可避免。神经外科手术有以下几个特点：

1.时间比较长；

2.手术视野狭小，操作不便；

3.伤口创面广泛；

4.某些肿瘤血供丰富、血管发育类似血窦，造成术中止血困难；

5.肿瘤累及或包绕主要供血动脉及分支；

6.凝血功能不良导致颅内出血；

7.脑动静脉畸形有多条分流短路，静脉因分流动脉血液而成为粗大的"红色静脉"；

8.手术过程中远隔部位出血及灌注压突破造成急性脑膨出和止血困难；

9.术中由于不同原因，如血压升高，或出现恶心、呕吐、咳嗽、躁动等使颅内压增高的情况都会加重或引起再出血。

（三）术后颅内出血

术后颅内出血是神经外科手术的常见并发症之一，甚至会危及生命。

1985年Fukamachi等报道术后颅内出血发生率为10.8%。现在，随着人们对此方面的重视，围手术期出血的发生率已经开始下降。

术后颅内出血虽然通常发生在手术操作部位，但也可发生在远隔部位，如幕上开颅手术并发小脑出血，常在术后即刻或数小时内发生，死亡率高达25%。后颅窝手术也可并发幕上颅内出血。硬膜下血肿有高纤溶特性，是术后局部出血的一个重要原因。

术后颅内出血最常见的临床表现是出现意识障碍或进行性恶化。

三、神经外科围手术期出血的防治

（一）神经外科围手术期出血的防治原则

神经外科围手术期，尤其是术中，出血不可避免，止血不彻底会影响手术的治疗效果，重者造成病人死亡，因此应该对围手术期出血进行有效防治。防治原则包括以下几个方面：术前系统评估、预防为主；术中彻底有效止血；术后严密观察、及时处理。

（二）术前系统评估、预防为主

术前全面、系统地评估病人有无引起出血的危险因素，并针对病因进行处理，必要时预防性应用止血药物以预防术中、术后出血。主要包括以下几个方面：

1.询问病人有无出血倾向或血液病病史以及家族史，有无口服抗血小板及抗凝药，并进行血液学方面检验：血小板计数、活化部分凝血活酶时间（APTT）、凝血酶原时间比值（PT）与纤维蛋白原（Fig），有异常者应先给予相应的治疗，必要时请相关科室会诊，协调处理。

2.对于口服抗血小板药物，如阿司匹林者，择期手术时术前需停药7～14 d。

3.对于口服华法林抗凝者，一般凝血酶原国际标准化比率（INR）≤1.5时可以手术。

4.有高血压病史者，尤其是对高血压性脑出血病人，术前控制血压，避免发生大的波动，以防术中、术后因血压升高发生出血。

5.术前常规准备中必须备血，配血量根据具体病情而定。

6.此外，对于脑血管病性出血，尤其是动脉瘤性蛛网膜下腔出血或颅内血肿，术前首先要进行脑血管造影或CT血管造影（CTA）来确定其部位、形态、大小、与邻近动脉的关系、侧支循环等，视情况给予血管内治疗。

根据作用部位及机制的不同，止血药物主要分为以下几类：

1.作用于血管壁：如止血敏。

2.作用于血小板：如血小板悬液。

3.作用于凝血系统：包括血液制品，如新鲜血、冰冻血浆、凝血因子、维生素K、血凝酶（Hemocoagulase Atrox）等。

4.抗纤溶系统药物：如止血芳酸等。

术前具体常用的药物分述如下：

1.止血敏

止血敏（Etamsvlatum）能减低毛细血管的通透性，使血管收缩，缩短出血时间；还能增强血小板的聚集和黏附力，加快血块收缩。静脉注射后1 h血药浓度达高峰，术前15～30 min应用，利于术中止血。

2.注射用血凝酶

注射用血凝酶是从巴西矛头（Bothrops atrox）蝮蛇蛇毒中分离提取并加入了X因子激活物的制剂，通过在血管破损处加速正常凝血机制而促进止血。需注意：其余蛇种来源的血凝酶疗效及安全性差异很大，应用时需谨慎。临床安全性研究证实了注射用血凝酶具有良好的安全性，可用于术中及术后止血，术前12～24 h肌内注射1～2 U或术前30 min静脉注射1～2 U，可预防及减少术中及术后出血。

3.止血芳酸

止血芳酸（PAMBA）能够抑制纤溶酶的活性，阻止纤维蛋白的溶解，达到止血作用。对于术前蛛网膜下腔或脑室出血病人有治疗作用并能预防术中及术后出血。

4.维生素K

维生素K是凝血酶原前体转变为凝血酶的必需物质，可防治维生素K缺乏引起的出血；由于肝功能减退引起凝血因子Ⅱ、Ⅶ、Ⅸ、Ⅹ等合成减少，可以补充维生素K增强凝血功能。静脉应用24～48 h起效，但可能导致严重的过敏反应。

5.重组活化因子Ⅶ（rFⅦa）

rFⅦa（recombinant activated factorⅦ）是一种依赖维生素K的凝血因子，已用于治疗围手术期出现的急性出血。rFⅦa与组织因子结合，参与凝血酶（thrombin）的产生，加速凝血过程。神经外科术前应用主要用于防治颅内出血，尤其合并凝血功能紊乱的病人，研究显示可以纠正病人凝血功能紊乱的情况，并取得良好的止血疗效。需要注意的是，rFⅦa有一定的副作用。近来研究发现使用rFⅦa会发生血栓栓塞性并发症。

6.血液制品

血液制品包括血小板悬液、新鲜冰冻血浆、冷沉淀。英国血液学会输注血小板指南中指出，对正常凝血功能的脑部手术病人，血小板<$60×10^9$/L时，考虑输注血小板使其达到$80×10^9$/L以上，以防术中出血导致灾难性后果。新鲜冰冻血浆主要用于拮抗华法林等的抗凝治疗；凝血酶原复合物主要含有凝血酶原、Ⅶ因子、Ⅸ因子与Ⅹ因子，更适合于应用华法林后出血的治疗。冷沉淀富含纤维连接蛋白、纤维蛋白原、Ⅷ因子、Ⅻ因子、Ⅸ因子，通常用于血浆纤维蛋白原<1 g/L时。

（三）术中防治

掌握正确的止血方法、合理使用止血器械、恰当地使用止血材料是手术当中止血的关键。

此外，局部留置引流管，可以起到引流及减压的目的。

麻醉过程中，保持术中血压稳定，避免急剧升高。

避免使用明显扩张脑血管的麻醉剂。

避免病人手术结束时麻醉变浅后出现挣扎、呛咳、屏气等，以防颅内静脉压升高再出血。

术中保持手术野充分暴露，彻底止血。

术后缝合硬脑膜后，脑内要灌入生理盐水或林格液以防止发生低颅压。低颅压可以导致脑组织塌陷，牵拉及撕裂脑表面引流静脉，引起硬膜下血肿。对难以处理的创面渗血，术中可以应用降低血压的方法预防血肿发生。

术中止血，还包括止血器械、止血材料、止血药物的应用：

1.止血器械的应用

精良的显微外科器械能减少出血和迅速止血。神经外科手术中应用的止血器械有双极电凝、喷水刀、超声刀、氩气刀等。

（1）双极电凝应用完全与地隔离的高频正弦波，使其在双极电凝镊的两个尖部释放，从而对电凝之间的人体组织产生热效应，以凝固血液中的蛋白质，达到止血效果。随着科学技术的发展，双极电凝器和镊不断改进，进一步减少组织粘连和焦痂的产生，明显减少神经外科手术后并发症。

（2）喷水刀是一种让水在高压下做切割工作的电凝设备，临床应用可以保护血管，减少术中失血。

（3）超声刀又称超声外科吸引器，利用探头产生的超声震荡将组织粉碎，再用冲洗液乳化，并经负压吸除达到切除目的，蝶骨嵴脑膜瘤病人术中采用超声刀和双极电凝配合切除肿瘤，发现能减少术中输血。

（4）氩气刀是一种新的单极电凝非接触止血设备，氩气在电极和组织之间的高频电场中被电离，等离子流使目标组织温度达到沸点而止血，其优点是凝血的广度和深度能被表面组织层脱水引发的电导率下降自动地限制。

2.止血材料的应用

术中局部止血材料已广泛应用，不同止血材料有着不同的止血机制、适应证及局限性。常用的止血材料有骨蜡、明胶海绵、氧化纤维素和再生氧化纤维素、明胶基质、凝血酶封闭剂、纤维蛋白胶等。

（1）骨蜡由Horsley于1886年首次使用，主要成分是蜂蜡和凡士林，尽管可能有过敏、肉芽肿形成、感染、妨碍骨再生等并发症发生，但现在仍是被广泛应用的骨止血材料。

（2）明胶海绵是由动物皮的凝胶烘制而成的多孔海绵样物质，置于出血部位，能够吸收45倍于自身重量的血液。血液进入孔内后，血小板迅速活化促进凝血，同时还具有支架的作用，使血块固定于出血处达到止血的目的，留置后4～6周可以完全吸收；另外，明胶海绵也被用作凝血酶局部给药的可吸收载体，在神经外科手术中广泛使用。

（3）再生氧化纤维素是一种通过对再生纤维进行控制氧化而获得的无菌可吸收编织纤维。按照其编织工艺，分成纱布状和纤丝状。其中纤丝状的再生氧化纤维素，呈可分层的三维编织结构，由于其柔软、易塑形的特征，可以很好地用于各种复杂的出血部位，和组织表面有非常好的贴合。同时，可根据需要，对其任意进行团状、簇状、片状的塑形，以精确地符合需用部位的特征。在需要的情况下，也可以使用电凝在速即纱上直接进行电凝。再生氧化纤维素可以直接用于脑表面控制小血管出血。它与血中蛋白、血小板作用形成人工胶状凝血斑块，封闭破损的毛细血管而止血，一般3～6周内被吸收。其缺点是在骨缘处大量使用时可能延迟骨生长，此外，应避免在外周神经周围直接大量使用。

（4）微纤维胶原是牛白蛋白与胶原纤维丝相交织的结构，主要通过与血小板相互作用止血，血小板严重减少时无效，潮湿时有止血作用。它能够制止毛细血管渗血、控制静脉窦出血及松质骨面出血，不影响骨愈合，可用于血管吻合处。副作用是过敏反应、感染。

（5）纤维蛋白黏合剂是一种源于血浆凝血因子蛋白的外科止血材料，由冷沉淀物与凝血酶、$CaCl_2$以及抑肽酶制作而成，具有生物相容性好及生物可降解等优点。副作用有过敏、止血速度慢以及对大血管止血效率低等缺陷。

2.止血药物的局部应用

手术区域局部应用注射用血凝酶可以减少术中出血，尤其是难以控制的渗血，并可降低血肿清除术后的残血容量。多项外科应用研究证实了其疗效和安全性可靠。

具体的方法有：

手术创面或出血部位直接使用应根据创面情况，可将纱布、明胶海绵及棉球等敷料用注射用血凝酶溶液（注射用血凝酶2～4 U用生理盐水10～20 ml溶解）浸润后直接湿敷、压迫或填塞。浸润注射应根据出、渗血情况，直接在局部浸润注射用血凝酶溶液（注射用血凝酶2～4 U用生理盐水5～10 ml溶解）。

凝血酶：能使纤维蛋白原转变为纤维蛋白，促进血液凝固，还可以形成凝固膜，保护创面，一般1000～2000 U在创面局部应用。在大多数情况下，明胶海绵被用作凝血酶给药的载体，也可以将凝血酶喷雾给药。对凝血酶的任何成分过敏的病人禁用该药。

另外，对于先天性凝血因子缺乏如血友病等的病人，不建议手术治疗，若必须手术，则术中应给予含有某些凝血因子的血浆蛋白制品来补充凝血因子，术中大量出血达到机体的20%并出现休克征象时，需要输全血。此外，还可以静脉注射rFⅦa（90 μg/kg），相同剂量每2 h注射1次，直至取得止血效果，然后减少注射频率。

术中自体血回输：有条件时，术中自体血回输是有效的术中出血的补救措施，回输后可使血红蛋白浓度（Hb）、红细胞计数（RBC）、红细胞压积（HCT）回升至术前水平，D二聚体（D-D）基本正常，能维持血流动力学稳定，保证重要器官组织供氧，可大大节约血源，并减少异体输血所致的血源疾病的发生。

（四）术后防治

1.术后预防

病人术后回到监护室要严密观察病情，防止高碳酸血症和缺氧，以免二氧化碳在体内蓄积引起脑血管扩张增加再出血机会。术后早期避免过度脱水，以免造成低颅压，诱发或增加颅内出血量。更重要的是保持血压在正常水平并保持稳定，避免突然升高或下降。对有轻度凝血障碍或出血倾向的病人给予针对性的病因治疗。

2.术后处理

术后局部会有渗血，一般给予止血药物治疗3 d，如注射用血凝酶1～2 U，肌内注射或静注/静滴，1～2次/d；止血芳酸0.2 U，加入250 ml生理盐水或5%葡萄糖注射液，静脉滴注，1次/d。

术后血肿是颅脑手术后主要死亡原因之一。

出现血肿时要保持呼吸道通畅，维持生命体征平稳，降颅压处理，并及时复查头颅CT，根据其出血量、中线偏移情况，以及意识恶化程度与速度等情况来判断是否需要手术治疗。

符合手术适应证时，应及时再次开颅清除血肿。

由于神经外科手术术后一般都会出现脑水肿，为控制脑水肿，术后需要抬高头部15°～30°。

此外，还要考虑到病人可能会出现继发深静脉血栓形成，尤其是下肢。急性期血栓可能会脱落造成肺栓塞，此时需要抗凝治疗，如低分子肝素、华法林、阿司匹林等。

抗凝治疗又可能导致手术区出血，因此需要遵循个体化原则权衡术后出血与抗凝治疗的利弊来决定治疗方案。

术后可以通过中心静脉压监测来判定是否存在低血容量。需要注意的是适当的低血容量对病人并无大碍，保证灌注压即可。

（五）止血药的不良反应、副作用及应用的注意事项

1.注射用血凝酶

注射用血凝酶的不良反应发生率较低，偶见过敏样反应，如果出现这类情况，可按一般抗过敏处理方法，给予抗组胺药和（或）糖皮质激素以及对症处理。应用此药时应该注意以下几项：

（1）播散性血管内凝血（DIC）以及血液病所致出血不应使用；

（2）对于凝血因子或血小板缺乏病人，应在补充相应因子基础上使用；

（3）对于原发性纤溶亢进情况，应与抗纤溶药联合使用；

（4）非紧急情况，孕期妇女不宜使用；

（5）虽无关于血栓的报道，为了安全，有血栓病史者禁用；

（6）对本品或同类药品过敏者禁用。

2.重组Ⅶ因子（rFⅦa）

rFⅦa有引发血栓症的风险，如急性心肌梗死、肺栓塞、播散性血管内凝血，但rFⅦa专一地结合受损内皮附近的活化型血小板，只在出血或创伤局部发挥止血作用，很少引起全身血栓的形成，其相对禁忌证是动脉粥样硬化。需要注意的是，对于由纤维蛋白原、血小板、凝血因子消耗或被稀释引发的难以控制出血的病人，在rFⅦa给药前需要补充凝血因子及血小板；对于大部分（90%）严重酸中毒（pH<7.1）的病人，rFⅦa失去止血效能。

3.维生素K

偶见过敏反应，静脉注射过快，超过5 mg/min，可引起面部潮红、出汗、支气管痉挛、心动过速、低血压等，曾有快速静脉注射致死的报道，肌内注射可引起局部红肿和疼痛，严重肝脏疾患或肝功能不良者禁用，需要注意的是：

（1）对肝素引起的出血倾向无效，外伤出血无必要使用本品；

（2）用于静脉注射宜缓慢，给药速度不应超过1 mg/min；

（3）应避免冻结，如有油滴析出或分层则不宜使用，但可在避光条件下加热至70～80 ℃，振摇使其自然冷却，如澄明度正常则仍可继续使用。

4.其他

（1）止血敏毒性低，但需要注意的是有报道静脉注射时可发生休克。

（2）止血芳酸用量过大可促进血栓形成，对有血栓形成倾向或有血栓栓塞病史者应禁用或慎用此药；肾功能不全者要慎用此药。

四、小结

神经外科围手术期出血的有效防治是手术取得成功的重要因素之一，对减少手术并发症、提高病人生存率及生活质量尤为重要，临床医生应予以充分重视。本共识仅为专家学术性共识意见，实施时仍需根据病人具体病情和具体手术情况而定。术前、术中及术后采取各种止血措施前应参阅相关产品说明书。随着医学的不断发展，会出现更多新的有效止血方法，包括新器械、材料及药物的应用，本共识的内容也将进行相应的更新。

声明：

本共识是基于目前检索可得的文献及参与讨论专家所掌握的循证医学证据所得，仅供参考。不作为任何医疗纠纷及诉讼的法律依据。

幕上大面积脑梗死管理指南(2015)

幕上大面积脑梗死(Large hemispheric infarction，LHI)，也称为恶性大脑中动脉梗死，是一类高致死、致残性疾病。当临床医师试图为LHI患者确定最合适的治疗方案时，通常发现高质量的临床研究数据极为稀少，当前的卒中指南无法为这些重症患者的日常管理提供方法。

近期神经重症监护协会(NCS)和德国神经重症监护–急诊医学协会共同制定了幕上大面积脑梗死管理的临床循证指南，Torbey教授等在《Neurocrical Care》杂志上发布了该循证指南。现将专家们提出的22项推荐意见归纳如下：

一、气道管理

1.伴重度呼吸功能不全或神经系统功能恶化的LHI患者应当立即行气管插管(强推荐，证据质量很低)。

2.即使在患者无法交流的情况下，符合如下条件应考虑拔管：能够自主呼吸；口咽部无痰液堵塞；无须频繁吸痰；存在咳嗽反射；未使用止痛、镇静药(强推荐，证据质量很低)。

3.拔管失败或插管7～14 d后不能拔管的患者可考虑给予气管切开(弱推荐，质量证据低)。

二、过度换气

1.不推荐预防性给予过度换气(强推荐，证据质量很低)。

2.对有临床脑疝症状的，推荐可短期给予过度换气(弱推荐，证据质量很低)。

三、止痛和镇静

1.大面积梗死患者出现疼痛、烦躁、焦虑，推荐给予止痛镇静(强推荐，很低级别证据)。

2.推荐最低强度镇静，尽可能早地终止镇静，避免生理学不稳定及给患者带来不舒适感觉(强推荐，很低级别证据)。

3.反对每天常规进行唤醒试验，有颅内压危象的患者尤其需谨慎。监视大脑灌注压和颅内压以指导镇静治疗，对于生理学不稳定或身体不适患者应取消或延期每天唤醒试验（强推荐，很低质量证据）。

四、胃肠道管理

1. 大面积梗死早期，推荐行吞咽困难的筛选，患者停止镇静和机械通气后需及时评估有无吞咽困难（弱推荐，很低质量证据）。

2. 存在吞咽困难的大面积梗死患者需尽快使用鼻胃管（弱推荐，很低质量证据）。

3. 推荐对于NIHSS评分较高和持续存在吞咽困难者在重症监护室的1～3周内，应马上与其家属讨论放置胃造口导管（PEG）（弱推荐，很低质量证据）。

五、血糖控制

1. 应避免低血糖或高血糖。采用胰岛素治疗，血糖控制目标为140～180 mg/dl（强推荐，很低质量证据）。

2. 避免静脉内输注糖溶液（强推荐，很低质量证据）。

六、血红蛋白控制

1. 血红蛋白水平应维持在7 g/dl或以上（强推荐，很低质量证据）。

2. 临床医生在制定患者最适血红蛋白控制目标时，应考虑其特殊情况，如手术计划、血流动力学状态、心脏缺血、活动性出血和动静脉氧吸收障碍（弱推荐，很低质量证据）。

3. 尽量减少血液样本采集，避免贫血（弱推荐，很低质量证据）。

七、预防深静脉血栓

1. 对于没有颅内压增高证据的稳定患者，推荐早日活动以预防深静脉血栓（强推荐，很低质量证据）。

2. 所有进入重症监护室和无法活动的大面积梗死患者均需预防深静脉血栓形成（强推荐，很低质量证据）。

3. 推荐间歇气压疗法预防深静脉血栓（强推荐，中等质量证据）。

4. 推荐低分子肝素预防深静脉血栓（强推荐，低质量证据）。

5. 不推荐弹力袜预防深静脉血栓（强推荐，中等质量证据）。

八、抗凝

1. 推荐高血栓栓塞风险患者，大面积脑梗死后2～4周继续口服抗凝药治疗（弱推荐，证据质量很低）。

2. 早期口服抗凝治疗需要在临床风险评估的基础上进行，且需参考其他诊断结果，如人工瓣膜、急性深静脉血栓（acute DVT）、急性肺栓塞（acute PE）或经食管超声心动图（TEE）发现心内血栓（弱推荐，较低证据质量）。

3. 如果无紧急手术指征，推荐未服用抗凝药物的LHI伴房颤或血栓栓塞风险患者可使用阿司匹林（弱推荐，证据质量很低）。

九、血压监控

1. 推荐临床医师根据现行缺血性卒中血压管理规范诊治LHI患者，无出血转换者其平均动脉压水平应维持在85 mmHg以上，收缩压维持在220 mmHg以下（强推荐，证据质量低）。

2. 避免血压大幅波动，尤其是在LHI治疗早期（弱推荐，证据质量低）。

十、类固醇治疗

不建议使用类固醇药物治疗LHI患者的脑水肿（强推荐，证据质量低）。

十一、巴比妥类药物

由于风险高于获益，不建议给予LHI患者巴比妥类药物（强推荐，证据质量低）。

十二、体温控制

1. 无法进行手术的患者，可行低温治疗（弱推荐，证据质量低）。

2. 如果考虑给予低温治疗，建议体温维持在33～36 ℃，时间控制在24～72 h（弱推荐，证据质量低）。

3. 建议保持正常的核心体温（弱推荐，证据质量很低）。

十三、体位

建议大部分LHI患者采取水平卧位。然而对于颅内压增高的患者，建议床头抬高30°（弱推荐，证据质量很低）。

十四、渗透压治疗

1. 临床存在脑水肿依据时，推荐使用甘露醇和高渗盐水治疗脑水肿和组织改变（强推荐，证据质量中等）。

2. 建议使用渗透压间隙而非血浆渗透压来指导甘露醇应用剂量和治疗持续时间（弱推荐，证据质量低）。

3. 高渗盐水剂量应当由血浆渗透压和血钠决定（强推荐，证据质量中等）。

4. 急性肾损伤患者慎用甘露醇（强推荐，证据质量中等）。

5. 对容量超负荷状态的LHI患者（如心衰、肝硬化等）慎用高渗盐水，因其可增加血管内容量（强推荐，证据质量高）。

十五、CT、MRI神经影像学检查

推荐早期行CT和MRI预测大面积脑梗死后恶性水肿的发生（强推荐，证据质量低）。

十六、超声

若患者状况不稳定，无法转移出ICU进行神经影像学检查，推荐使用经颅彩色多普勒超声（TCCS）作为预测恶性病程的补充性试验或基础试验（弱推荐，证据质量低）。

十七、诱发电位

推荐脑干听觉诱发电位（BAEP）作为补救性检查，在梗死第一个24 h内预测恶性病程，尤其是患者状况不稳定、无法转移出ICU行神经影像学检查的情况下（弱推荐，证据质量很低）。

十八、脑电图

1. 推荐在卒中后第一个24 h内进行脑电图检查，协助预测LHI临床进程（弱推荐，证据质量很低）。

2. 推荐持续和定量脑电图监测，其有望成为一种评估LHI预后的非侵入性检测技术（弱推荐，证据质量很低）。

十九、侵入性多模式监测

侵入性多模式监测未经充分研究，因此无法成为LHI常规管理的推荐措施（弱推荐，证据质量低）。

二十、外科手术管理

1. 无论患者年龄多大，均推荐将减压偏侧颅骨切除术（DHC）作为潜在的治疗措施以提高LHI生存率（强推荐，证据质量高）。

2. 对于60岁以上患者，需考虑患者和家人的意愿，因为在该年龄段DHC虽可降低死亡率，却有遗留严重残疾的可能（强推荐，证据质量低）。

3. 目前尚无足够证据反对优势半球大面积梗死患者行DHC治疗（强推荐，证据质量低）。

4. 为达到最佳神经系统功能预后，推荐在脑梗死发病24～48小时内和脑疝症状出现前行DHC（强推荐，证据质量中等）。

5. DHC切口最小直径为12 cm，直径14～16cm者预后更佳（强推荐，证据质量中等）。

6. 脑叶切除术和硬脑膜成形术仅在个体化治疗方案中考虑（弱推荐，证据质量低）。

7. 建议颞叶肌肉切除仅在个体化治疗方案中考虑（弱推荐，证据质量低）。

二十一、伦理

考虑到患者生存率和今后独立生活能力，应由患者和家属决定是否采取DHC治疗（弱推荐，证据质量低）。

二十二、生存质量

建议今后的研究将生存质量（QoL）作为评估LHI患者预后的指标（弱推荐，证据质量低）。

LHI患者临床表现复杂多变，尽管如此，这些临床指南仍然可作为治疗LHI患者的路标；需要注意的是，使用指南时还需考虑到地区和资源。专家们鼓励在实施指南推荐意见时，临床医生应认真考虑证据间的细微差别，以更好地服务患者。

脑脓肿临床诊治进展(2014)

　　尽管我们在成像技术、实验室诊断、抗生素治疗、外科手术等方面均取得了许多进展，然而脑脓肿仍是一个具有挑战性的临床问题，其病死率很高。

　　脑脓肿可由细菌、分枝杆菌、真菌、寄生虫（原生动物和蠕虫）等引起，报告的发病率从每10万人0.4例到0.9例不等。在免疫功能低下的患者中发病率增加。

一、发病机制和流行病学

　　在大多数患者中，脑脓肿是由于易感因素所致，比如基础疾病（如 HIV 感染病史）、免疫抑制药物治疗、脑周围天然保护屏障破坏（如手术所致创伤，外伤，乳突炎，鼻窦炎，或口腔感染等）或系统性感染（如心内膜炎或菌血症）等。

　　一半的患者中，细菌是通过邻近组织的扩散进入脑内，1/3的病例是通过血行传播（图1）。

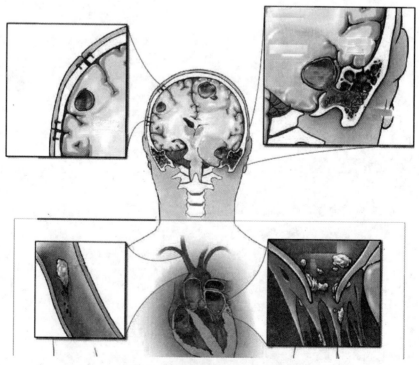

图 1　脑脓肿形成的病理机制

感染的发病机制取决于机体易感状况。由于实体脏器或者造血干细胞移植而使用免疫抑制剂治疗导致免疫功能低下的患者，通常表现为肺结核或非细菌性感染，如真菌或寄生虫感染。

HIV感染患者的脑脓肿通常是刚地弓形虫感染所致，但HIV也会使患者容易感染结核分枝杆菌。接受实体器官移植的患者不仅容易患诺卡菌氏脑脓肿，也容易表现为真菌感染，如曲霉菌或念珠菌感染。这些患者中90%为真菌感染。

神经外科术后或头部外伤后也可出现脑脓肿。这些患者的感染通常是由皮肤表面细菌，如金黄色葡萄球菌、表皮葡萄球菌或革兰阴性杆菌等所致。

由邻近组织扩散所致的脑脓肿（如中耳炎，鼻窦炎，乳突炎）通常由链球菌引起，但也可表现为葡萄球菌脓肿和多细菌感染性脓肿（包括厌氧菌和革兰阴性杆菌）。

细菌的血行传播通常与潜在的心脏疾病（如心内膜炎或先天性心脏病）、肺疾病（如动静脉瘘）或远处病灶（皮肤、鼻旁窦和牙齿）感染相关。血行传播的脑脓肿主要由葡萄球菌和链球菌所致。由鼻旁窦和牙齿所致的血行感染通常为多细菌性。

脑脓肿的第一个阶段通常表现为早期的脑炎，是由坏死中心周围炎症反应以及周围白质水肿增加所致。随后，坏死中心达到最大体积，并通过成纤维细胞增生和新生血管形成等机制产生囊腔。

囊腔增厚，伴有活性胶原蛋白增加，但炎症和水肿的大小超过囊腔的大小。图2显示了脑脓肿的病理学表现。

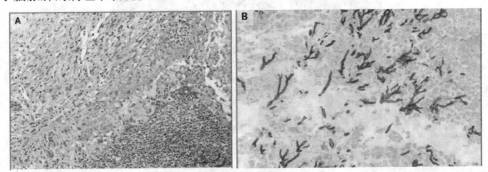

A图为HE染色显示中性粒细胞和巨噬细胞聚集；B图为银染色显示真菌菌丝（黑色部分）
图2 真菌性脓肿的病理表现

二、临床表现

脑脓肿最常见的临床表现是头痛，少见发热和意识水平的改变。神经系统的体征取决于脓肿病灶的部位，在脓肿发生的前几天或数周内都可能只有轻微的体征。

额叶或右侧颞叶的脑脓肿患者可能会表现为行为改变。脑干和小脑部位的脑脓肿可能会出现颅神经麻痹、步态障碍、头痛（由于脑积水所致）或意识状态改变。

25%的患者可表现为癫痫发作。随着脓肿的扩大以及病灶周围水肿的增加，临床表现会变得更加明显。但因为镇静药物的使用或者潜在神经疾病的影响，这些症状和体征可能难以识别。血行传播的脑脓肿患者会出现原始病灶感染的表现。

脑脓肿的鉴别诊断包括一系列神经系统和传染性脑疾病，如肿瘤、卒中、细菌性脑膜炎、硬膜外脓肿、硬膜下积脓等。HIV感染的患者还需要考虑原发性中枢神经系统淋巴瘤的鉴别。

三、诊断方法

对所有疑似脑脓肿的患者都应该进行头颅影像学检查。增强CT检查是一种快速检测脓肿的大小、数量和部位的成像方法。磁共振成像（MRI）结合DWI、ADC序列对于鉴别脑囊肿和原发性肿瘤、囊性肿瘤以及肿瘤坏死是一种有价值的诊断工具（图3）。

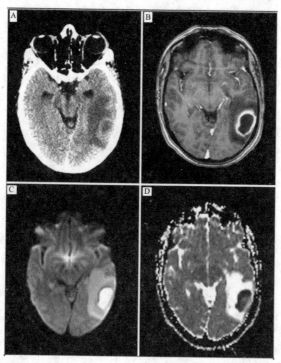

A图为CT；B图为增强MRI–T1像；C图为DWI序列成像；D图为ADC像

图3　脑脓肿影像学表现

一项纳入115例患者147个囊性病灶的前瞻性研究发现其中有97例患者是脑脓肿，DWI成像对于鉴别脑脓肿和原发性肿瘤或转移癌的灵敏性和特异性均很高（阳性预测值98%，阴性预测值92%）。

质子核核磁共振（1 h NMR）波谱成像也可用于鉴别诊断，但其与DWI结合联合使用的特异性和灵敏性与DWI单独成像相比，只有轻微增加。

大约1/4的患者需要进行血和脑脊液培养来明确致病病原体。合并脑膜炎的患者可能比较容易进行腰穿脑脊液检查。然而，对这些患者也需考虑脑疝的风险。

只有当临床怀疑脑膜炎或者脓肿破入脑室系统，且没有腰穿禁忌证（影像学显示半球移位或者凝血性疾病）时，才考虑进行腰椎穿刺检查。也应该对潜在的牙齿、鼻旁窦、耳朵、皮肤部位的感染进行培养，也可能需要手术治疗清除感染灶。

四、外科治疗

如果脑脓肿患者病原体未知，在有选择的患者中可进行神经外科手术以明确病原体，缩小脓肿病灶。如果使用现代立体定向神经外科技术，几乎所有的直径大于等于1cm的脑脓肿均可以进行立体定向吸引手术，而不管它们的位置如何（图3）。

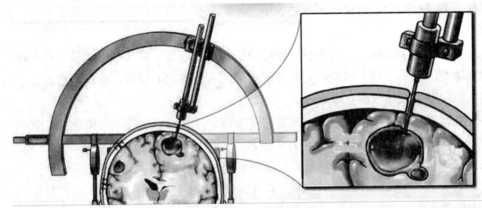

图3 脑脓肿神经外科立体定向吸引术治疗

立体定向导航系统可用于脓肿引流，容积CT或MRI成像技术可用于患者脑部的三维重建。之后需要小心地规划轨迹，选择最优化的穿刺点，以避免损伤有用的脑区（比如主管语言、运动、感觉、视觉等功能的脑区）。

为诊断及解压的目的均应该进行化脓病灶中心的立体定向手术，除非是感染病原体的类型或者病人的状况不允许。如果头颅成像显示并没有形成脓肿腔，那么需要在进行立体定向活检手术和经验性抗生素治疗之间仔细进行考虑和选择。

在可能为弓形虫感染的HIV患者中，如果抗弓形虫抗体IgG为阳性，但缺乏组织学诊断时，可以给予假定的抗菌治疗。在极少数情况下，患者健康状况不佳或合并疾病会增加手术风险时，可能不会选择手术治疗。

如果不能进行立体定向技术，可以通过经颅超声通过一个洞或小的去骨瓣术直接进行脓肿引流，但对于脑深部的小脓肿不推荐使用这种方法。

诊断性吸引术旨在实现最大化的脓肿引流。通过一根连接脓腔的导管进行持续引流被作为一种可减少再次手术概率的方法，但不作为常规推荐。

一些专家建议术后采用这种引流导管使抗生素进入脓肿腔内，因为全身性抗生素治疗能够进入脓腔内的有限，但由于有关这种方法的获益和风险的数据比较少，也不作为常规推荐。

自20多年前起就已经开始推荐使用完全性切除手术，但由于内科治疗和微创神经外科治疗的发展，现在来看其作用有限。

然而，如果脓肿部位表浅，且并非位于重要的功能脑区，也可考虑切除术治疗，而不是引流术，尤其是怀疑真菌或结核性感染或分枝杆菌（如放线菌或诺卡氏菌属）时。

如果确定了致病病原体，脓肿吸引术的指征取决于病灶的大小和部位、患者的临床情况以及通过吸引术实现有意义的减压的可能性。在一项小型病例系列报道中，当单独采用抗生素药物治疗时，治疗容易失败。

脓肿病灶直径超过 2.5 cm 时，推荐进行神经外科干预。但是由于缺乏比较性研究数据，因此病灶大小不能作为吸引手术的绝对指征。

在有多个小脓肿灶的患者中，应该对其中最大的病灶进行吸引术以明确诊断，其他的病灶是否进行吸引术取决于病灶的大小、周围水肿、患者的症状、对抗生素治疗的反应等。

对于已导致半球移位，可能引起脑疝的脓肿，可能提示需要进行神经外科干预，而不管其脓肿的大小。对于邻近脑室系统但还未破入脑室内的脓肿，可以考虑进行引流手术防止脓肿破裂或导致脑室炎症。

对脑脊液、血液或脓肿吸引引流物的微生物学评估应该包括革兰染色、有氧和无氧条件下的培养。在免疫功能低下和高危患者（如肺结核或机会性感染病史的患者）中，应该进行分枝杆菌、诺卡氏菌属及真菌的培养，并行弓形虫 PCR 检测。

如果强烈怀疑是细菌性脑脓肿，但培养结果为阴性，行 PCR 16 s 核糖体 DNA 测序，可明确诊断，指导下一步抗生素治疗。

一项研究表明对 71 例脑脓肿患者的吸引引流物进行检测，只有 30 例患者细菌培养为阳性，59 例患者细菌 DNA 检测为阳性。

研究者明确了 80 种不同的细菌类群，44 种没有在之前脑脓肿的病原体中出现过，包括 37 种没有在之前报道的细菌培养中出现。尽管这些数据显示脑脓肿的细菌差异性很大，但尚不清楚这些菌属是否参与脑脓肿发生，是否需要治疗。

五、抗生素治疗

延迟起始抗生素的治疗可能会导致糟糕的预后，正如一项回顾性研究显示的那样，从明确诊断到开始抗生素治疗的平均时间间隔约为 2 天。研究人员得出结论表明一旦临床怀疑是脑脓肿就应该立即进行抗生素治疗。

由于在脓肿立体定向吸引术之前就进行抗生素治疗可能会减少脑脊液诊断性检测的可能性，因此推迟至神经外科干预之后再进行抗生素治疗是合理的，但其前提是病情不太严重，患者临床病情稳定，且能够在短期内就完成手术治疗。

但采用这种策略需要谨慎，因为脓肿会以意想不到的速度迅速进展，不论疾病初始严重程度如何。

起始抗生素治疗选择应该针对最可能导致该疾病的病原微生物，结合感染机制、患者既往易感状况、抗生素治疗敏感类型以及抗生素穿透脓肿的能力等进行选择。

器官移植术后的患者应该接受经验性抗生素治疗，如三代头孢菌素（头孢曲松或头孢噻肟）加甲硝唑治疗细菌脑脓肿，复方新诺明或磺胺嘧啶治疗诺卡氏菌属感染，伏立康唑治疗真菌感染，尤其是曲霉菌感染。

对于 HIV 感染者初始治疗，推荐加用针对弓形虫的治疗药物（乙胺嘧啶 +磺胺嘧啶），但仅仅只用于弓形虫 IgG 抗体阳性的患者。对于 HIV 感染患者或去过结核病流行地区和国家的患者，或者有已知结核危险因素的患者，应考虑使用针对肺结核的药物治疗（异烟肼、利福平、吡嗪酰胺和乙胺丁醇）。

对于神经外科术后或头颅外伤、骨折的患者，其经验性治疗药物包括万古霉素加第三或第四代头孢菌素（即头孢吡肟）和甲硝唑。如果是颅外病灶来源且没有神经外科手术治疗病史的患者，应采用头孢曲松或头孢噻肟联合甲硝唑治疗。

如果怀疑葡萄球菌感染，可加用万古霉素。对头孢菌素或甲硝唑治疗有禁忌证的患者可使用美罗培南。西班牙一项回顾性研究显示，头孢噻肟 + 甲硝唑治疗的患者和采用美罗培南治疗的患者预后相似。

对于血行传播的脑脓肿患者，治疗药物包括三代头孢菌素联合甲硝唑治疗覆盖厌氧菌，加用万古霉素治疗可能的葡萄球菌感染，根据微生物检测结果以及体外敏感性测试结果而定。

一旦明确感染的病原体，抗生素是最有效的治疗方法。如果血培养显示是单个病原体感染时会出现一个两难的局面。

因为 27% 的脑脓肿为多细菌性感染，建议使用广谱抗生素治疗直至脓肿培养已经明确，或者有氧和厌氧性培养显示无其他病原体感染。

然而，如果是来源于邻近病灶的感染，即使没有分离出其他病原体，也应该用广谱抗生素治疗以覆盖多种病原体（包括厌氧菌）。

已有报道神经外科术后以及复杂性头颅外伤后会出现多重耐药革兰阴性菌感染性脑脓肿。真菌性脑脓肿对于抗生素治疗疗效较差，即便是一项研究显示采用伏立康唑治疗后可降低死亡率。

传统认为细菌性脑脓肿患者静脉注射抗生素治疗持续时间为 6~8 周。甲硝唑长时间治疗可能与神经病变的发生有关。然而，一项研究结果显示，甲硝唑治疗停止后外周神经病变有所改善。

英国抗生素治疗协会神经外科感染工作组推荐，对于细菌性脑脓肿患者，静脉抗生素治疗时间为 1~2 周，在此之后，应该根据临床反应，合理改变和调整抗生素治疗类型。这种方法已成功应用于部分选择性的患者中，但不作为标准治疗。这些患者口服抗生素治疗包括甲硝唑、环丙沙星和阿莫西林。

评估疗效的重要标准是患者的神经系统症状和头颅成像显示的脓肿大小。如果存在临床恶化的情况应该立即进行头颅成像检查。

如果症状没有改善，应该在 1~2 周后再行检查，并且此后 3 个月每隔两周复查一次，直至临床痊愈。进一步进行神经外科手术的指征是，尽管采用了抗生素治疗，但头颅成像显示病灶增大以及临床恶化的迹象。

六、并发症及预后

如果患者意识水平下降，需立即进行头颅成像检查看是否存在脑积水或即将发生脑疝。脓肿破裂进入脑室系统会引起脑室炎，导致脑积水，与高死亡率相关（27%～85%）。

对于脓肿破裂的患者，放置脑室导管可进行脑室引流，抽取脑脊液检查，监测颅内压，以及提供直接的脑室内给予抗生素治疗的途径。

脑积水是颅后窝脓肿患者常见的并发症之一。意识水平的下降可由于癫痫发作和癫痫持续状态所致。没有有关脑脓肿患者预防性使用抗癫痫药物的随机研究。

在一项脑肿瘤患者的研究中，预防性使用抗癫痫药物治疗并没有降低癫痫的发作频率。不推荐对脑脓肿患者常规进行抗癫痫治疗。

随着脓肿体积增加以及周围水肿加重，患者的神经系统功能缺损可能增加。辅助使用糖皮质激素治疗可能会减少脑水肿，在大约一半的患者中可以使用该疗法治疗。但由于缺乏随机性研究的数据，以及糖皮质激素会减少抗菌药物进入中枢神经系统内，因此，对于脑水肿明显、有脑疝风险的患者应限制其使用。

只有一些小型的病例报道中提到使用高压氧作为辅助性治疗手段，并不能作为常规治疗。

由于脑成像技术的改进，使用抗生素治疗增加，以及引进微创神经外科手术治疗，过去的50多年中脑脓肿患者的预后已大大改善。死亡率从1960年的40%下降至目前的15%。目前来看，70%的脑脓肿患者预后较好，没有神经系统后遗症状，或者症状很轻。

难治性癫痫持续状态治疗策略(2015)

　　难治性癫痫持续状态（refractory status epileptics，RSE）是指足够剂量的初始抗癫痫药物（anti-epileptic drugs，AEDs），如苯二氮䓬类药物后续另一种 AEDs 仍无法终止的癫痫持续发作和（或）脑电图持续痫性放电。在中国，无论在神经内科、神经外科、急诊科还是重症医学科，RSE 都是危及生命的急危重症。

　　有数据显示：1/3～1/2 的癫痫持续状态（status epileptics，SE）将发展成为 RSE，约 2/5 的 RSE 患者最终死亡，即便存活下来，也存在严重的神经功能缺损，如难治性癫痫或认知障碍。因此，如何尽早开始针对 SE 进行治疗以及如何阻止 RSE 的发生，成为改善其预后或结局的关键，本文就此发表一些意见和看法。

一、避免 SE 初始治疗剂量不足

　　苯二氮䓬类药物后续另一种 AEDs 的初始治疗失败，是 SE 转变为 RSE 的重要因素。而初始治疗失败又与 AEDs 药物的首剂负荷量不足和（或）后续维持量不足或缺如相关。

　　临床医师在 SE 发生后的第一时间予以 AEDs 药物治疗毋庸置疑，但对药物剂量特别是首剂负荷量通常顾虑再三，大多采取不足量的"先给点、等等看""再给点、再看看"的用药方式。其顾虑的原因无不与呼吸、循环抑制等药物不良反应的风险有关，但顾虑的结果却是终止癫痫发作的药物疗效大大下降，导致 SE 治疗的最佳时机被延误。

　　殊不知，多数 AEDs（特别是苯二氮䓬类药物）随着癫痫持续时间的延长，神经细胞突触后膜上的 γ-氨基丁酸（GABA）受体亚单位很快因胞膜内吞作用而移至细胞内，使抑制性电位产生减少；兴奋性谷氨酸受体迅速从胞质内转移至轴突附近，使兴奋性电位产生增加；结果对 AEDs 快速耐受，SE 很快转变为 RSE，并增加了控制 RSE 的难度。解决 AEDs 快速耐受的最好办法是首次 AEDs 足量。

　　有临床研究证实：只要静脉注射的负荷量和维持量足够，"新药"左乙拉西坦的 SE 终止率（76.3%）与"老药"劳拉西泮的终止率（75.6%）相当，而呼吸抑制（17.4%）和循环抑制（8.7%）的药物不良反应明显低于劳拉西泮（分别为 47.6% 和 38.1%）。但遗憾的是，两种药物的静脉制剂在中国均缺少，可供选择的初始 AEDs 只有地西泮、丙戊酸钠和苯巴比妥。

　　2011 年，中国一项地西泮与丙戊酸钠比较的随机对照试验（randomized controlled

trial，RCT）研究发现：只要负荷量和维持量足够，丙戊酸钠的 SE 终止率（50%）与地西泮（56%）相当，呼吸抑制率（0%）和循环抑制率（0%）明显低于地西泮（5.5% 和 5.5%）。但显而易见的是，虽然两种药物的呼吸、循环抑制率较低，但 SE 的终止率并不理想。

2014 年，中国另一项刚刚结束的将苯巴比妥与丙戊酸钠进行比较的 RCT 研究发现：只要苯巴比妥（静脉推注）的负荷量和维持量足够，SE 终止率可高达 81.8%，是丙戊酸钠控制率（41.9%）的近 2 倍；但苯巴比妥推注过程中出现的呼吸抑制率（6.1%）和循环抑制率（15.2%）均高于丙戊酸钠（0%），并必须采用呼吸机机械通气支持、液体支持和（或）升压药物支持。

因此，如何发挥"老药"苯巴比妥的优势，并避免其劣势值得进一步探究。2012 年，有改变用药方法控制 SE 的相关文献报道，即将咪达唑仑静脉推注改为肌内注射，与劳拉西泮相比，既缩减了开始用药的时间（1.2 min，4.8 min），保持了良好的控制率（73.4%，63.4%），且并未增加呼吸、循环抑制的发生率（14.1%，14.4%）。

上述地西泮（负荷量 0.2 mg/kg 静脉推注，维持量 4 mg/h 静脉泵注）、丙戊酸钠（负荷量 15～45 mg/kg 静脉推注，维持量 1～2 mg·kg^{-1}～h^{-1}静脉泵注）、苯巴比妥（负荷量 15～20 mg/kg 静脉推注，维持量 100～200 mg 静脉推注，每 6 h 1 次）都是中国最常用的一线 SE 治疗药物，但值得注意的是，如果负荷量或维持量不足，将导致初始治疗失败，使 SE 发展成为 RSE。

在难以抉择的药物作用与不良反应之间，我们建议根据患者的年龄、病因、重要器官功能等，选择最为合适的药物和最为合理的用药方式，以达到尽快安全有效终止 SE 的目的。

二、避免 RSE 麻醉药物治疗时间延误

一旦 SE 初始治疗失败，RSE 诊断成立，必须即刻开始麻醉药物治疗。2012 年，美国神经重症学会"癫痫持续状态评估与处理指南"推荐：临床和（或）脑电图癫痫发作 5 min 以上开始 SE 初始治疗；1 h 发作仍未终止，开始麻醉剂治疗。

而中国的一项研究显示：SE 患者初始治疗时间（平均 218 h，9 d）明显长于相关指南推荐意见。因此，延长 SE 初始治疗时间，启动麻醉剂治疗过晚，是与 SE 初始治疗剂量不足并存的另一导致 SE 转变为 RSE 的重要因素，可导致后续 RSE 治疗困难和不良预后。

在麻醉药物应用前，通常需要做好机械通气准备，并建立快速静脉输注通道，以应对麻醉药物的呼吸、循环抑制等不良反应。也许受环境和条件的限制，很多医师不愿意迈出这一步，并对 RSE 自行缓解抱有"幻想"。

有研究证实，即便经规范的 RSE 麻醉药物治疗，无论传统的麻醉药物（戊巴比妥或硫喷妥钠）还是新型的麻醉药物（咪达唑仑或丙泊酚），仍有 28.5%～65.2% 的 RSE 不能早期（<48 h）终止，18%～26% 的 RSE 不能最终终止。

其机制在于频繁癫痫发作和神经元丢失时，脑神经环路发生重构，包括突触效能改变、现有连接丢失以及新的连接生成，从而永久地改变癫痫易患性，最终导致 RSE 难以控制。

避免麻醉药物治疗延误的唯一方法是加强 SE 初始治疗后痫性发作的监测，一旦 RSE 成立，应即刻开始麻醉药物治疗。当然，麻醉药物治疗前必须做好应对药物不良反应的准备工作。

三、强化脑电图监控

SE 的终止不能仅看临床抽搐征象。有研究证实：至少 14% 的非惊厥性癫痫持续状态（nonconvulsive status epilepticus，NCSE）发生在临床抽搐征象消失之后。此时，应用脑电图（electroencephalogram）监测发现痫性放电仍在持续，并成为临床抽搐复发的最大潜在危险。

一旦 SE 复发，将增加再次终止发作的难度，并很有可能发展成为 RSE。因此，在应用 AEDs 后，不仅要看到临床抽搐发作的终止，还需观察到脑电图痫性放电的终止。同样，RSE 的终止也不能仅以观察到临床抽搐的停止为标准，还需要看到脑电图上无痫性放电至少持续 24 h。

中国医师对 SE/RSE 患者进行脑电图监测的意识不足，这是主观认识的问题。因此，2014 年，中华医学会神经病学分会神经重症协作组发表了《惊厥性癫痫持续状态监护与治疗（成人）中国专家共识》，其中特别强调了脑电图监测的重要性和必要性。

据中国一项关于神经科监护病房（neurological care unit，NCU）建设的调查报告显示：用于脑电图监测的仪器设备不足，即具有脑电图监测仪器设备的 NCU 不到 2/3，其中视频脑电图监测仪仅占半数，脑电图用于 SE/RSE 监测的比例更低，这又是客观条件问题。

解决这一问题的首要任务是临床医师相关认识的提高，即具有对 SE 患者实施脑电图监测的强烈意识；其次是创造条件，设法增加脑电图监测仪器设备（特别是便携式脑电图或视频脑电图的监测设备）并开展工作；第三是争取得到 NCU 或癫痫中心的脑电图监测技术支持，从而彻底改变中国 SE/RSE 患者缺乏脑电图监测的现状。

四、加强病因治疗

尽管我们为终止 SE 采取了果断的治疗措施，仍然会有部分患者转变为 RSE。尽管我们为 RSE 想尽办法，即脑电图监测下麻醉药物治疗或联合其他（低温等）治疗，以终止发作，但仍然会有部分 RSE 难以控制，甚至发展成为"恶性癫痫持续状态"（足量或超剂量麻醉药物应用 >5 d，脑电图已达到爆发抑制，仍不能有效控制癫痫发作）。

其重要原因在于原发疾病，如病毒性脑炎、缺血缺氧性脑病、静脉窦血栓和脑肿瘤等。因此，病因治疗更需突破，炎性反应的快速控制、脑水肿的全面消退、脑血流的迅速恢复以及病灶的彻底清除等均需迅速而有效。

只有原发疾病被去除或好转，癫痫发作才会逐渐减少或停止，就像"火焰"被"熄灭"一样。解决这一问题的关键是重视原发疾病治疗，掌握疾病发生、发展过程中所需应对的关键措施与办法。

总之，在 SE 的初始治疗阶段，AEDs 治疗应足量有效；在 RSE 的治疗阶段，麻醉药物治疗应果断缜密；在 SE 和 RSE 的治疗阶段，脑电图监测下指导用药应推广普及；在 SE 和 RSE 治疗的同时，突破性的病因治疗应为"立足之本"，这些举措将给 SE 和 RSE 的即刻终止和最终终止带来希望，给患者的良好预后带来转机。

本文摘自《中华神经科杂志》2015 年 3 月第 48 卷第 3 期。